认知障碍临床实践

Cognitive Impairment: A Clinical Approach

屈秋民　王　瑾　曹红梅　◎主编

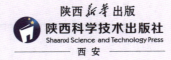

西安

图书在版编目（CIP）数据

认知障碍临床实践 / 屈秋民，王瑾，曹红梅主编 .—西安：陕西科学技术出版社，2024.5

ISBN 978-7-5369-8917-7

Ⅰ.①认… Ⅱ.①屈… ②王… ③曹… Ⅲ.①阿尔茨海默病 – 诊疗 Ⅳ.① R749.1

中国国家版本馆 CIP 数据核字 (2024) 第 063147 号

认知障碍临床实践
RENZHI ZHANGAI LINCHUANG SHIJIAN
屈秋民　王　瑾　曹红梅　主编

策划编辑	付　琨
责任编辑	闫彦敬
封面设计	卫晨亮

出 版 者	陕西科学技术出版社 西安市曲江新区登高路 1388 号陕西新华出版传媒产业大厦 B 座 电话（029）81205187　传真（029）81205155　邮编 710061 http://www.snstp.com
发 行 者	陕西科学技术出版社 电话（029）81205180　81205178
印　　刷	西安五星印刷有限公司
规　　格	787mm×1092mm　16 开本
印　　张	28.25
字　　数	540 千字
版　　次	2024 年 5 月第 1 版 2024 年 5 月第 1 次印刷
书　　号	ISBN 978-7-5369-8917-7
定　　价	128.00 元

版权所有　翻印必究

《认知障碍临床实践》编委会

(按汉语拼音顺序排列)

曹红梅	西安交通大学第一附属医院神经内科
陈　晨	西安交通大学第一附属医院神经内科
邓永宁	西安交通大学第一附属医院神经内科
高成阁	西安交通大学第一附属医院精神心理科
高　玲	西安交通大学第一附属医院神经内科
郭晓娟	西安交通大学第一附属医院神经内科
侯德仁	中南大学湘雅三医院神经内科
霍　康	西安交通大学第一附属医院神经内科
李　燕	中国人民解放军总医院海南医院保健科
刘　洁	西安交通大学第一附属医院神经内科
陆文惠	西安交通大学第一附属医院神经内科
乔　晋	西安交通大学第一附属医院神经内科
屈秋民	西安交通大学第一附属医院神经内科
屈　彦	西安交通大学第一附属医院神经内科
商苏杭	西安交通大学第一附属医院神经内科
谭　颖	西安交通大学第一附属医院神经内科
王华丽	北京大学第六医院老年精神科
王　瑾	西安交通大学第一附属医院神经内科
卫　萌	西安交通大学第一附属医院神经内科
肖卫忠	北京大学第三医院神经内科
邢　岩	北京航空航天总医院神经内科
张海峰	北京大学第六医院老年精神科
张　虹	陕西省人民医院神经内一科
张　萌	西安交通大学第一附属医院神经内科
赵海燕	北京大学第三医院神经内科
周玉颖	天津环湖医院神经内科

主编简介

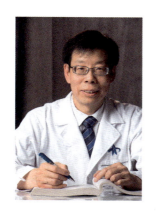

屈秋民，西安交通大学第一附属医院神经内科主任医师、二级教授、博士研究生导师，西安交通大学医学部名医，日本北海道大学医学博士，美国加州大学洛杉矶分校博士后。担任中国老年医学学会认知障碍分会副会长、中国老年保健协会阿尔茨海默病分会副主委、中国医师协会神经内科医师分会委员、陕西省神经病学分会副主委等职。1997年开始从事认知障碍诊疗和研究，带领团队先后获得"全国记忆门诊培训基地""国家核心高级认知中心""国家认知障碍疾病诊疗能力培训基地"等称号。先后承担国家自然科学基金、陕西省重点研发计划等课题30余项，发表论文130余篇，培养硕士研究生60余名、博士研究生10余名。获得国家科学技术进步奖二等奖、中华医学会科技奖一等奖、西安市科学技术奖一等奖和陕西省科学技术奖三等奖，多次获得"西安交通大学优秀研究生论文指导教师"称号。参加了我国多部痴呆及认知障碍诊治指南及专家共识的编写。连续举办国家继续医学教育项目《认知障碍临床技能培训及诊治进展学习班》10余年，2019年牵头成立了西北地区"hhc"认知学院，在认知障碍及帕金森病的诊疗研究方面积累了丰富经验。

主编简介

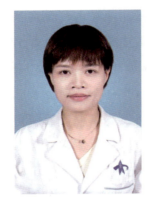

王瑾，西安交通大学第一附属医院神经内科副主任医师、副教授，医学博士、硕士研究生导师。担任中华医学会神经病学分会痴呆与认知障碍学组委员，中国老年医学学会认知障碍分会青年委员，中国老年医学会老年精神医学分会青年委员，中国微循环学会神经变性病专业委员会青年委员，中国医疗保健国际交流促进会认知障碍分会委员，中国康复医学会阿尔茨海默病专委会科普学组副组长，陕西省医学会神经病学分会痴呆与认知障碍学组委员兼秘书等职。主要从事认知功能障碍的临床和基础研究，先后承担临床研究、陕西省重点研发计划等课题5项，发表论文30余篇。参加我国《阿尔茨海默病源性轻度认知障碍诊疗中国专家共识》的编写。连续2年承担陕西省继续医学教育项目《记忆门诊规范化建设培训班》，在认知障碍疾病的诊疗和研究方面积累了丰富经验。

主编简介

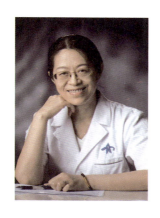

曹红梅，医学博士，西安交通大学第一附属医院神经内科副主任，副主任医师、副教授、硕士研究生导师。担任中国人体健康科技促进会神经急症重症监护专业委员会常委，陕西省卒中学会青年委员会副主任委员，陕西省传播学会神经病学专委会副主任委员，陕西省保健协会神经内科专委会常委，陕西省抗癫痫协会运动障碍疾病与癫痫专委会副主任委员，西安市医学会神经内科学分会青年委员会副主任委员等职务。多次出国访学，曾于美国国立卫生研究院访问学习1年。主要从事认知障碍、帕金森病、特发性震颤等神经系统退行性疾病诊疗研究。承担陕西省自然科学基金课题2项、国家重点研发计划1项，发表论文20余篇，在认知障碍疾病的诊疗和研究方面积累了丰富经验。

序

近日，接到屈秋民教授邀请，为其新作《认知障碍临床实践》一书作序。初看此书，即被其独特的内容设计和写作风格所吸引，于是欣然应允。

众所周知，随着人口老龄化的快速发展，认知障碍患者逐年增多，已成为中老年人常见的病症之一。认知障碍的病因和临床表现复杂多样，常缺乏简便、可靠的生物标志物。诊断，尤其是早期诊断存在较大困难。绝大多数认知障碍往往缺乏根本性治疗方法，中晚期患者常伴有多种精神行为症状和日常生活能力减退，处理也非常棘手。以往临床医学教学中涉及认知障碍的内容较少，临床医师认知障碍的诊治技能相对缺乏。尽管国内外已有多部痴呆及认知障碍专著及诊疗指南和专家共识，但是如何将这些诊疗指南和专家共识很好地应用于临床实践，仍是亟待解决的问题，迫切需要一部实用的、基于临床实践的认知障碍专著。

屈秋民教授从事认知障碍临床诊疗研究工作20余年，在认知障碍的诊治方面积累了丰富的经验。参与了我国多部痴呆及认知障碍诊治指南、专家共识的撰写。近10年连续举办国家继续医学教育学习班《认知障碍临床技能培训及诊治进展学习班》，在认知障碍的教学和培训方面也有许多独到经验。本次结合自己的临床经验和教学体会编写此书，摒弃了传统的写作模式，从临床实用的角度出发，详细讲述认知障碍的诊治过程，尤其通过典型病例的分析，更贴近临床实践，方便读者掌握认知障碍的诊治技能。

全书简洁明了，重点突出，插图精美，实用性强，是一部很好的认知障碍临床专著，值得一读，特此推荐！我相信，这本书的出版会促进和提高认知障碍的临床诊疗水平。

贾建平

2023 年 10 月 16 日于北京

前 言

认知障碍不是一个独立疾病，而是多种原因引起认知功能较前下降的综合征，可以从轻度下降（轻度认知障碍）到严重障碍（痴呆）不等。随着人口老龄化的快速发展，认知障碍患者逐年增多，已成为严重的健康问题和社会问题。

引起认知障碍的原因很多，除了阿尔茨海默病、路易体痴呆、额颞叶痴呆等神经系统退行性疾病之外，还有脑梗死、脑出血、脑白质脱髓鞘等脑血管疾病引起的血管性认知障碍，以及维生素B_{12}缺乏、正常压力脑积水、克-雅氏病（CJD）、神经梅毒、自身免疫性脑炎等引起的继发性认知障碍。认知障碍临床表现复杂多样，除了认知功能下降之外，常伴有多种精神行为异常和日常生活能力减退，即表现为"ABC"三大类症状。对于大多数认知障碍，目前缺乏简便、可靠的生物标志物，诊断主要依据临床表现和神经影像改变，早期容易误诊或漏诊，而中晚期患者症状复杂，处理比较困难，临床诊疗面临极大挑战。近年来，国内外已出版多部痴呆及认知障碍专著，发布了多个痴呆及认知障碍诊疗指南和专家共识，对于提高我国认知障碍诊疗水平起到极大的促进作用，但是如何将这些诊疗指南和专家共识很好地应用于临床实践，仍是亟待解决的问题。

为了帮助各级医务人员提高认知障碍的诊治技能，解决临床工作中遇到的实际问题，我们组织编写了此书。全书共8章，包括概述、认知障碍诊断流程、认知障碍病因诊断、认知障碍治疗、认知障碍护理、认知障碍预防、认知障诊疗中心建设、认知障碍典型病例和附录等，配有大量影像图片、表格、流程图等，从临床实用角度，详细介绍认知障碍的诊治过程和临床思维，并通过典型病例，使读者掌握认知障碍的诊治技巧，内容简单明了，重点突出，容易掌握，实用性强，适合从事认知障碍诊疗、照护的各级医护人员使用。

为了保证质量，我们特邀了我国认知障碍诊疗研究领域的知名专家王华丽教授、周玉颖教授、肖卫忠教授、侯德仁教授、邢岩教授、高成阁教授、张虹教授等参与本书编写，使本书增色不少，在此向各位专家、教授表示衷心感谢！同时也感谢我院影像科主任杨健教授提供精美的影像图片。感谢中华医学会神经病学分会前任主任委员、中国医师协会神经内科医师分会前任主任委员、中华医学会神经病学痴呆与认知障碍学组原组长、首都医科大学宣武医院神经内科原主任贾建平教授的精心指导和宝贵意见，并为本书作序！

由于认知障碍研究日新月异，诊疗技术快速进展，诊治指南和专家共识不断更新，加之作者水平有限，错误及疏漏在所难免，真诚期待各位同道及读者批评指正，并提出宝贵意见，以利我们勘误、更新。

西安交通大学第一附属医院神经内科

2023 年 8 月于古城西安

目 录

第一章　认知障碍概述　1

第一节　认知障碍常用概念　2

第二节　认知障碍流行病学　12

第三节　引起认知障碍的主要疾病　14

第二章　认知障碍临床诊断　53

第一节　认知障碍的诊断原则　54

第二节　认知障碍的诊断流程　57

第三节　认知障碍病史询问技巧　65

第四节　认知障碍体格检查　72

第五节　神经心理量表选择　77

第六节　辅助检查选择及结果判断　82

第七节　认知障碍常见症状识别与评估　100

第八节　轻度认知障碍的诊断　107

第九节　痴呆诊断　111

第三章　认知障碍病因诊断　117

第一节　认知障碍病因诊断原则　118

第二节　常见认知障碍疾病的诊断　129

  第三节 慢性认知障碍的病因诊断························161
  第四节 急性认知障碍的病因诊断························164
  第五节 快速进展性认知障碍的病因诊断··················170
  第六节 波动性认知障碍的病因诊断······················177
  第七节 认知障碍伴帕金森症的病因诊断··················180
  第八节 认知障碍伴明显精神行为症状的病因诊断··········190
  第九节 认知障碍伴明显语言障碍的病因诊断··············193
  第十节 认知障碍伴癫痫发作的病因诊断··················199
  第十一节 青年认知障碍的病因诊断······················204

第四章 认知障碍治疗··209
  第一节 认知障碍的治疗原则····························210
  第二节 改善认知功能治疗······························213
  第三节 精神行为症状的处理····························227
  第四节 认知障碍非药物治疗····························235
  第五节 阿尔茨海默病的治疗····························245
  第六节 血管性认知障碍的治疗··························255
  第七节 路易体痴呆及帕金森病痴呆的治疗················260
  第八节 额颞叶变性的治疗······························263
  第九节 正常压力脑积水的治疗··························266
  第十节 轻度认知障碍的治疗····························269

第五章 认知障碍患者护理··277
  第一节 认知障碍患者评估和护理原则····················278
  第二节 认知障碍患者的安全管理························280

第三节　认知障碍患者的生活指导 ·· 284

第六章　认知障碍预防 ··· 291
　　第一节　认知障碍预防的基本原则 ·· 292
　　第二节　认知障碍的危险因素 ··· 294
　　第三节　认知障碍的风险评估 ··· 301
　　第四节　认知障碍的预防策略 ··· 303

第七章　认知障碍诊疗中心建设 ··· 315
　　第一节　建设认知障碍诊疗中心的意义 ·· 316
　　第二节　三级认知障碍诊疗中心的功能 ·· 318
　　第三节　建设认知障碍诊疗中心的要求 ·· 320
　　第四节　认知障碍诊疗中心的工作内容 ·· 322
　　第五节　认知障碍诊疗中心的工作流程 ·· 325
　　第六节　我国认知障碍诊疗中心的申报流程 ····································· 327

第八章　认知障碍典型病例 ··· 329
　　阿尔茨海默病 1 例 ·· 330
　　路易体痴呆 1 例 ·· 335
　　血管性痴呆 1 例 ·· 340
　　行为变异型额颞叶痴呆 1 例 ··· 345
　　语义性痴呆 1 例 ·· 352
　　克-雅病（CJD）1 例 ··· 360
　　自身免疫性脑炎 1 例 ·· 366
　　Wernick 脑病 1 例 ·· 372

附　　录 ·· 377
　　附录 1　认知障碍常用诊断标准 ································ 378
　　附录 2　常用神经心理量表 ···································· 401
　　附录 3　西安交通大学第一附属医院认知障碍诊疗流程 ············ 421
　　附录 4　西安交通大学第一附属医院记忆体检规范 ················ 426

缩略词表 ·· 435

第一章

认知障碍概述

第一节 认知障碍常用概念
第二节 认知障碍流行病学
第三节 引起认知障碍的主要疾病

第一节 认知障碍常用概念

王瑾 屈秋民

一、认知

认知（cognition）是指人脑接受的外界信息，经过加工处理，转换成内在心理活动，从而获取知识，并应用获得的知识解决问题的能力，涉及学习、记忆、语言、思维、注意、视空间、执行功能、理解判断、精神、情感等一系列有意识的心理和社会过程。上述认知活动可归结为六大认知域：学习记忆、执行功能、语言、视空间功能、复杂注意、社会认知。正常的认知功能依赖大脑相关区域结构、功能及其纤维联络的完整，任何引起大脑结构和功能异常的因素均可导致认知障碍。

二、认知障碍

认知障碍（cognitive impairment）是由于各种脑部疾病和/或全身疾病引起大脑结构和/或功能异常，导致一项或多项认知功能较前下降，且明显超过正常老化范围的综合征。强调患者的认知功能较以前明显下降，而不是低于其他人。认知障碍是一个持续的过程，而非短暂过程。对于认知功能下降的持续时间目前尚无统一认识，大多数学者认为，至少应该持续3~6个月以上。认知障碍为后天获得性，而不是先天性精神发育不全或先天性智能发育不全（患者从小智能发育迟缓）所致。认知障碍可表现为学习记忆、语言、执行功能、视空间功能、复杂注意、社会认知等1项或多项认知功能损害，可以从轻度认知功能下降（MCI）到重度认知功能损害（痴呆），如图1-1-1。

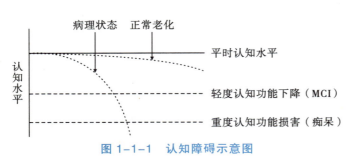

图1-1-1 认知障碍示意图

三、智能

智能（intelligence）是人利用已有知识，对各种事物进行分析、综合，最后做出判断，以解决问题的能力。是以已有知识及技能储备为基础，对问题进行分析、综合、推理、归纳总结、做出决策的认知过程，是认知功能的重要组成部分，主要属于执行功能的范畴。需要强调，记忆是智能的基础，但是记忆并不属于智能的范畴。

四、记忆

记忆（memory）是人学习知识、获得外部及机体信息，并储存于大脑的过程。记忆过程可分为识记、保持和重现3个阶段。识记，就是通过感觉器官（视觉、听觉、嗅觉、味觉、触觉等）将外界信息传输进大脑的过程。保持，是将识记下来的信息，短期或长期地储存在大脑，使其暂时或者长时间不遗忘。重现，是在人需要时，能把已识记、储存的信息从大脑里重新分辨并提取出来的过程。已经识记过的事物，当其重新出现在自己面前时，有一种似曾相识的感觉，甚至能明确地把它辨认出来，称为再认。已经识记过的事物不在自己面前，仍能将它回忆出来，称作再现。回忆方式包括自由回忆和线索回忆。对于记忆有多种分类方法：

1. 按记忆内容分类

（1）形象记忆：记忆内容为事物的具体形象，如物体的形状、颜色、人的长相等。

（2）抽象记忆：也称词语逻辑记忆。以文字、概念、逻辑关系为主要对象的抽象化记忆，如哲学、市场经济、自由主义等词语文字；一篇理论性文章；一些学科的定义、公式等。

（3）情绪记忆：记忆内容主要为情绪、情感体验，如一些事情引起的愉快、悲伤或者恐怖的记忆。这种体验是深刻的、自发的、情不自禁的。记忆内容常可深刻地、牢固地保持在大脑中。

（4）动作记忆：记忆内容主要为各种动作、姿势、习惯和技能等，如做操、跳舞、使用手机、骑车、驾驶等记忆。

2. 按记忆过程中的感知器官分类

（1）视觉记忆：指视觉感知在记忆过程中起主导地位的记忆，记忆内容主要来自视觉，如记住看到的物体形状、颜色。

（2）听觉记忆：指听觉感知在记忆过程中起主导地位的记忆，记忆内容主要来自听觉，如记住听到的声音、歌曲等。

（3）嗅觉记忆：指嗅觉感知在记忆过程中起主导地位的记忆，记忆内容主要来自嗅觉，即记住闻到的气味。

（4）味觉记忆：指味觉感知在记忆过程中起主导地位的记忆，即记住尝到的味道。

（5）触觉记忆：指触觉感知在记忆过程中起主导地位的记忆，即记住触摸到物体的感受。

（6）混合记忆：指2种或以上感知器官在记忆过程中同时起主导作用的记忆，如记住苹果的形状、颜色、味道。

3. 按照记忆过程中信息保持时间长短分类

（1）瞬时记忆：记忆内容保持时间很短，不加重复及强化时，很快就会忘记。

（2）短时记忆：记忆内容为近期发生的事情。

（3）长时记忆：记忆内容在脑内保留很长时间。

4. 永久记忆

记忆内容永久保存在脑内，正常情况下永远不会忘记。

陈述记忆和非陈述性记忆：长时记忆可分为2类，一类是语言能够表达的，称为陈述性记忆（外显记忆）；另一类则是语言无法表达的，称为非陈述性记忆（内隐记忆）。陈述性记忆又分为情景记忆（或情节记忆，episodic memory）和语义记忆（semantic memory）。语义记忆涉及词和概念的含义，是对知识、概念、定义的记忆，是抽象思维的基础。情景记忆是对个人亲身经历的、发生在一定时间和地点的事件（情景）的记忆。例如，对昨天工作中具体干了哪些事情的记忆就是情景记忆。情景记忆是人类最高级、成熟最晚的记忆系统，比语义记忆更易受到干扰，而且抽取信息也较缓慢，往往需要努力进行搜索。因此，情景记忆受老化影响最大，随年龄增加有减退趋势。

五、执行功能

执行功能（executive function）也称为认知控制，指人体为了选择和成功监控行为，以实现选择性目标，对个体的行为进行认知控制的过程。基本过程包括注意控制（attention control）、认知抑制（cognitive inhibitor）、抑制控制（inhibitory control）、工作记忆（working memory）和认知灵活性（cognitive flexibility）。高级执行功能需要同时应用多项基本执行功能，包括计划（planning）、流动智能（fluid

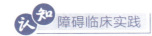

intelligence）。执行功能主要依赖前额叶皮层与其他皮层、皮层下区域间的交互作用。

执行功能可分为以下几种：

（1）计划能力：为了达到目的或者完成任务，而制定步骤方案的能力，也包括判断当前的事情中孰轻孰重的能力。

（2）组织能力：有秩序、有条理地安排事情的顺序，正确放置物品的位置。

（3）时间管理：估计自己还有多少时间，如何分配这些时间，以及如何在有限时间内按时完成任务，也包括对时间重要性的理解。

（4）工作记忆：在完成复杂任务时能够记住信息的能力，包括利用以前的经验来完成目前的工作或者对未来的问题做出解决计划。

（5）反省认知：以鸟瞰的方式了解自己所处的状况的能力，也是一种自我观察、自我解决问题的能力，包括自我监督或者自我评价等。

（6）反应抑制：行为之前先思考的能力，使我们能够抑制住冲动的言行，而用一段时间考察当前形势，并且对自己的言行会产生什么影响做出判断。

（7）感情自我调节：为了完成复杂任务或者控制指导行为而管理自己情绪的能力。

（8）任务启动：自觉开始完成任务的能力，不会在时间上过分地拖延。

（9）适应能力：在面对挫折、阻碍、错误或者新信息的时候修改计划的能力，包括对环境变迁的适应能力。

（10）有目的坚持：坚持完成任务或者达到目标而不被其他事情分散注意力。

六、复杂注意

复杂注意（complex attention）是人将注意力集中在特定目标上，并维持一定时间的能力。根据注意的特性，主要包括以下几个方面：

（1）注意维持：是指注意力持续集中在某一特定目标。

（2）注意转换：是将注意力从某一目标转移到另一目标。

（3）注意分散：是指同时注意2个以上的目标。

（4）注意选择：是在同时存在的多个目标中，将注意力选择性集中于某一特定目标。

七、语言

语言（language）是人利用声音、文字进行交流的能力，包括文字阅读、理解、自发言语、复述、书写、命名等过程。语言的解剖基础是大脑皮层语言中枢及其相关区域的神经联系，其中右利手的语言中枢位于左侧大脑半球，而左利手的语言中枢可能位于右侧大脑半球。大脑皮层语言中枢及其联络纤维损伤时，可表现为语言障碍，即失语（aphasia）。发音器官的结构或/和功能异常，导致声音大小、音调、语调等异常，称为构音障碍（dysarthria）。

八、视空间功能

视空间功能（visuospatial function）在人类日常生活中发挥着重要的作用，如寻找路线、定位地点及目标、使用地图导航等，是在环境中独立活动的必要条件。它的内容丰富，主要包括视空间感知功能（visuospatial perception）、视空间结构能力（visuospatial construction）、视空间记忆/视空间工作记忆（visuospatial memory/visuospatial working memory）、视空间执行能力（visuospatial executive function）及视空间注意力（visuospatial attention）。视空间感知功能是视空间功能的基础和第一要素，其减退会影响其他视空间功能，造成视空间功能的整体减退。因此，狭义上视空间功能就是指视空间感知功能。

视空间感知功能是对视觉看到的空间信息进行提取和阐释的认知过程。它整合多种神经生理机制，经过复杂的神经传导通路，将视觉信号转换成物体具体位置的3D立体图像。视空间感知功能主要涉及以下4个方面：实体映像（stereopsis）、运动知觉（motion perception）、角度解析（angle discrimination）以及空间定位和导航（spatial localization and navigation）。实体映像是视觉系统中最基础的认知功能，指对环境中立体的物体及其深度进行感知，也包括对自身移动距离的精确辨析。运动知觉是对环境中物体移动速度及运动方向的感知过程，如估计相向运动碰撞所需时间、将物体与其背景区分开来、控制眼球的运动等。

九、社会认知

社会认知（social cognition）是人根据所处的环境及社会习惯，调节自己的行为，以适应社会和环境的能力，包括抑制不需要的行为、识别社会提示、阅读面部表情、激励自我、根据别人的反应改变自己的行为或发生洞察力。社会认知障碍时，常常表现为衣着打扮、行为举止等与患者的身份、地位、环境、场合等格格不入，以往

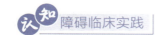

曾归为人格改变，2013年DSM-5①统一称为社会认知障碍。

十、神经认知障碍

神经认知障碍（neurocognitive disorder, NCD）是由于脑结构和/或功能异常导致认知功能较前下降，且大多数情况下，这些脑结构和/或功能障碍可以准确地检测到，不同于多种精神疾病，如精神分裂症、双相障碍、重度抑郁和强迫观念障碍等引起的认知障碍。DSM-5建议用神经认知障碍代替谵妄、痴呆和其他认知障碍。根据认知障碍的损害程度，可分为轻度神经认知障碍（minor neurocognitive disorder）和重度神经认知障碍（major neurocognitive disorder），二者的区别在于认知损害的程度不同，以及生活独立性是否受损。

轻度神经认知障碍，患者存在一项或多项认知功能轻度损害，但是日常生活能力正常，或工具性日常生活能力轻度下降，但是可通过努力或代偿策略保持日常生活的独立性，即有完好的日常生活能力，而不需要他人帮助。用以代替轻度认知障碍（mild cognitive impairment，MCI）、非痴呆认知损害（cognitive impairment no-dementia, CIND）、年龄相关认知下降（age-related cognitive decline, ARCD）及年龄相关记忆损害（age-associated memory impairment, AAMI）等。

重度神经认知障碍，患者一项或多项认知功能明显下降，并影响日常生活的独立性。DSM-5建议用重度神经认知障碍代替痴呆，其原因包括：痴呆常用于老年患者，而很少用于青年人发生的严重认知障碍，如创伤性脑损伤或HIV感染等引起的重度认知功能下降。另外，痴呆有一定的歧视性。因此，希望痴呆一词继续用于老年患者的重度认知障碍，而重度神经认知障碍用于年轻患者的重度认知障碍。

十一、谵妄

谵妄（delirium）是以注意障碍为特征的认知障碍，患者注意的方向、维持和转换困难，常表现为对环境和自身的定向障碍，可伴有意识水平下降或意识模糊。谵妄大多于数小时至数日发生，一天内有波动，常在夜间加重。可以由躯体疾病、药物过量或戒断、毒物暴露或这些因素综合所致，也可由脑部疾病所致。患者常同时伴有大小便失禁，可能伴有自主神经功能亢进、减退等表现。谵妄主要见于婴幼儿及老年人，尤其有认知障碍及脑萎缩的老年患者更容易发生。

---

① DSM-5是《精神疾病诊断与统计手册》第5版。

十二、轻度认知障碍

轻度认知障碍（mild cognitive impairment, MCI）是由于脑结构和/或功能异常导致认知功能较前轻度下降，已经明显超过正常老化的范围，但是尚未引起日常生活能力下降，未达到痴呆的水平，即认知功能介于正常与痴呆之间，相当于DSM-5的轻度神经认知障碍。MCI可为单一认知域轻度损害或多个认知域轻度损害，其中单纯记忆减退最常见，称为遗忘型MCI。

十三、主观认知障碍

主观认知障碍（subjective cognitive disorder，SCD）目前尚无公认的定义，一般指老年人，近年（5年左右）自觉记忆较前明显下降，而其他认知功能正常，且神经心理测查得分正常，尚未达到轻度认知障碍（MCI）的程度，不符合MCI的诊断标准。

十四、轻度行为障碍

轻度行为障碍（mild behavioral impairment，MBI）目前定义为50岁以上中老年人出现的持续时间≥6个月（可间断出现）、与患者以往行为或人格不同的临床表现，常见症状包括动机缺乏、情绪不稳、冲动控制障碍、社交不适切、异常知觉或思维内容，引起人际交往、社会功能、工作能力等轻微损害。患者日常生活能力保持独立，不是由于精神疾病（如广泛焦虑、严重抑郁、躁狂或者精神病）或者外伤、一般的医疗原因、食物或药物的生理影响而引起，也不符合痴呆、MCI的诊断标准。

十五、痴呆

痴呆（dementia）目前尚无统一定义，常用国际疾病分类第十版（ICD-10）、DSM-3第三版（修订版）（DSM-3R）等提出的定义。其中ICD-10将痴呆定义为一种持续性、获得性认知障碍综合征，且认知障碍足以影响患者的社会和职业功能。

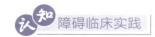

要求在下列 6 项认知功能中至少有记忆及另一项认知功能明显损害：记忆、言语、视空间功能、执行功能、复杂注意、社会认知。其主要基于阿尔茨海默病所致痴呆的临床特点定义。但是在血管性痴呆，1 项认知功能严重受损，也可导致日常生活能力下降。因此，在血管性痴呆诊断标准中，并不要求 2 项认知功能损害。

DSM-5 关于重度神经认知障碍的定义强调，即使 1 项认知功能严重损害，只要引起日常生活能力下降即可诊断重度神经认知障碍，其与痴呆的异同如下：

第一，认知域的损害数目不同：DSM-5 规定，只要其他标准符合，1 个认知域的持续损害就可以诊断重度神经认知障碍；而痴呆的诊断要求至少 2 项认知域损害。第二，功能障碍的标准不同：诊断重度神经认知障碍，要求患者的日常生活独立性丧失，即日常生活需要帮助；而诊断痴呆要求认知障碍引起患者工作或社会活动或其他人际交往能力较前下降，而不一定需要帮助（表 1-1-1）。

表 1-1-1 痴呆与重度神经认知障碍的比较

	痴呆	重度神经认知障碍
影响的认知域	2 个或 2 个以上	1 个或 1 个以上
日常生活能力	较前下降	生活独立性损害，需要帮助
使用人群	建议用于老年患者	建议用于年轻患者

十六、可逆性痴呆和不可逆性痴呆

可逆性痴呆（reversible dementia）是指某些可治疗的脑部疾病（如慢性硬膜下血肿、自身免疫性脑炎、神经梅毒等）或全身疾病（如维生素 B_{12} 缺乏、甲状腺功能减退症等）引起的痴呆，早期发现，及时治疗，认知障碍可明显好转，甚至完全恢复正常，称为可逆性痴呆或可治疗性痴呆。

不可逆性痴呆通常指神经系统退行性疾病引起的痴呆，病情逐渐加重，呈不可逆性改变。克-雅病（CJD）目前也无有效治疗方法，病情逐渐加重，也为不可逆性痴呆。

十七、快速进展性痴呆

快速进展性痴呆（rapid progressive dementia）是指认知障碍进展较快，在短时间内（数月至1年）发展为重度痴呆，甚至死亡。对于进展速度目前没有统一界定，一般以神经系统退行性疾病，尤其典型阿尔茨海默病（AD）的进展速度作为参照。当患者的认知功能障碍进展速度明显快于AD时，即可考虑快速进展性痴呆。引起快速进展性痴呆的原因复杂多样，继发性脑损伤所占比例较大，其原因可归纳为"VITAMINES"（详见第三章第五节"快速进展性认知障碍的病因诊断"的相关内容）。

十八、皮层性痴呆和皮层下痴呆

皮层性痴呆（cortical dementia）是以大脑皮层损害为主引起的痴呆，其特征性表现为大脑皮层功能障碍，包括记忆减退、失语、失用、失认，其代表性疾病为阿尔茨海默病、额颞叶痴呆等。

皮层下痴呆（subcortical dementia）是以皮层下结构损害为主引起的痴呆，以执行功能障碍和思维反应迟钝为主，常见于帕金森病痴呆、Binswanger病等。皮层性痴呆与皮层下痴呆的比较见表1-1-2。

表1-1-2　皮层性痴呆与皮层下痴呆的比较

	皮层性痴呆	皮层下痴呆
损害部位	大脑皮层	皮层下结构及其联络纤维
常见原因	阿尔茨海默病、额颞叶痴呆	帕金森病痴呆、血管性痴呆
突出特点	皮层功能损害，如失语、失用、失认、记忆减退	执行功能障碍，如反应迟钝、信息处理速度减慢、注意力不集中

十九、痴呆的"ABC"症状

痴呆的"ABC"症状即痴呆引起的日常生活能力减退（activity of daily living decline）、精神行为异常（behavioral and psychological symptoms of dementia，BPSD）和认知功能减退（cognitive impairment）三大类症状，取三类症状的英文单词的首字母A、B、C，将痴呆的临床表现归纳为"ABC"症状（图1-1-2）。

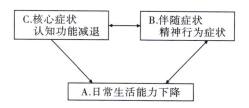

图 1-1-2 痴呆的"ABC"症状及相互关系

二十、Gerstmann 综合征

Gerstmann 综合征又称左侧角回综合征，是优势半球顶叶角回病变所致，表现为双侧手指失认、肢体左右失定向、失写和失算，但是语言理解力和表达能力正常，物体和空间的认识保存，无感觉、运动等障碍。常见于脑血管病、皮层基底节综合征等。

二十一、Balint 综合征

Balint 综合征又称为皮层性注视麻痹，是双侧顶枕区病变所致，常见于脑梗死、后部皮层萎缩等，其"三联征"表现为：不能把视野中的物体感知为一个整体、眼球随意运动困难（眼球运动失用）、不能移动手到特定目标（视觉失用）。眼动失调与视觉注意障碍，但保存自发性和反射性眼球运动，常伴言语困难、失写、意念运动性失用症状。手动反应笨拙，无法准确拿取物体；无法控制眼部运动，不能自主注视目标物品；无法同时感知同一地方的 2 个或 2 个以上物品。

第二节 认知障碍流行病学

商苏杭 屈秋民

近年来，随着人口老龄化的快速发展，认知障碍患病率逐年增加。痴呆已成为全球面临的巨大问题，尤其是发展中国家面临的巨大挑战。

我国已开展多项认知障碍流行病学研究。1997—2000年，在国家"九·五"科技攻关项目支持下，由北京协和医院神经内科张振馨教授牵头，组织北京、上海、成都、西安4城市采用分层、多级、随机、整群抽样的方法，抽取上述4个地区4.8万人进行了痴呆和帕金森病患病率调查。结果显示，我国55岁以上人群痴呆患病率为3.53%，其中AD为4.8%，VaD为1.1%。AD占全部痴呆的58.2%，VaD占全部痴呆的31.6%，AD明显高于VaD，两者合计占全部痴呆的90%左右。

MENG-JIE DONG等综合分析1985—2015年我国进行的25项痴呆流行病学资料，发现AD和VaD是我国最主要的痴呆亚型。55岁以上人群痴呆、AD和VaD的患病率分别为4.03%、2.44%和1.09%。Chan K.Y.进行Meta分析显示，我国60岁以上人群痴呆、AD、VaD和轻度认知障碍（MCI）的患病率分别为2.8%~3.0%、1.9%、0.9%和12.7%；痴呆、AD、VaD的发病率分别为9.87/（1000人·年）、6.25/（1000人·年）和2.42/（1000人·年）；55岁以上人群AD和痴呆的患病率随年龄而增加，随时间而增加（1990—2010年），女性高于男性，城市和农村无显著性差异。

2014年贾建平教授牵头组织的全国认知障碍流行病学调查发现，我国65岁以上人群痴呆患病率为5.14%~7.30%，MCI患病率为20.8%，80岁以上老人中痴呆患病率高达25%~30%。以此推算，我国目前有痴呆患者1200万人左右，MCI患者2500万人左右。预计到2030年，我国痴呆患者将达到3600万人。痴呆已经成为一个严重的健康问题，是老龄化社会难以承受的巨大挑战。

痴呆发病率研究较少。2005年，我们对1998年完成痴呆患病率调查的2919名西安地区居民进行随访发现，西安地区55岁以上人群痴呆及AD、VaD年发病率分别为0.68%、0.54%和0.12%；65岁以上人群痴呆及AD、VaD年发病率分别为0.89%、0.69%和0.17%。2015年，北京协和医院张振馨教授总结北京、上海、西安、成都4城市的流行病学调查数据显示，我国65岁以上人群痴呆发病率为12.1/（1000人·年），AD发病率为8.2/（1000人·年），VaD发病率为3.1/（1000人·年）。校正社会人口学因素后，高龄和低教育程度与痴呆、AD、VaD发病率增高显著相关。北方地区（北京和西安）痴呆发病率是南方（上海和成都）的3.59倍[北方：南方（hazard ratio，HR）=3.59）]，地区差异主要为VaD发病率所致，而AD发病率的地区差异较小[东部：西部（HR）=1.55]。

2014年我们再次对西安地区55岁以上农村人群进行痴呆流行病学调查。结果发现，与1997年相比，西安地区55岁以上农村人群中，年龄及性别校正的痴呆患病率从2.53%增加到4.45%，AD仍是痴呆的主要原因，占全部痴呆的63%，是今后痴呆防治的重点。痴呆患病率增加主要与人口老龄化、高血压、卒中及丧偶独居有关，也与痴呆患者存活时间延长有关。

痴呆不仅造成健康问题，也给家庭、社会带来沉重的经济负担。2015年，贾建平教授组织全国81家医疗机构，对3098例AD患者进行经济负担调查，包括门诊患者（60%）、住院患者（20%）、社区患者（10%）、疗养院患者（10%）。结果显示，每个患者每年的社会花费为19 144.36美元，2015年总花费为1 677.4亿美元；预计到2030年每年总花费将达到5074.9亿美元，2050年将达到1.89万亿美元。

引起痴呆的原因众多，其中阿尔茨海默病（AD）、血管性痴呆（VaD）、路易体痴呆（DLB）和帕金森病痴呆、额颞叶痴呆（FTD）、正常压力脑积水等引起的痴呆占95%以上，尤其AD和VaD是痴呆最主要的原因。

以上数据表明，痴呆及认知障碍已成为我国老年人常见疾病，是危害老年人健康和生命的重大问题，给个人、家庭、社会带来沉重负担，加强认知障碍的防治和研究具有重要的现实意义和社会意义。

第三节　引起认知障碍的主要疾病

屈秋民　高　玲　乔　晋　陈　晨　肖卫忠　邓永宁　曹红梅
周玉颖　刘　洁　邢　岩　张　虹　张　萌　商苏杭

一、阿尔茨海默病

1. 概述

1906 年在德国西南部精神病学年会上，德国精神科医生 Alois Alzheimer 报道 1 例 51 岁女性患者（Auguste D.），以健忘和定向障碍起病，记忆减退迅速加重，随后出现抑郁、幻觉等精神症状，4 年半后患者死亡。尸解发现，患者有严重脑萎缩，显微镜下，大脑皮层中可见许多颗粒状物质（老年斑），神经细胞内有粗的纤维块（神经原纤维缠结），与当时常见的痴呆（如多发性脑梗死痴呆、神经梅毒性痴呆等）明显不同，认为可能是一种新的疾病。1910 年 Emil Kurepelin 著文，称具有这些临床特点和病理改变的痴呆为阿尔茨海默病。1911 年 Alzheimer 发表详细论文，也主张其为独立疾病。

由于该患者起病年龄较轻，故把 65 岁以前起病，具有上述临床特点和病理改变的痴呆称为老年前期痴呆或阿尔茨海默病（Alzheimer's disease，AD），而把 65 岁以后发病的痴呆，称为老年期痴呆。此后研究发现，65 岁以前与 65 岁以后发病者在病理改变上无显著性差异，以年龄进行划分缺乏科学依据。因此，把具有上述临床特点和病理改变的痴呆统称为 AD 或阿尔茨海默型痴呆（Dementia of Alzheimer Type，DAT），其中 65 岁以前发者称为早发型 AD，65 岁以后发病者称为晚发型 AD。

AD 的病因和发病机制还不完全清楚。病理学上，可见大脑皮层广泛萎缩，皮层变薄，沟回加深，大多数患者双侧颞叶内侧、海马萎缩比较明显。显微镜下，可见神经元显著减少，轴突稀疏，而特征性病理改变是大脑皮层神经元之间出现广泛的老年斑（senile plaques，SP）和神经元内可见块状神经原纤维缠结（neurofibrillary tangle，NFT），其中老年斑的中心是 β 淀粉样蛋白（Aβ）沉积，而神经原纤维缠结的主要组分是过度磷酸化的微管相关蛋白，即 tau 蛋白。

AD 的发病机制有多种学说，包括胆碱能缺乏学说、兴奋性氨基酸毒性学说等，其中"Aβ 级联反应学说"是广泛认可的发病机制。该学说认为，Aβ 沉积是 AD 发病的关键环节，脑内聚集的 Aβ 可诱发炎症反应、氧化应激损伤、兴奋性氨基酸毒性、钙离子超载、线粒体损伤、细胞凋亡、tau 蛋白磷酸化等多种机制，引起神经元结构及功能障碍，甚至死亡，突触连接障碍，导致认知障碍和痴呆，强调 Aβ 沉积可能是 AD 发病的始动因素或关键环节。除此之外，近年研究发现，肠道菌群紊乱在 AD 发生、发展中也有重要作用。

Aβ 是含 38~43 个氨基酸的肽链，由其前体蛋白 APP 依次经 β 分泌酶和 γ 分泌酶裂解产生。脑内产生的 Aβ 可经胰岛素降解酶和内啡肽酶等降解清除，也可通过低密度脂蛋白受体相关蛋白 -1（LRP-1）介导转运进入血液清除（转出），或通过类淋巴系统转运清除。血液中的 Aβ 也可通过糖基化终末产物（RAGE）介导转运进入脑组织（转入）。当脑内 Aβ 生成增加或/和降解减少，以及转出减少或/和转入增加时，导致脑内 Aβ 产生与清除不平衡，过量的 Aβ 可在脑内沉积而形成老年斑，从而引起 AD 发病。Aβ 的生成和清除途径如图 1-3-1、图 1-3-2 所示。

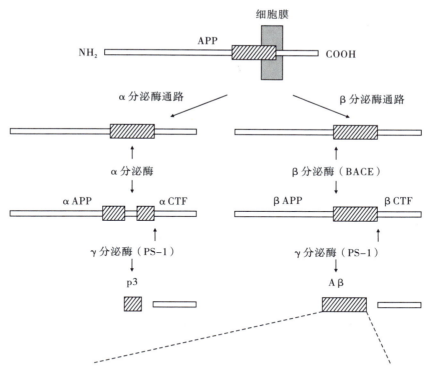

图 1-3-1 Aβ 的生成

注：Aβ，β 淀粉样蛋白；APP，Aβ 前体蛋白；BACE，β 位点裂解酶；CTF，碳端片段；p3，Aβ 17-40 和 Aβ 17-42。

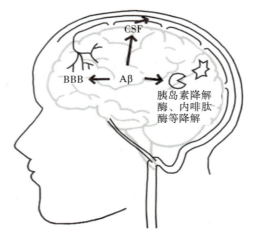

图 1-3-2 Aβ 的清除途径

注：Aβ，β 淀粉样蛋白；BBB，血脑屏障；CSF，脑脊液。

尽管"Aβ 级联反应学说"存在许多缺陷，但是大量证据表明，Aβ 沉积仍是 AD 发病的关键环节。在 2018 年 AD 研究性框架提出的 A-T-N 诊断标准中，Aβ 沉积仍是诊断 AD 的必备条件，没有 Aβ 沉积，不能诊断 AD。

AD 的病理生理改变不仅能够在尸体解剖及动物实验中观察到，而且也能在患者存活时检测到，甚至出现在认知损害发生前 10~15 年。Sperling 总结 AD 生物标志的变化规律，提出 AD 脑内最早出现 Aβ 沉积，PET 显像可见脑内 Aβ 聚集，脑脊液中 Aβ 1-42 含量减少。随着病情进展，在 Aβ 沉积的基础上出现神经元变性和脑功能障碍，FDG-PET 显示颞顶叶葡萄糖代谢降低，脑脊液中 tau 蛋白及磷酸化 tau 蛋白含量增高，结构影像显示大脑皮层及海马萎缩。病情进一步发展，患者逐渐出现认知损害，最终发展为痴呆（图 1-3-3、图 1-3-4）。

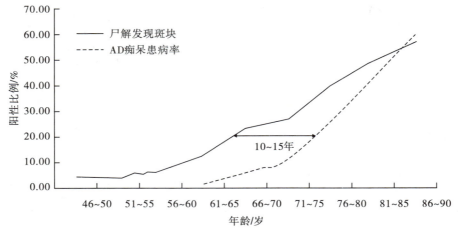

图 1-3-3 不同年龄段尸解发现老年斑的比例和 AD 痴呆患病率

注：出现老年斑较发生 AD 痴呆早 10~15 年。

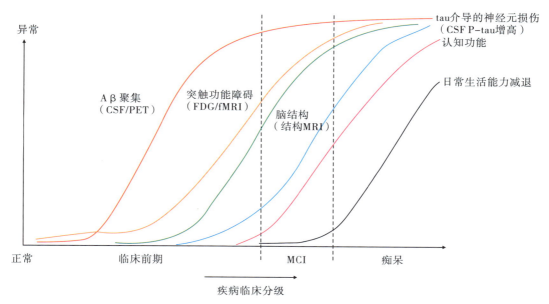

图 1-3-4 AD 发病过程中生物标志物的变化

注：Aβ，β淀粉样蛋白；MCI，轻度认知障碍；MRI，磁共振成像；CSF，脑脊液；PET，正电子发射断层成像；FDG，氟代脱氧葡萄糖；fMRI，功能磁共振成像。

由此可见，AD 是一个连续的病理生理过程，患者脑内首先出现 AD 病理生理改变，此时尚无任何临床表现。随着脑部病理改变进一步发展，逐渐出现认知损害，最后从 MCI 期逐渐进展到痴呆期。基于对 AD 病理生理过程的认识，2010 年 Bruno Dubois 等将 AD 重新定义为"以大脑皮层广泛老年斑形成和神经原纤维缠结为病理特征的神经系统退行性疾病"，并将 AD 分为 3 个阶段：临床前期（无症状期）、痴呆前期（MCI 期）和痴呆期，其中临床前期 AD，患者没有任何临床症状，仅可通过检测生物标志物做出诊断。

2. 临床特点

AD 是痴呆最常见的原因，占全部痴呆的 50%~70%。AD 是一种年龄相关的神经系统退行性疾病，绝大多数在 65 岁以后发病，而 65 岁以前发病者（早发型）不到 10%。随着年龄增高，AD 发病率成倍增加。研究发现，65 岁以后，年龄每增加 5.1 岁，AD 发病率约增加 1 倍。临床上，AD 通常隐匿起病，缓慢进行性加重。绝大多数患者以颞叶内侧和海马萎缩为主，以近记忆力减退和近事遗忘为首发症状和突出表现，称之为"典型 AD"或"遗忘型 AD"。少数 AD 患者，最早、最明显的脑萎缩部位为额叶，或颞叶，或顶叶，或枕叶等，临床上表现为相应脑叶损伤的症状，而记忆减退并不明显，称为非典型 AD，或者非遗忘型 AD。无论典型 AD 还是非典型 AD，均具有以下临床特点：

（1）中老年起病，多发生于 65 岁以上老年人。

（2）隐匿起病，缓慢进行性加重。
（3）认知障碍为主要表现。
（4）早期无幻觉及人格行为异常等精神病性症状。
（5）除认知功能障碍之外，早期无其他神经系统定位体征、帕金森症等。
（6）MRI可见弥漫性大脑皮层萎缩，以双侧颞叶内侧和海马萎缩为主。

AD病情发展过程如图1-3-5所示。

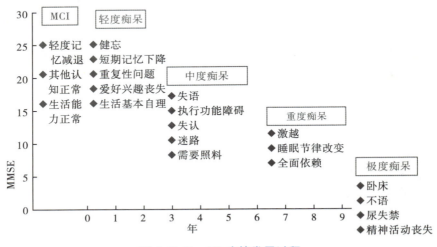

图1-3-5 AD病情发展过程

典型AD：也叫遗忘型AD，占全部AD的90%左右，以颞叶内侧及海马萎缩为主，近记忆力减退为首发症状，而远记忆力相对保留。典型表现为海马型遗忘，即遗忘近期发生的重要事情，短时间内重复问同一件事，提示或给予一定线索也不能想起。早期日常生活能力正常，为遗忘型MCI。随着病情进展，记忆减退更加明显，逐渐出现找词困难，言语表达、理解困难；解决问题的能力下降、判断力下降，执行功能减退，不能完成以前熟悉的工作，缺乏动机和组织能力，导致多重任务处理及抽象思维障碍。中重度痴呆，出现视空间功能障碍，在熟悉的地方迷路等症状。重度痴呆时，生活能力丧失，日常生活困难，需要照料（图1-3-6）。

非典型AD：是AD相对少见的类型，占全部AD的11%左右。与典型AD以颞叶内侧和海马受累不同，非典型AD以额叶、颞叶、顶叶、枕叶受累为主。临床上表现为额叶、颞叶、顶叶、枕叶损伤的症状，而记忆减退不一定明显，依据主要受累的脑区不同，非典型AD可分为3型：后部变异型、Logopenic变异型、额叶变异型（图1-3-7至图1-3-9）。由于Down氏综合征具有类似AD的脑部病理改变，所以也归为非典型AD。

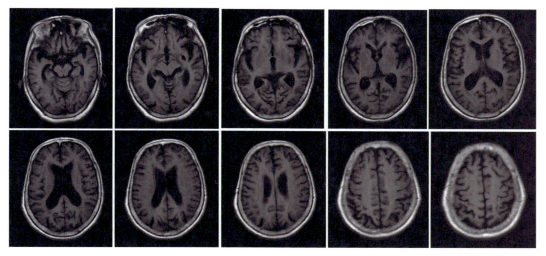

图 1-3-6　典型 AD 患者 MRI 改变

注：MRI 显示双侧颞叶内侧及海马萎缩。

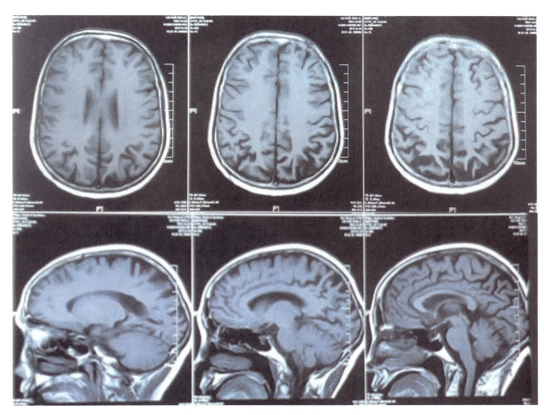

图 1-3-7　后部皮层萎缩 MRI 改变

注：MRI 显示双侧顶叶、枕叶为主的皮层萎缩。

1）后部变异型 AD

以顶叶、枕叶等后部大脑皮质萎缩为主要改变，又称后部皮层萎缩（PCA），或视觉变异型 AD。早期出现显著的视觉功能障碍，特别是视空间和视觉感知能力障碍。包括2个亚型：颞枕叶变异型，主要表现为物体、单词、符号、面容的识别障碍；双顶叶综合征，主要表现为视空间功能障碍、Gerstmann 综合征（又称角回综合征，表现为：分不清左右，即左右失定向、手指失认、失算、失写等）、Balint 综合征（眼球随意运动消失，眼动失调与视觉注意障碍，但保存自发性与反射性眼球运动，表现为手动反应笨拙，无法准确拿取物体；无法控制眼部运动，不能自主凝视目标物；无法在同一地方同时感知2个或2个以上的物品）、肢体失用、忽视等。文献报道，PCA 患者表现为工作记忆障碍 100%，肢体失用 95%，综合失认症 92%，Balint 综合征 31%，Gerstman 综合征 36%。

2）Logopenic 变异型 AD

又叫 Logopenic 型进行性失语（logopenic progressive aphasia，LPA），以选择性外侧裂周围及顶叶萎缩为主。以自发语言和命名过程中单个词语的取词困难和句子的复述理解能力损害为特征，而语义、句法、运动、语言能力保留，无明显失语法，语言理解功能正常。Logopenic 一词来自于希腊语"少词"，描述此类患者词语输出能力减退，亦存在语音的损害，故又称为语音变异型失语或 phonological 型进行性失语。

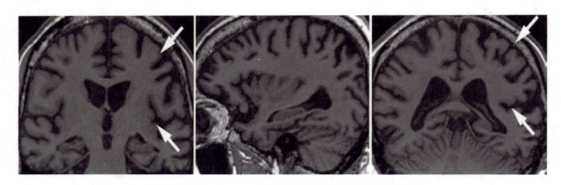

图 1-3-8　Logopenic 变异型 AD 的 MRI 改变

注：MRI 显示左侧外侧裂周围萎缩为主。

LPA 具有下列特征：找词困难（要求病人描述特殊信息时不流畅）；简短对话口语不流畅，常赘述；物体命名减退；口语句法和单词理解相对保留。作为原发性进行性失语（primary progressive aphasia，PPA）的一个亚型，LPA 的其他诊断标准包括：

（1）找词困难并非由于构音障碍引起，命名障碍，说话或书写时句法贫乏，拼写错误。

(2)病情缓慢进展。

(3)发病2年内,近记忆力、熟悉面孔和物体识别行为、基础人格相对保留。

(4)影像学提示,并非颅脑占位或脑血管病引起。

3)额叶变异型AD(frontal variant of AD)

是非典型AD最常见的类型,以额叶萎缩为主,早期出现明显的人格行为改变,包括:进行性淡漠、行为脱抑制和刻板行为,或伴有明显的执行功能障碍。其临床表现与行为变异型额颞叶痴呆相似。

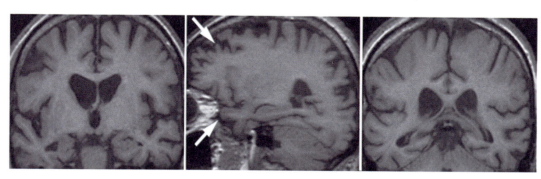

图1-3-9 额叶变异型AD的MRI改变

注:MRI显示双侧额叶萎缩为主。

4)Down氏综合征

又叫21三体综合征,或先天愚型。由于21号染色体长臂数目增加,导致APP表达明显增加,Aβ生成增加而在脑内聚集,形成类似AD的脑部病理改变。所以,也作为非典型AD的一个特殊类型。

患儿在出生时即已有明显的特殊面容,且常呈现嗜睡和喂养困难,眼距宽,鼻根低平,眼裂小,眼外侧上斜,有内眦赘皮,外耳小,舌胖,常伸出口外,流涎多,身材矮小,头围小于正常,头前、后径短,枕部平呈扁头,颈短,皮肤宽松,骨龄常落后于年龄,出牙延迟且常错位,头发细软而较少,发旋多居中,前囟闭合晚,顶枕中线可有第三囟门,四肢短,由于韧带松弛,关节可过度弯曲,手指粗短,小指中节骨发育不良使小指向内弯曲,指骨短,手掌三叉点向远端移位,常见通贯掌纹,草鞋足,拇趾球部约半数患儿呈弓形皮纹。其智能低下表现随年龄增长而逐渐明显,智商为25~50,动作发育和性发育都延迟。特殊面容、手的特点和智能低下可能为临床诊断提供重要线索,但是确诊必须依赖染色体核型分析。

不同类型的AD,具有相同的病理基础,但是由于主要受累的大脑皮层不同,所以临床症状存在显著差异(表1-3-1)。

表 1-3-1 典型 AD 与非典型 AD 的比较

	典型 AD	非典型 AD
主要萎缩部位	颞叶内侧、海马	额、颞、顶、枕
突出表现	情景记忆障碍	视觉、语言、行为异常
起病年龄	较晚	较早
疾病进展	较慢	稍快
生活能力	影响较晚	早期影响
所占比例	90% 左右	11% 左右

二、血管性认知障碍

1. 概述

1672 年 Thomas Willis 首次描述了卒中患者表现为认知障碍。1899 年，尸体解剖发现大多数痴呆患者都存在动脉硬化，提出"动脉硬化性痴呆"。由于医学影像学的发展，多发性脑梗死可以出现痴呆样表现，1974 年 Hachinski 提出了多发性梗死性痴呆（multiple infarct dementia，MID）。1985 年 Loeb 在总结前人经验的基础上提出了概念更广的血管性痴呆（vascular dementia，VaD）。1995 年 Bowler 和 Hachinski 首次提出了血管性认知障碍（vascular cognitive impairment，VCI）的概念，定义为脑血管病变引起的认知功能障碍。近年来卒中后认知障碍（post-stroke cognitive impairment，PSCI）受到高度重视。

VCI 是由于各种急性和 / 或慢性脑血管疾病，引起脑组织缺血或出血性损伤，导致认知相关脑区神经元及其联络纤维损伤，引起认知功能较前减退。包含从血管性轻度认知功能减退（mild cognitive impairment，MCI）到血管性痴呆（vascular dementia，VaD）的所有形式的认知损害，临床存在有不同的病理谱和不同的认知损害谱。VCI 可单独发生，也可与阿尔茨海默病（Alzheimer's disease，AD）伴发。VCI 概念中的"血管性"不仅指急性脑梗死和脑出血，也包含各种类型的慢性脑血管病和亚临床的脑血管病变。VCI 这一概念的提出丰富了血管相关的认知损害的内涵，有助于早期发现血管性认知损害，对于认知障碍防治具有重要价值。

卒中后认知障碍（post-stroke cognitive impairment，PSCI）尚无统一定义，按照 2017 年《中国卒中后认知障碍管理专家共识》给出了的定义：即在卒中这一临床事件后 6 个月内达到认知障碍诊断标准的一系列综合征。按照认知障碍的程度，可分为非痴呆性卒中后认知障碍（卒中后存在认知障碍，但是未达到痴呆程度，即卒中后MCI）和卒中后痴呆（post-stroke dementia，PSD）。PSD的发生率为12%~26%，PSCI的发生率为25.4%~80.9%。大多数PSD发生于卒中早期，称为早发性PSD；少数患者，于卒中后3~6个月逐渐发生痴呆，称为迟发性PSD。有关PSD的概念和内涵还有一些不确定的描述，需要在以后的研究中进一步确定。

与VCI相比，PSCI的内涵相对较小，特指卒中后发生的认知功能障碍，是VCI的一个重要亚型，严重影响患者生活质量及生存时间。强调了卒中事件和认知障碍的时间关系，但并未强调二者之间的因果关系，强调要重视卒中人群中存在的认知障碍，把卒中看成是认知障碍的高危因素。对其进行识别和管理，其临床的操作性和认知度会更高。

2.VCI的分类

VCI具有高度异质性，不是单一疾病实体，而是多种病因引起脑血管性损害，导致认知功能较前下降。由于VCI病因复杂，临床表现多样，目前尚无统一临床分类，多种分类方法之间相互交叉重叠：

（1）按认知障碍程度分：血管性轻度认知功能减退（vascular mild cognitive impairment，VaMCI）和血管性痴呆（VaD）。其中VaMCI是由血管性原因引起，或与血管性原因有关的轻度认知功能减退，与AD所致的轻度认知减退（AD-MCI）相似，也叫非痴呆性血管性认知障碍（vascular cognitive impairment no dementia，VCIND）。VaD是血管因素引起的痴呆，是VCI的严重阶段。

（2）按脑组织病理改变分：①多发梗死性VCI；②重要部位（或称为关键部位）梗死性VCI，例如丘脑梗死；③出血性痴呆，如丘脑出血；④脑白质损伤性VCI；⑤出血、梗死、脑白质病变共存的混合性VCI；⑥微出血性及微梗死性VCI；⑦伴有神经变性改变的混合性VCI（图1-3-10）。

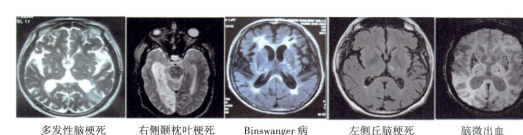

图1-3-10 常见血管性认知障碍影像学改变

（3）按发病机制分类：①脑梗死性VCI；②出血性VCI；③低灌注VCI；④皮质下动脉硬化性白质脑病；⑤脑淀粉样血管病（可伴出血）；⑥静脉性脑血

管病；⑦遗传性脑血管病（常染色体显性遗传病合并皮质下梗死和白质脑病，CADASIL）；⑧其他类型，如血管炎性VCI等（图1-3-11、图1-3-12）。

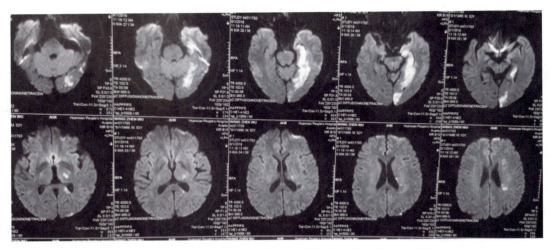

图1-3-11　左侧大脑后动脉闭塞引起卒中后痴呆MRI改变

注：MRI T2-FLAIR序列显示，左侧颞叶内侧、枕叶大面积梗死，左侧丘脑、左侧胼胝体小梗死，左侧侧脑室体旁点状梗死。

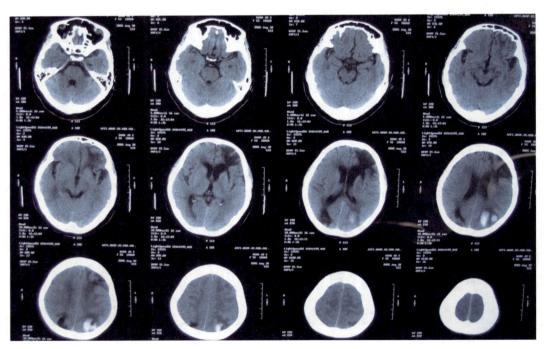

图1-3-12　淀粉样血管病CT改变

注：CT示左侧额叶、右侧枕叶软化灶，左侧顶枕叶皮层出血，提示多发性皮层出血。

（4）按有无卒中病史区分：显性脑血管病所致VCI，即卒中后认知障碍（post stroke cognitive impairment，PSCI），患者有明确卒中病史，认知障碍发生于卒中之后；隐性脑血管病所致 VCI，患者无明确临床卒中病史，但是影像学上有明确的血管性损伤，如 Binswanger 病、CADASIL 等。

2011 年中国血管性认知障碍诊治指南提出了 VCI 的病因分类，主要根据 VCI 的病因和血管性脑损伤病理机制进行分类，包括危险因素相关性 VCI、缺血性 VCI、出血性 VCI、其他脑血管病性 VCI 和脑血管病合并 AD 等，其分类方法较为临床实用。

附：VCI 病因分类（《2011 年中国血管性认知障碍诊治指南》）

1. 危险因素相关性 VCI

（1）有长期血管病危险因素（如高血压、糖尿病等）。

（2）无明确的卒中病史。

（3）影像学无明显的血管病灶（关键部位无血管病灶，非关键部位 > 1cm 的血管病灶 ≤ 3 个）。

2. 缺血性 VCI

1）大血管性：

（1）明确的脑卒中病史。

（2）认知障碍相对急性发病，或呈阶梯样进展。

（3）认知障碍与卒中有明确的因果及时间关系。

（4）影像学显示大脑皮质或皮质下病灶（直径 > 1.5cm）。

2）小血管性：

（1）有或无明确卒中病史。

（2）认知障碍相对缓慢发病。

（3）影像学显示有多发腔隙性脑梗死或广泛白质病变，或两者并存。

3）低灌注性：

（1）有导致脑低灌注的病因，如心脏停搏、急性心肌梗死、降压药物过量、失血性休克、脑动脉狭窄等。

（2）认知障碍与低灌注事件之间有明确的因果及时间关系。

3. 出血性 VCI

（1）明确的脑出血病史（包括脑实质出血、蛛网膜下腔出血、硬膜下血肿等）。

（2）认知障碍与脑出血之间有明确的因果及时间关系。

（3）急性期影像学可见相应的出血证据。

4. 其他脑血管病性 VCI

（1）除上述以外的脑血管病变，如脑静脉窦血栓形成、脑动静脉畸形等。

（2）认知障碍与血管病变之间有明确的因果及时间关系。

（3）影像学显示有相应的病灶。

5. 脑血管病合并 AD

1）脑血管病伴 AD：

（1）首先有脑血管病病史，发病后一段时间内逐渐出现以情景记忆为核心的认知障碍，这种记忆障碍不符合脑血管病导致记忆障碍的特征。

（2）影像学有脑血管病的证据，同时存在海马和内侧颞叶萎缩。

（3）高龄患者，有 AD 家族史支持诊断。

（4）脑脊液总 tau 蛋白和异常磷酸化的 tau 蛋白增高，Aβ42 降低支持诊断。

2）AD 伴脑血管病：

（1）临床符合 AD 特征，首先隐匿起病，慢性进展，以情景记忆为核心的认知障碍；病程中发生脑血管病，可使已存在的认知障碍加重。

（2）影像学有海马和内侧颞叶萎缩，同时有本次脑血管病的证据。

（3）高龄患者，有 AD 家族史支持诊断。

（4）脑脊液总 tau 蛋白和异常磷酸化的 tau 蛋白增高，Aβ42 降低支持诊断。

2018 年由全球 27 个国家的专家共同参与的 VICCCS（vascular impairment of cognition classfication consenous study）共识，基于病程和病理把 VCI 分为轻度 VCI 和重度 VCI 即血管性痴呆。轻度 VCI 没有进行亚分类，而重度 VCI 又根据病史、临床病理结合影像学表现细分为卒中后痴呆、皮质下缺血性血管性痴呆、多发性梗死性痴呆和混合性痴呆（图 1-3-13）。

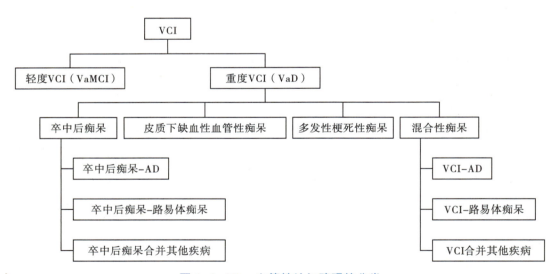

图 1-3-13　血管性认知障碍的分类

注：VCI，血管性认知障碍；VaMCI，血管性轻度认知障碍；VaD，血管性痴呆；AD，阿尔茨海默病。

2019 年中国血管性认知损害防治指南根据目前国内外有关血管性认知损伤的研究进展推荐临床实践按照 VICCCS 新的病程和病理分类方法对 VCI 进行分类；临

床研究也可按照中国专家2011年提出的VCI病因分类。

目前有关VCI的分类大多基于临床表现，结合影像学结果。对于轻度VCI没有明确地进一步细分。在混合性痴呆中，血管性损伤病理所占的权重未能有明确的界定和量化，且VCI分类更多基于缺血性损害为主，而对于出血性损害的界定相对简单。

3. 临床表现

VCI是认知障碍的第二位原因，仅次于AD，是由于显性及/或隐性脑血管疾病引起的认知功能减退。由于脑血管病的复杂性，VCI亦表现出广泛的异质性。可由单次脑血管病引起急性认知功能减退；也可无明确脑血管病史，由亚临床性脑血管病引起认知障碍缓慢减退；也可由于反复多次脑血管病引起认知障碍阶梯式加重。部分患者在血管事件发生前已存在认知障碍，而血管事件使认知障碍明显加重。

大多数VCI表现为在血管病危险因素和/或急慢性脑血管病症状的基础上，出现认知功能下降，可以从轻度认知功能减退到严重痴呆，可以依据病史、临床表现判定，但常常需要进行神经心理学量表的检查证实。还合并有脑血管病的症状或/和体征及脑血管病危险因素的表现。重度VCI患者常伴有精神行为异常，并可导致患者日常生活能力减退和社会功能损害，具有痴呆的"ABC"症状。

与典型AD以记忆减退为主不同，VCI患者记忆力常相对保存，而注意力和执行功能障碍明显。随着卒中复发，可导致认知障碍阶梯式恶化，也可随脑血管病改善，认知功能有一定改善，表现出认知障碍的波动性。

VCI认知损害与脑血管病变的部位和大小密切相关。大的病变常可以导致认知损害，而单个小病变不一定引起认知功能障碍，多个小病变的累积效应，才可导致认知障碍，除非单个小病变累及了与认知功能相关的关键区域。因此，VCI的认知损害常有波动性和斑片状认知损害的特点。VCI患者精神行为异常以抑郁、焦虑、淡漠和情感失禁常见，幻觉、妄想、激越相对较少。

绝大多数VCI患者有脑血管病史，急性起病，阶梯式加重，执行功能障碍表现比较突出，患者思维反应迟缓，做事缺乏顺序，不能完成以前熟悉的工作，常伴有明确的脑部局灶体征、锥体束征、假性球麻痹、双下肢帕金森症、情感失禁、尿失禁等。

影像学上，VCI患者可见与临床表现相关的急性及/或慢性脑血管病灶，如脑梗死、脑出血、中风囊、侧脑室周围脑白质的脱髓鞘、局限性的脑萎缩或脑室扩大等。

VCI临床特点：

（1）大多数患者有脑血管病的危险因素，如高血压、糖尿病、高脂血症、肥胖、吸烟等。

（2）绝大多数患者有脑卒中病史，认知障碍常急性起病，或阶梯式加重。
（3）执行功能障碍和注意缺陷比较突出，而记忆减退早期不一定明显。
（4）常伴有明显的锥体束征、球麻痹、双下肢帕金森症、尿失禁、情感失禁。
（5）头颅 MRI 有明确的脑血管病损害证据，可以解释患者的认知障碍。

4. 主要 VCI 的临床特点

（1）卒中后认知障碍（post stroke cognitive impairment，PSCI）：有明确卒中病史，可以是脑梗死，也可以是脑出血。大多数认知障碍发生于卒中早期，称之为早发性卒中后认知障碍（early-onset PSCI）。少数患者，卒中早期并无明显认知障碍，而于急性期以后，卒中后症状恢复期（2~6 个月）缓慢发生认知障碍，称之为迟发性卒中后认知障碍（delayed-onset PSCI）。早发性 PSCI 患者可以单纯表现为认知障碍，但是绝大多数同时伴有肢体功能障碍，如偏瘫、偏身感觉障碍等，而迟发性 PSCI 发生于卒中病情稳定之后，缓慢出现认知障碍。由于卒中部位不同，认知障碍表现可不同（表 1-3-2）。

表 1-3-2　不同部位梗死引起认知障碍的特点

梗死部位	认知障碍特点
丘脑	记忆减退
额叶	淡漠、反应迟钝、执行功能障碍、语言表达障碍
角回	失读、失写
缘上回	失用、Gerstmann 综合征
顶叶	失用、失认、视空间功能障碍
枕叶	视觉识别障碍
颞叶内侧	海马型遗忘

（2）多发性脑梗死性 VCI：常有多次卒中病史。认知障碍阶梯式加重，以执行功能障碍为主，表现为思维反应迟缓，做事缺乏顺序，不能完成以前熟悉的工作，常伴有明确的脑部局灶体征、锥体束征、假性球麻痹、双下肢帕金森症、情感失禁、尿失禁等。

（3）小血管病所致 VCI：不一定有卒中病史，常缓慢起病，进行性加重，突出表现为执行功能障碍，反应迟钝，思维迟缓，时间定向障碍，常伴有步态障碍，双下肢困乏、沉重，迈步困难，或者小碎步，即表现为双下肢帕金森症；常有尿失禁。

三、路易体痴呆

1. 概述

路易体痴呆是一组临床和病理表现与帕金森病（Parkinson's disease，PD）和 AD 重叠的疾病，以波动性认知障碍、视幻觉和帕金森综合征为临床特点，以大脑皮层广泛路易小体（Lewy body，LB）形成病理特征的神经变性疾病。

对路易体痴呆（dementia with Lewy body，DLB）的研究历史要追溯到 100 余年前。在 1817 年英国医师 James Parkinson 报道 PD 后相当长时间内，对该病的病理学研究始终未取得进展性突破，直至 1912 年，德国医生 Fredrick Henry Lewy（1885—1950 年）在 PD 患者的大脑神经元中检出一种特殊的异常蛋白小体，对 PD 的研究才有了重大进展。该蛋白小体是一种神经元胞质内的球形嗜酸性小体，由嗜酸性物质组成致密核心，周围被层厚为 10 nm 的辐射纤维光环包绕，主要分布在脑干神经核团（如黑质、蓝斑、Meynert 基底核、下丘脑），α-突触核蛋白（α-Synuclein）是其主要初级结构。1919 年，著名神经病理学家 Konstantin Tretiakoff 将这种特殊的蛋白小体命名为"路易小体"。

1961 年，日本学者 Okazaki 等首次报告 2 例表现为进行性痴呆、定向障碍、幻觉和运动障碍的病例。James Parkinson 在最初报告 PD 时并未描述其认知功能障碍和精神症状，Okazaki 等对此也未足够重视，认为是 PD 合并 AD 所致，而与路易小体无关。直至 1976 年，日本横滨市立大学的 Kenji Kosaka 报告了 2 例德国病例，因路易小体形成而引起认知功能障碍，此后才相继有类似报道。1980 年，Kosaka 提出"路易体病（DLB）"的概念，认为是一类神经变性疾病，主要表现为进行性神经精神障碍，可于老年早期或老年期发病，患者多在帕金森病症状后出现认知功能障碍，亦可于认知功能障碍后出现帕金森病症状。其主要病理改变为脑组织多发性路易小体，共分为 4 种类型：脑干型（brain stem type）、移行型（transitional type）和弥漫型（diffuse type），以及后来增补的大脑型（cerebral type）。1984 年，Kosaka 又提出"弥漫性路易体病（DLBD）"的概念，引起了欧美学者的关注。由此，路易小体与认知障碍的相关研究报道逐渐增多。

最近研究显示，DLB 的患病率仅次于 AD，为老年期神经变性病性痴呆的第二位，占尸检痴呆患者的 10%~15%，占所有痴呆的 8.5%~24.7%。25% 的 AD 患者最终会出现帕金森症表现，其中大部分会合并 LB 病理改变。也有研究认为 40% 的 AD 患者脑内有 LB 病理改变。1990 年，英国 Perry 等提出"路易小体型老年痴呆（SDLT）"的概念，相当于"移行型路易体病"。美国 Hansen 等也提出"阿尔茨海默病路易小体变异型（LBVAD）"的概念。为避免概念上的混乱，1995 年在英国新城召开的首届国际路易体痴呆研讨会上将此类疾病统一命名为"路易体痴呆（DLB）"，所涵盖的病种包括弥漫性路易体病、路易小体型老年痴呆、阿尔茨海默病路易小体变异型和大脑型路易体病；并且制定了相应的临床和病理诊断标准。自此，DLB 逐渐被更多的临床医师所接受。

由于 DLB 临床诊断标准的敏感性和特异性相对较低，因此人群患病率和发病率的流行病学研究鲜见报道。美国一项研究显示，DLB 年发病率约 3.5/10 万人，而 65 岁以上老年人，其年发病率为 6/10 万人。法国一项研究发现，在 65 岁以上人群中，年发病率高达 112/10 万人。这两个研究中发病率的差异，可能是由于美国的研究只纳入了有帕金森样症状的医学记录诊断的患者，而法国研究中对于存在帕金森样症状或认知障碍的患者均纳入，所以两个研究的结果不一致。

DLB 的病因和发病机制不清，作为病理特征的 LB 主要由不溶性 α-突触核蛋白异常聚集组成，提示导致 α-突触核蛋白由正常可溶状态成为异常折叠的丝状蛋白的因素及过程，是发病的中心环节。但哪些因素引发了这一病理过程，LB 形成是对这些因素的适应性/神经保护性反应，还是致病性反应，目前尚不清楚。但是研究发现 α-突触核蛋白的异常聚集能从一个细胞向另一个细胞蔓延，多数学者认为 LB 导致神经元死亡。LB 中同时含有大量泛素，蛋白酶对泛素依赖性蛋白质的降解作用障碍，也可能促进该病的发生（图 1-3-14）。

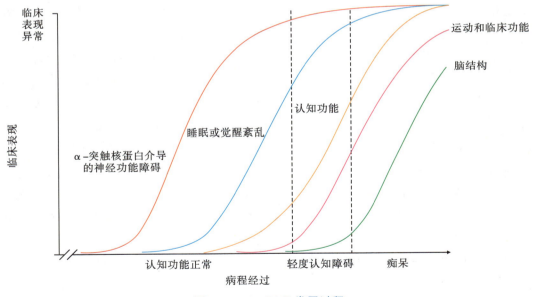

图 1-3-14　DLB 发展过程

DLB 患者多巴胺能（DA）及胆碱能神经递质系统均有损伤，多巴胺能神经元丢失，新皮质乙酰胆碱转移酶活性下降，乙酰胆碱不足，多巴胺能-胆碱能递质失衡，使患者出现锥体外系运动功能及认知功能障碍。

DLB多为散发，对于散发DLB目前尚未发现相关的遗传标记物。并且，研究发现DLB、帕金森病痴呆（Parkinson's disease dementia，PDD）、PD及AD的基因存在交叉。Zarranz等研究显示，α-突触核蛋白基因E46K突变可导致家族性DLB，该家系DLB患者的临床表现呈进行性、波动性认知障碍、严重幻视和帕金森症候群，在病理学上大脑皮质和皮质下存在广泛LB形成，支持α-突触核蛋白异常聚集是二者共同的发病机制。某些常染色体显性遗传已经有所报道，包括SNCA和LRRK2基因突变，该突变可以表现为PD、PDD以及DLB，提示不同的临床表现可以源于同一个基因病理改变。某些基因突变导致家族性DLB的发生，例如GBA的突变是DLB的一个重要危险因素，携带该基因的患者发病年龄明显提早。另一个研究发现SNCA与SCARB2基因与DLB的关系。APOE ε4等位基因是迟发AD与散发DLB的危险因素，但与AD相比，其出现率较少，而APOE ε2等位基因（最少见的等位基因）可能能减少DLB的发病。另外，有DLB家系报道UCH-L1基因的193M突变及2种β-突触核蛋白（V70M和P123H）。

DLB与AD的病理改变既有相似之处，也有不同之处。DLB皮层萎缩程度相对较轻，为轻中度，并且枕叶相对保留。边缘系统中、重度萎缩，而黑质蓝斑色泽变淡。DLB镜下特异性的病理改变是路易小体（LB）。LB是一种嗜伊红染色包涵体，位于胞浆内，直径约10μm，位于神经元核周。它有一个致密的核心，电镜检查为嗜锇颗粒混有螺旋管或双螺旋丝。核心周围包绕着直径8~10nm的神经丝，近周围呈放射状排列，呈清亮的晕圈。皮层LB多位于神经细胞胞体内，亦可见于轴突内，无清晰的中心斑和典型的"晕圈"，HE染色成淡染粉红色。LB中含有多种蛋白质，主要是由α-共核蛋白构成，这是一种突触前蛋白，被认为在突触前小泡的合成中起重要作用。除此以外还包括一些其他蛋白，如神经原纤维异构体、泛素和蛋白酶亚单位。

LB多分布于皮质下神经核中，如脑干黑质、蓝斑、迷走神经背核、Meynert基底核、杏仁体、丘脑的边缘核。除此以外，大脑皮质中也广泛存在，特别是海马旁皮质、扣带回、脑岛和新皮质；皮质LB主要见于皮质内层的中小锥体细胞中，海马中几乎没有LB形成。

除LB外，有大约50%的DLB患者有神经原纤维缠结（neurofibrillary tangle，NFT）和老年斑（senile plaque，SP）。但DLB的SP是一种病理性衰老，没有tau蛋白免疫反应；而且DLB的NFT多不损及海马。同时，DLB中还存在β淀粉样蛋白（β-amyloid，Aβ）沉积。

2. 临床特点

DLB的患病年龄与AD相近，平均为74.7岁，多于50~85岁起病，亦有中青年发病，病程在1~20年之间，多为3~6年。男性略多，尚无不同人种DLB患病差异的研究。其临床表现主要为波动性认知障碍、反复发生且形象生动的视幻觉和帕金森症。此外，还有一些支持该病诊断的其他表现：反复跌倒、晕厥、短暂意识丧失、对神经安定剂超敏、错觉和其他形式的幻觉等。抑郁和REM睡眠障碍也有助于该病的诊断。DLB的起病形式无特异规律，早期可能以帕金森样症状起病，伴有轻度认知障碍，或以认知障碍（很少以记忆力障碍为特征，而是以精神行为异常多见）为主要表现。

DLB患者典型病程为缓慢进展，经过数年后最终呈全面痴呆。在病程早期，认知减退症状较轻，而注意力、视空间能力和执行功能障碍表现突出。DLB患者早期可以没有记忆障碍，或仅有回忆障碍，而AD患者主要影响近期记忆。用简单的床边记忆测试可以反映出DLB患者的回忆困难。例如：让DLB患者回忆一组词汇，他可能在听过一遍后不能回忆，但经过提示后可以完全正确地回忆所有的词汇。另外，DLB患者额颞叶功能紊乱比AD患者明显，其视追踪、视注意力转换，以及摆积木和画钟表等视空间能力明显低于AD患者。在早期DLB患者，其视空间障碍和执行功能障碍高达74%，而AD患者仅占45%。视空间障碍在DLB患者进展迅速，并随之出现视幻觉。

认知症状波动是DLB的重要特征之一，在疾病早期即可出现，且持续存在，发生于80%~90%的患者，以注意力和警惕性下降的波动最具特征。这种波动性可在数周内甚至一天内有较大变化，认知功能时好时坏，甚至昼夜变动较大。觉醒状态和注意力的波动使病人时而模糊时而清醒。如何正确可靠地评估认知症状的波动性需要标准化的衡量措施。

精神症状是DLB的常见表现，80%的DLB患者有精神症状，如幻觉、错觉、淡漠、焦虑、抑郁和睡眠障碍。持续存在的视幻觉是DLB的突出特点，占DLB患者的一半以上，在疾病的早期即可出现。视幻觉也是AD的常见症状，但发生率远低于DLB。DLB以视幻觉为主，但听幻觉也较AD多见。视幻觉往往鲜明生动，看到熟悉的人或动物，而幻听内容则多不清晰。而AD患者的视幻觉通常是短暂性的，而且对患者的情感和行为的影响相对较少。幻觉和错觉常同时存在，可能导致其他行为异常，如攻击和易激惹。有视幻觉的患者中，约半数存在妄想，通常是识别错误妄想及被害妄想。

DLB的首发症状一般是认知障碍，同时可以伴随有轻微帕金森症表现，如手足和面部运动迟缓、肌张力增高、静止性震颤、步态异常（包括双脚蹭地、摆臂减少和转身缓慢）。帕金森症见于70%的患者，发病早期即可出现。与PD相比，典型的静止性震颤并不常见，轴性肌张力增高、面具脸、前倾屈曲姿势明显，症状多为对称性，极少呈单侧或不对称。对左旋多巴反应也较差。

DLB常伴有反复发作的跌倒和晕厥、快速动眼期睡眠行为紊乱（rapid eye movement sleep behavior disorder，RBD）、短暂性意识丧失、抑郁以及对神经镇静剂的超敏。RBD常以REM睡眠中肌肉松弛间断缺失为特点，表现为躯体活动和痉挛增多，可有复杂剧烈的肢体或躯干运动如系扣、摆臂，伴梦境回忆，多导睡眠图显示 REM 睡眠期下颌或肢体张力增高。前瞻性研究发现 70%~90% 存在 RBD 患者在 15 年内会发展为痴呆（通常是 DLB）或是帕金森综合征（通常是 PD）。尽管 RBD 的病理生理学机制仍不明确，有研究猜测可能是蓝斑下区或是巨细胞网状结构（或两者同时）的变性造成的。这些区域与 DLB 相关，并且受累早于黑质区域、边缘系统以及新皮质。这就解释了为何 RBD 在 DLB 的典型运动、认知及神经心理症状出现的几年甚至十余年前就已经存在。

DLB 临床特点：

（1）中老年起病。

（2）认知障碍有明显波动性，以注意力和警觉性下降的波动为主。

（3）认知障碍以视空间功能障碍、执行功能障碍多见。

（4）早期出现反复发作的、明显的、形象生动的视幻觉。

（5）常合并帕金森症，痴呆与帕金森运动症状 1 年内先后出现。

（6）容易合并 RBD、自主神经紊乱等。

四、帕金森病认知障碍

1. 概述

帕金森病（Parkinson's disease, PD）是仅次于阿尔茨海默病（Alzheimer's disease, AD）的神经系统变性疾病，主要发生于 50 岁以上的中老年人。我国 65 岁以上人群 PD 患病率约为 1.7%，且随着年龄的增长而增高。PD 的病因和发病机制还不清楚，以中脑黑质多巴胺能神经元丢失及残存细胞内出现 Lewy 小体为病理特征，而 Lewy 小体的主要成分是突触核蛋白（α-synuclein）。由于中脑黑质多巴胺能神经元丢失，导致黑质纹状体通路传递障碍，纹状体系统多巴胺与乙酰胆碱失去平衡，引起运动障碍（图 1-3-15）。

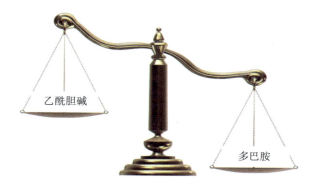

图 1-3-15　帕金森病黑质-纹状体系统多巴胺与乙酰胆碱失衡

临床上，PD 以静止性震颤、肌张力增高、运动迟缓和姿势步态障碍等为主要表现，中晚期患者，常有症状波动及异动症。除了上述运动症状之外，PD 常伴有多种非运动症状，包括自主神经功能紊乱（如：便秘、出汗异常、直立性低血压、阳痿、排尿困难等）、精神行为症状（如：焦虑、抑郁、幻觉、妄想、冲动控制障碍等）、认知障碍、睡眠障碍（如：嗜睡、失眠、夜间睡眠行为紊乱等）、感觉异常（如：嗅觉减退、肢体麻木、疼痛）等，尤其中晚期患者，非运动症状更加常见，甚至成为影响患者生活质量的主要因素。

认知障碍是 PD 常见的非运动症状之一。由于研究人群及诊断标准不同，PD 认知障碍的患病率存在较大差异。有研究显示，PD 痴呆的患病率平均为 30%，PD 患者进展为痴呆的风险是非 PD 正常人群的 1.7~5.9 倍。在非痴呆 PD 患者中，有 20%~30% 存在轻度认知功能障碍（MCI），其较认知功能正常的 PD 患者更容易进展为 PD 痴呆。Aarsland 等总结 1996—1997 年 12 项 PD 和 PD 痴呆患病率研究，共 1767 例患者，以及 24 项痴呆患病率研究，共 4711 名患者，显示 24%~31% 的 PD 患者有痴呆，3%~4% 的痴呆可能为 PD 痴呆，预计 65 岁以上人群中 PD 痴呆患病率为 0.2%~0.5%。Aarsland 等对 PD 患者进行了长达 8 年的前瞻性研究，在研究初始、第 4 年和第 8 年时痴呆发病率分别为 26%、52% 和 78%，表明随着 PD 病程延长，PD 痴呆的发生率逐渐增高。Hely 等对悉尼 136 例 PD 患者随访 20 年，发现 PD 患者痴呆发生率达 83%。

2.PD 认知障碍特点

PD 认知障碍主要表现为皮层下认知损害的特征，通常以执行功能障碍、注意缺陷及视空间功能障碍为首发症状，尤其信息处理速度减慢和情绪障碍突出。语言障碍通常表现为口语流畅性降低、命名能力减退、单词生成减少和找词困难。但是记忆减退也是 PD 认知障碍的常见表现，可能继发于执行功能障碍导致的回忆困难，也可能与内侧颞叶损害相关的储存缺陷有关。与 AD 导致的记忆损害不同，PD 引起的记忆损害主要表现为学习能力减退和新信息的自由回忆困难，回忆中给予提示有助于准确回答，而再认相对保持良好。随着认知功能逐渐衰退，常可出现皮层与皮层下认知症状的复合特征，出现行为症状，如淡漠、视幻觉、激越等。

PD 认知障碍是一个缓慢发展的过程。Williams-Gray 等发现 15%~20% 的非痴呆 PD 患者存在视空间辨别能力、记忆力和语言功能等受损，这些症状与后部颞顶枕叶皮质功能障碍相关。早期认知障碍对日常生活能力无明显影响，如符合 MCI 的标准，则称为 PD-MCI。PD-MCI 与 AD 引起的 MCI 明显不同，主要表现为相对突出的视空间功能障碍和执行功能障碍，而记忆障碍较轻。当认知障碍进一步加重，引起日常生活能力减退，达到痴呆的诊断标准时，称为 PD 痴呆（图 1-3-16）。从 PD 发病到出现认知障碍和痴呆的时间个体差异很大，高龄、严重的运动症状（尤其非震颤为主者）、视幻觉、遗忘和多认知域损害的 MCI 患者，更容易发展为 PD 痴呆。

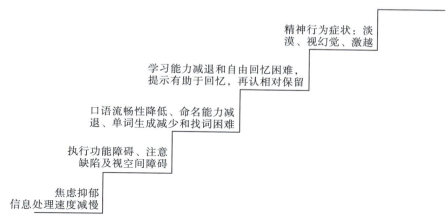

图 1-3-16 PD 认知障碍发展过程

PD 认知障碍的特点：

（1）认知障碍发生于运动症状出现后至少 1 年以后，大多在 3~5 年以后。

（2）认知障碍隐匿起病，缓慢进行性加重，从 MCI 期逐渐进展为痴呆期。

（3）认知障碍以波动性注意缺陷、视空间障碍、执行功能障碍、口语流畅性下降等为主，而记忆减退不明显，或提示有助于回忆，再认相对保留。

（4）常伴视幻觉。

DLB 与 PDD 的区别争议较大，有专家推荐将此 DLB 与 PDD 作为不同疾病分别进行诊断。既往的诊断常以一年的时间为期，认为帕金森病运动症状出现 1 年后再有认知障碍者诊断 PDD 可能性大。但也有学者认为，鉴于 DLB 与 PDD 的病理一致，是与 α-突触核蛋白有关的同一类疾病的不同临床类型，临床诊断只能以运动障碍与认知损害的时间来界定，应为一个疾病的 2 种亚型。

五、额颞叶变性

1. 概述

额颞叶变性（frontotemporal lobar degeneration，FTLD）是以选择性额叶和/或颞叶进行性萎缩为病理特征，以进行性精神行为异常和语言功能障碍为主要临床表现的神经变性疾病，在临床、病理和遗传学上具有一定的异质性，是早发性痴呆的重要病因。

根据临床特点，目前国际上将 FTLD 分为 3 种临床亚型：①行为变异型额颞叶痴呆（behavioral variant of frontotemporal dementia，bvFTD）；②语义性痴呆（semantics dementia，SD）；③进行性非流利性失语症（progressive non-fluent aphasia，PNFA）。其中 SD 和 PNFA 可归为原发性进行性失语（primary progressive aphasia，PPA）。

根据主要神经病理蛋白的不同将 FTLD 分为 3 种类型：①微管相关 tau 蛋白（FTLD-TAU）；② TAR DNA 结合蛋白 -43（FTLD-TDP）；③肉瘤融合蛋白（FTLD-FUS）。另外，FTLD 与非典型帕金森症，包括进行性核上性麻痹（progressive supranuclear palsy，PSP）、皮质基底节综合征（corticobasal syndrome，CBS）或运动神经元病（motor neuron disease，MND）/肌萎缩性侧索硬化症（amyotrophic lateral sclerosis，ALS）等神经变性疾病在临床、病理及遗传学方面有相互交叉重叠，可合并存在，这些可作为 FTLD 的特殊亚型。

随疾病进展，FTLD 不同临床亚型之间呈现一定的趋同性，临床表现从最初的人格损害、行为异常及语言功能障碍，逐渐发展为全面认知功能减退，而基本的神经病理改变和最终导致的额颞叶弥漫性萎缩也具有一定的交错重叠，使得对疾病的准确诊断和预后判断变得更为复杂和困难。早期诊断及早期干预可在一定程度上改善 FTLD 患者的预后，故提高临床医师对 FTLD 的识别、诊断和治疗水平，是早期诊治和全程管理的核心。

FTLD 的确切病因目前尚不清楚，有研究显示，此病具有一定的家族遗传倾向。据报告约 40% 的患者有阳性家族史，提示该疾病与遗传因素紧密相关。FTLD 患者一级亲属在 80 岁前发展为痴呆的概率为无阳性家族史人群的 3.5 倍。

目前关于 FTLD 的全球流行病学研究数据较少，我国尚缺乏 FTLD 的流行病学资料。在发达国家所有年龄段的痴呆患者中，FTLD 是神经变性痴呆中第三常见疾病，仅次于阿尔茨海默病（AD）和路易体痴呆（DLB），在所有痴呆中 FTLD 的构成比为 9.7%~12%。西方国家的数据显示，FTLD 的发病年龄在 40~80 岁之间，平均发病年龄为（58.5±7.8）岁，以 45~64 岁之间最常见，该年龄段发病者约占所有患者的 60%。FTLD 不同亚型之间的发病年龄没有显著差异。但是 bvFTD 和 FTD-MND 患者的确诊年龄要早于 PNFA。

2.FTLD 的临床特点

FTLD 的临床症状有较大的异质性，主要表现为两组认知功能障碍：①持续进展的人格和社会行为损害，即 bvFTD，与前额叶和前颞叶功能障碍有关，以对称性或右侧功能损害为主。常见症状有：脱抑制、淡漠、缺乏同情心、重复/强迫/固定行为、异常过度食欲和饮食习惯改变、较早出现执行功能障碍等。脱抑制可导致一些不计后果的鲁莽行为，如不合时宜的玩笑，无缘由辱骂周围人，随地便溺，不适当的性行为，面对困难爆发沮丧情绪等；85%的患者可出现淡漠情绪，表现为懒惰，无活力，以前的兴趣爱好消失等；重复/强迫/固定行为包括重复特定的个人行为，如重复说话，反复重读同一本书，或重复特定的躯体动作，如重复走到相同的位置，反复洗手等；饮食方面，暴饮暴食最为常见，饮食习惯和爱好改变，偏爱甜食；患者对个人仪表漠不关心，衣着不整，着装不符合时令。患者或家属偶诉记忆障碍，但常规的记忆功能检测显示没有真正的遗忘综合征。②语言能力减退，即PPA，已证实主要与左侧大脑半球功能障碍有关，临床表现以自发语言中单词提取困难、语句及短语的复述能力受损为主，主要累及下顶叶和颞叶。患者语言表达困难，无法应用正确词汇，对一些熟悉的人、事物命名困难，并逐渐出现阅读和书写困难，但对词语的理解能力相对保留。随着病情进展，输出语言日趋减少，直至缄默。另一部分FTLD患者表现出显著的命名和词语理解障碍，语言空洞，毫无实质性内容。尽管语言功能障碍为这一类型FTLD患者的最初表现，但病情发展过程中亦会出现行为症状。随着疾病进展以原发性行为或语言障碍为早期症状的患者最终会发展为全面的认知功能受损和多变的行为特点。

（1）bvFTD：在各种FTLD临床综合征中，bvFTD最为常见，约占70%左右。bvFTD是一种以进行性人格改变和社会行为异常为主要特征的临床综合征，也是FTLD中病理异质性、遗传性最强的亚型。患者早期出现社会行为和人际沟通能力下降伴情感缺失，如早期脱抑制行为、淡漠、缺乏同情心、强迫性行为、刻板运动以及食欲过剩等，临床表现变化多样，差异较大。bvFTD患者的行为和认知障碍与特定部位的大脑萎缩有关，主要表现为大脑的腹内侧前额叶、眶额叶和前岛叶皮质的对称性萎缩，以及左前扣带回萎缩（图1-3-17）。bvFTD患者的大脑代谢减退范围与萎缩区域基本一致。

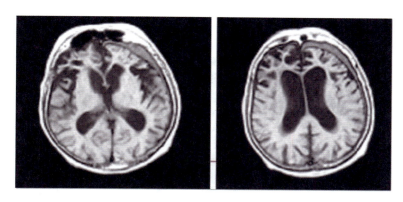

图1-3-17 行为变异型额颞叶痴呆MRI改变

注：MRI显示双侧额叶、颞叶不对称性局限性萎缩，右侧额叶萎缩更明显。

（2）语义性痴呆（semantic dementia，SD），也称颞叶变异性额颞叶痴呆。语义是关于词义的永久性知识，包括各种词汇的意义、词汇所涉及物体的知觉成分（如形状、大小、颜色、声音等）和物体的功能。语义记忆是语义在脑内的存储，属长时记忆。SD早期表现为持续性、选择性语义记忆受损，以命名困难和表达障碍为主要临床特征，如叫不出熟人的名字，不知道镜子、狗等物体的名称。突出的单词理解能力丧失，进行性命名能力丧失，起病隐匿并进行性加重。随着病情进展逐渐累及其他领域的认知功能。以颞叶，尤其左侧颞叶萎缩为主（图1-3-18）。

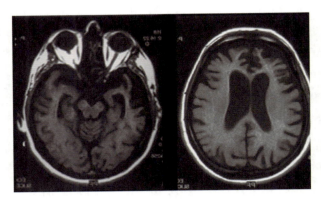

图1-3-18 语义性痴呆MRI改变

注：MRI显示双侧额颞叶萎缩，尤其左侧颞叶外侧萎缩明显。

（3）PNFA：具有临床和病理方面的异质性，主要表现为言语费力或不流利，找词困难和语法错误导致语言衔接缺陷，其中语法错乱以及言语费力是核心标准，应至少具有其中一种。患者有运动性语言受损，语言简单，韵律破坏，言语失用症，失语法症（语法的遗漏或错用）、音素语言错乱、失读症、失写症和语言复述受损。与SD相比，患者物体和单词的理解损害相对较轻，但对复杂句子的语法理解受损。患者语言输出逐渐减少，病程晚期表现为缄默。PNFA的发病机制与左侧额下回-岛叶萎缩有关（图1-3-19）。

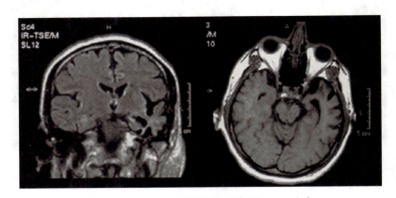

图1-3-19 进行性非流利失语MRI改变

注：MRI显示双侧颞叶萎缩，尤其左侧颞叶萎缩明显。

额颞叶痴呆 MRI 改变如图 1-3-20 所示。

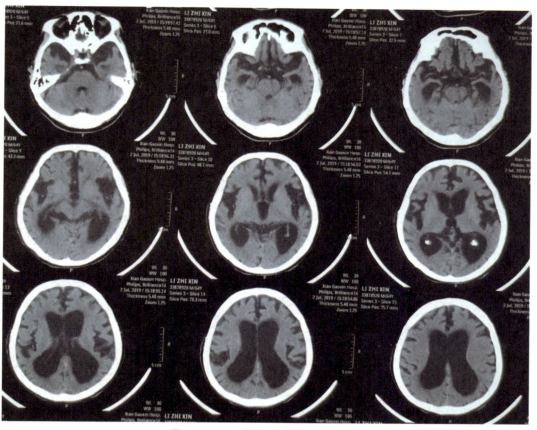

图 1-3-20　额颞叶痴呆 MRI 改变

注：MRI T2-FLAIR 序列示，双侧额叶、颞叶明显萎缩，左侧额叶、颞叶萎缩稍重，枕叶无明显萎缩。

额颞叶变性临床特点：

（1）发病年龄稍早，部分患者有家族史。

（2）人格、行为改变突出。

（3）口语表达和执行功能障碍明显。

（4）分型：额叶变异型痴呆、语义性痴呆、进行性非流畅性失语。

（5）CT/MRI 改变：局限性颞叶、额叶萎缩，常左右不对称。

六、正常压力脑积水

1. 概述

特发性正常压力脑积水（idiopathic normal pressure hydrocephalus，iNPH）是

一种原因不明、颅内压正常的脑积水,以步态障碍、认知障碍和尿失禁"三联征"为主要表现。颅脑 CT 或 MRI 表现为脑室扩大,但脑脊液压力正常或轻度升高,无蛛网膜下腔出血、脑膜炎、颅脑创伤、先天性脑积水等可引起脑室扩大的其他原因(图 1-3-21)。老年人多见,通常隐匿起病,缓慢进展,脑脊液分流手术等可使大部分患者症状得到改善,属于可逆性认知障碍。

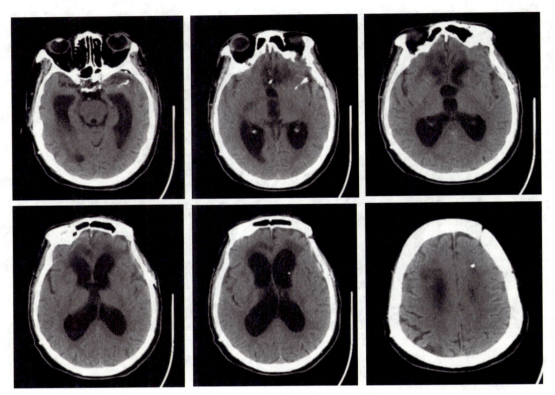

图 1-3-21　正常压力脑积水 CT 改变

注:CT 示第三脑室及双侧侧脑室明显扩大,脑室周围低密度影。

目前,中国尚缺乏 iNPH 流行病学资料。挪威流行病学调查发现,iNPH 发病率为 5.5/10 万人,疑似患者的患病率为 21.9/10 万人。瑞典流行病学研究发现,iNPH 患病率无性别差异,但随着年龄增大而明显升高,70~79 岁、80 岁及以上人群中,疑似 iNPH 患病率分别为 0.2% 和 5.9%。在特定人群中,如痴呆人群中,iNPH 患病率为 0.4%~0.9%;在 65 岁以上人群中,iNPH 总体患病率为 1.3%;在疑似帕金森综合征而就诊的人群中,患病率高达 19%。

一直以来,iNPH 被认为在人群中散发,但近年来有较多的家族性个案报道。加拿大一项关于 iNPH 家族聚集性研究提示,iNPH 存在家族聚集性发病的可能。目前 iNPH 的病因及病理学基础尚不明确,其中一个主要理论是:颅内静脉系统顺应性降低,脑脊液搏动性减弱和蛛网膜颗粒功能受损,从而影响了脑脊液流动和吸收。其他还包括软脑膜和蛛网膜增厚及纤维化、蛛网膜颗粒炎症改变、脑室管膜破坏、室管膜下神经胶质增生、类似 AD 的老年斑和神经原纤维缠结、高血压和糖尿病等引起的血管病理改变等理论。

iNPH 患者的神经系统症状可能是脑室周围白质组织间隙水肿，导致脑血流减少或神经传导束损害。有研究认为，步态障碍可能与纹状体、皮质脊髓束、桥小脑脚神经核等结构损害相关；认知障碍可能与胼胝体、纹状体、额上回、扣带前回等结构损害相关。脑脊液生化因子的改变也可能与 iNPH 有关，如转化生长因子 –β 及其相关蛋白、肿瘤坏死因子 –α 水平升高，纹状体多巴胺 D2 受体水平降低等。但目前尚不清楚脑脊液生化因子改变是继发于脑脊液循环障碍，还是对脑积水的适应性反应。

2. iNPH 临床特点

iNPH 多见于老年人，通常缓慢起病，进行性加重。典型表现为步态障碍、认知障碍、尿失禁"三联征"。各种症状的发生率尚无明确数据。既往研究提示，步态障碍发病率最高（91%~100%），其次为认知障碍（78%~98%），尿失禁相对较少（60%~79%）。"三联征"同时发生者仅占 51%~65%；步态障碍合并认知障碍、步态障碍合并尿失禁、认知障碍合并尿失禁的发生率分别为 19%~23%、2%~5% 和 3%~8.6%；步态障碍、认知障碍、尿失禁的单独发生率分别为 11%~12% 和 3%~4%、1%。

步态障碍：是 iNPH 最常见的症状，也是多数患者的首发症状。iNPH 患者的步态障碍表现复杂多样，包括步幅高度降低、长度缩短，步频降低，行走时躯干摇摆，站立时脚距增宽，行走时脚趾外展等；在起步、在狭窄空间行走及转向时症状加重。在疾病早期，步态障碍症状较为轻微，难以察觉，常以"头晕"为主诉。随着疾病进展，步态障碍会逐渐加重，患者需要辅助才能行走，甚至完全不能行走。

认知障碍：早期可表现为记忆力下降（尤其是近事遗忘）、反应迟钝、注意力不集中、执行功能障碍、视空间功能障碍等。上述情况可有波动性或短期加重。随着病程发展，认知损害领域更广、程度加重，最终出现意志力丧失、无动性缄默等重度痴呆表现。部分患者可伴有焦虑、抑郁等精神症状，少数患者可出现妄想、偏执、幻觉等症状。

尿失禁：iNPH 的膀胱功能障碍属于神经源性，并伴有逼尿肌功能过度活跃。早期主要表现为尿急、尿频、夜尿增多等，疾病晚期可出现完全尿失禁，甚至大便失禁等症状。

其他症状：少部分患者亦可出现头痛、眩晕、晕厥、睡眠时间延长、内分泌紊乱、嗅觉减退等非特异性表现。神经系统查体中，部分患者可出现运动迟缓、运动功能减退、过度强直、眉心反射、吸吮反射、掌颌反射等体征。

七、朊蛋白病

朊蛋白病是由外来的朊蛋白或自身遗传突变引起的人类正常的 C 型朊蛋白（PrPc）发生异常折叠变成 SC 型朊蛋白（PrP^{Sc}），由于不能被蛋白酶 K 所消化，PrP^{Sc} 大量沉积于脑内，摧毁自身的中枢神经系统，造成大脑广泛的神经细胞凋亡、脱失，形成海绵状脑病。朊蛋白病年均发病率通常为 1/100 万人，其分类见表 1-3-3。

表 1-3-3 朊蛋白病的分类

类型	亚型
获得型（医源型）	Kuru 病
	变异型 CJD
	医源型 CJD
家族型（遗传型）（10%~15%）	遗传型 CJD
	致死性家族性失眠症
	Gerstmann-Straussler-Scheinker（GSS）综合征
特发型（85%）	散发型 CJD（sCJD）
	散发型致死性失眠症
	蛋白酶敏感型朊病毒病

Creutzfeldt-Jakob 病（CJD）是人类最常见的朊蛋白病，又称克-雅病，由病理性朊蛋白感染引起，具有传染性、致死性，是成人快速进展性痴呆的重要原因之一，由 Creutzfeldt 和 Jakob 在 1920 年和 1921 年先后报道。CJD 呈全球分布，依据发病形式、家族史以及有无被朊蛋白病毒感染的机会，分为散发型（sporadic CJD，sCJD）、医源型（获得型，iatrogenic CJD，iCJD）、家族遗传型（familial CJD，fCJD）及变异型（variant CJD，vCJD）。我国 CJD 监测发现，我国以散发型 CJD 为主，遗传型占 3%~4%。

CJD 的病理改变可见海绵样变性、神经元脱失、星形胶质细胞增生 3 个主要特征。海绵样变性表现为在神经毡（纤维网）中出现小空泡，圆形或卵圆形，偶尔相互融合成片。免疫染色可见 PrP 沉积呈突触型或斑块状，而以突触型多见。尽管由于传统观念的束缚，脑活检标本不易得到，且有以上诸多的诊断指标，但证实在人脑组织中有 PrP^{Sc} 沉积仍是唯一的、不可替代的确诊指标。

典型 CJD 可分为 3 个阶段，以快速进展的痴呆和肌阵挛最具特征性。疾病早期临床表现缺乏特异性，诊断比较困难。快速进展的认知障碍对本病的诊断意义较强。美国一项研究发现，在800多例快速进展性痴呆患者中，54%为CJD，28%高度怀疑CJD，仅有18%为非CJD。因此，在临床中碰到快速进展性痴呆患者，应首先考虑CJD可能。早期临床表现包括记忆力下降，注意力不集中及情绪低落，失眠，易激动，易疲劳，类似神经衰弱或抑郁。进一步发展，可出现痴呆、共济失调、视力障碍、人格改变、行为异常等，全部病例在病程进展中呈进行性加重。中期主要表现为进行性痴呆、肌阵挛发作和癫痫发作，面部表情减少、震颤、动作缓慢、行走不稳等锥体外系表现。晚期主要表现为无动性缄默、去皮质强直或昏迷，肌阵挛发作逐渐减少，多因感染死亡。

实验室检查：14-3-3蛋白存在于正常神经元内，脑脊液（CSF）14-3-3蛋白阳性对CJD临床确诊有重要意义。但CSF 14-3-3蛋白检测在蛛网膜下腔出血、病毒性脑炎、多发性硬化及Alzheimer病中常出现假阳性，而在一些sCJD、iCJD及大多数fCJD患者中又会出现假阴性。

脑电图：典型的三相波（图1-3-22）或周期性尖慢复合波（PSWCs）是诊断CJD的重要依据之一。EEG异常随病情进展而变化：①初期：可见基本节律慢化。②中期：弥漫性对称或不对称或局灶性慢波。以θ波为主，间以δ波，随病情进

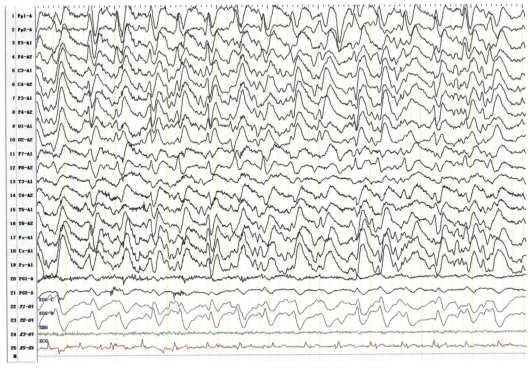

图1-3-22　脑电图尖慢波、周期性三相波

展，δ波占比逐渐增加；额部间歇性、节律性三相波或δ波；间歇性节律性δ波；典型的PSWCs。PSWCs发生早期多为尖-慢复合波，随疾病进展尖波成分的波幅增高，变成尖的双相或三相波，波与波之间的间隔差异范围缩短，间隔期的慢波波幅逐渐降低直至爆发抑制。③终末期，PSWCs可消失，代之以低平脑电活动或α样波。但60%~80%的患者在病程早期脑电并无特征性改变。因此，脑电图及CSF 14-3-3蛋白不能作为早期诊断工具。

影像学表现：头颅MRI，尤其是DWI在CJD早期诊断中具有重要地位，敏感性为92.3%，特异性达95%。随着对CJD研究的深入，未发现sCJD、fCJD和iCJD在影像表现上存在明显差异。而sCJD和vCJD却有明显不同，特别是在DWI序列上，vCJD患者通常表现为双侧丘脑后部即丘脑枕高信号，而sCJD常常表现为纹状体、大脑皮质对称或不对称高信号，丘脑枕也可呈高信号，但其信号通常低于纹状体（图1-3-23）。DWI信号异常最早出现在CJD发病后1个月，早于脑电图及脑脊液改变，而在病程的不同时期这种高信号会有所变化，甚至消失。异常信号可能反映的是该区域神经细胞的空泡变性，病程晚期灰质高信号消失可能与空泡增大、神经细胞减少、水分子扩散增加有关。DWI较FLAIR像更容易发现异常，可见典型的"双曲棍球棒征"、纹状体高信号及"皮层丝带征"或称为"花边征"。

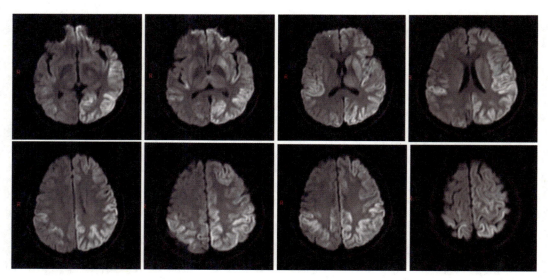

图1-3-23　MRI DWI 大脑皮层、基底节高信号

对于CJD，目前尚无有效治疗方法，以对症处理为主，做好患者的护理工作，注意各种消毒隔离措施，切断医源性传播途径。CJD死亡率为100%，绝大多数患者在半年至2年内死亡，平均存活时间6个月。

CJD患者的中枢神经系统组织、眼球组织、扁桃体、脾脏、淋巴结、血液等均具有感染性，在接触时应注意防护。

八、艾滋病相关认知障碍

中枢神经系统（central nervous system, CNS）是 HIV 最常攻击的部位。正常情况下，大脑半球受血脑屏障保护，绝大多数有害物质（如化学物、药物、细菌和病毒等）无法通过血脑屏障进入脑内。然而，在 HIV 感染的急性期，大量携带病毒的淋巴细胞和巨噬细胞移行穿过血-脑屏障进入中枢神经系统，在 2 周内即可进入脑实质。一旦到达大脑内，HIV 并不损伤神经元，但会感染其他类型的细胞（星形胶质细胞和其他免疫细胞），然后大量复制。大脑内的 HIV 与血液中的 HIV 分别复制和突变。因此，如果对两个区域中的 HIV 进行基因分型，可能会得到不同的结果。

病理学主要表现为皮层下和白质病变以及血管旁淋巴细胞、泡沫样巨噬细胞和多核巨噬细胞浸润，形成以血管周围多核巨细胞形成为主要表现的脑炎，称为 HIV 脑炎（HIV encephalitis），和神经突触减少及神经元和星形胶质细胞凋亡等表现。该病主要由 HIV-1 感染中枢神经所致，病理上目前认为，HIV 对中枢神经系统损害的主要机制是广泛弥漫的免疫激活和炎症反应，但对某些部位的损害可能更加突出，如基底节、脑干、深部白质区、额颞叶和海马沟回等。

HIV 相关神经认知障碍（HIV-associated neurocognitive disorders, HAND）按临床表现由轻到重分为 3 级，即无症状性认知损伤（在认知测试中表现出一定程度的损伤，但在日常生活中没有任何认知障碍的症状）、轻度认知障碍和 HIV 相关痴呆，其患病率分别为 30%、20% 和 2%~8%。在急性期（感染早期）约一半的 HIV 感染者会出现一些神经系统损害的迹象；约 1/3 的感染者出现认知减退，如记忆新事情要花更长时间；约 1/4 的人运动能力下降；约 1/5 的人出现神经痛。不过，大多数神经系统损伤症状在抗反转录病毒药物治疗后的 6 个月内都会消失。

但是，抗反转录病毒疗法并不能完全阻止 HIV 引起的认知障碍。加利福尼亚大学旧金山分校神经病学家 Joanna Hellmuth 提出一个称为"CNS 逃脱"的现象，即在抗反转录病毒药物的作用下，HIV 在血液中无法复制，却能在大脑中进行复制。通常会定期检测血液中的病毒载量，但很少有人检测脑脊液的病毒载量。为了检验 CNS 逃脱的现象，Hellmuth 进行一项 CSF 样本提取检测的实验，在她检测的 HIV 感染者中，约 10% 的人在血液中达到病毒学抑制，但在大脑中出现低水平的复制。

HAND 是与 HIV 感染相关的神经系统病变，临床上可出现注意力不集中、记忆障碍、情感淡漠、手部运动迟缓、共济失调、大小便失禁以及行走困难等症状，影响患者工作和社会活动。

九、脑外伤相关认知障碍及慢性创伤性脑病

脑外伤是认知障碍的重要原因之一,尤其导致意识障碍的颅脑损伤(如严重脑挫裂伤、脑实质出血、弥漫性轴索损伤等),在意识清醒后,常遗留明显的认知障碍,其临床表现依据脑损伤的部位、范围、严重程度等有一定差异。脑创伤(TBI)所致神经认知障碍与诸多因素有关。外伤后脑内弥漫性轴索损伤(diffuse axonal injury,DAI)和脑干网状结构上行激活系统的损伤,尤其当额叶、海马等区域受损,与神经认知障碍密切相关。此外,脑挫裂伤,尤其合并脑室出血及蛛网膜下腔出血的患者,在外伤恢复及出血吸收后,可引起继发性脑积水,导致认知障碍逐渐加重。其临床表现与正常压力脑积水相似,即表现为皮层下痴呆、尿失禁、步态障碍等"三联征",CT及MRI可见脑室系统显著扩大。

慢性创伤性脑病(chronic traumatic encephalopathy,CTE)是一种进行性神经变性疾病,是由于反复、轻微的脑损伤引起。CTE最初在拳击手中报道,称为"拳击手痴呆",后来在其他原因所致的脑外伤中也有报道。目前认为,CTE是由于反复轻度脑外伤引起的神经变性疾病,以神经元和星形胶质细胞内过度磷酸化tau蛋白(p-tau)聚集为病理特征。其生前诊断存在较大困难,只能在尸解时确诊。其症状常缺乏特异性,与阿尔茨海默病(AD)、额颞叶痴呆(FTD)等神经变性疾病有重叠,反复头部外伤增加CTE的危险。遗传学危险因素,如ApoE ε4等位基因在CTE发病中可能也有重要作用。其McKee CTE神经病理分级见表1-3-4。

表1-3-4 McKee CTE神经病理分级

Stage I	脑重正常,局部血管周围p-tau可疑,神经原纤维缠结和星形胶质细胞斑块累及脑沟深部,典型者影响额叶皮层表面及背侧
Stage II	脑重正常,多发脑沟深部p-tau可疑,同时向局部扩散到邻近浅部皮层。中颞叶无神经原纤维缠结和p-tau累及
Stage III	脑重轻度下降,轻度脑萎缩,伴有第三脑室和侧脑室扩大,间隔异常,蓝斑中度脱色,中脑轻度脱色,乳头体和丘脑多发脑沟深部p-tau可疑,同时向局部扩散到邻近浅部皮层。中颞叶无神经原纤维缠结和p-tau累及,p-tau病理在额叶、岛叶、颞叶、顶叶皮层广泛扩散
Stage IV	脑重明显下降,伴有脑皮层萎缩;明显的中颞叶、丘脑、下丘脑、乳头体萎缩;严重的p-tau病理影响脑皮层和中颞叶大多数区域,而锯状裂皮层保留;间脑、基底节、脑干、脊髓出现严重的p-tau病理;皮层下白质纤维轴索纤维明显丢失

CTE症状不会在脑外伤后立即发生,常常在反复脑外伤后数年或数十年后发生。CTE患者表现为不同程度的认知障碍、精神行为异常和运动功能减退。由于数

据有限，对于 CTE 的临床描述也不相同，大多以执行功能障碍为主要表现，患者思维反应迟缓，注意力不集中，理解及判断力下降，也可有记忆减退。部分患者以人格行为改变为主，情绪不稳，易激惹，言行举止与患者的身份、所处场景不协调，表现为社会认知障碍等（表 1-3-5）。CTE 的症状并无特异性，常见症状包括：

（1）思维困难（difficulty thinking）。
（2）冲动行为（impulsive behavior）。
（3）抑郁或淡漠（depression or apathy）。
（4）短期记忆丧失（short-term memory loss）。
（5）计划及执行任务困难[（difficulty planning and carrying out tasks（executive function）]。
（6）情绪不稳（emotional instability）。
（7）物质滥用（substance misuse）。
（8）自杀观念或行为（suicidal thoughts or behavior）。

表 1-3-5 慢性创伤性脑病的临床表现

行为和精神特征	认知特征	运动特征
激越和/或攻击	注意及集中减退	构音障碍
淡漠	记忆减退	痉挛
冲动行为	执行功能障碍	共济失调
抑郁	痴呆	帕金森症
谵妄	视空间功能障碍	步态不稳
自杀	语言障碍	运动神经元病

目前还没有生物标志物可以帮助诊断 CTE，结构影像学检查可发现非特异性脑萎缩，新的影像技术，如 PET、DTI 是有希望的检查手段，神经心理测查对于确定认知或行为障碍的形式有一定帮助。

十、神经梅毒及麻痹性痴呆

梅毒为苍白密螺旋体感染引起，早期损害皮肤和黏膜，晚期侵犯心血管系统及神经系统。后天性梅毒大多数通过性接触传染，少数先天性梅毒是梅毒螺旋体由母体血液经胎盘和脐带血进入胎儿体内。约10%未经治疗的梅毒患者最终发展为神经梅毒，在HIV感染人群中，约15%梅毒血清检查阳性。

神经梅毒（neurosyphilis）是由梅毒螺旋体侵犯神经系统，出现脑膜、脑实质、脑血管或脊髓等损害的一组临床综合征，可发生于梅毒的各个阶段，往往因为早期梅毒未彻底治疗所致，常为晚期梅毒（Ⅲ期）全身损害的重要表现。

根据损害的组织部位分为早期和晚期神经梅毒。早期神经梅毒包括仅有脑脊液异常、未明显累及神经组织的无症状神经梅毒、仅累及脑脊膜及其血管等间质的脑脊膜梅毒、脑脊膜血管梅毒。晚期神经梅毒是指梅毒螺旋体侵犯脑和脊髓实质引起的麻痹性痴呆、脊髓痨及脑脊髓树胶肿等。早期和晚期神经梅毒的划分在时间上很难界定。对有症状的神经梅毒而言，脑脊膜梅毒、脑脊膜血管梅毒、脑实质梅毒很可能是疾病进程中的表现之一，症状常有重叠。梅毒螺旋体侵犯神经系统后，未经治疗或治疗不当、个体免疫功能差异和梅毒螺旋体的毒力等诸多因素与神经梅毒的形成有关。

尽管按早期、晚期神经梅毒的分型有其不足之处（时间不易确定和临床表现可能重叠），但能较全面和系统反映神经系统梅毒的病理变化及临床表现特征，结合神经系统疾病传统的先定位后定性，更适合当前对神经梅毒的诊断需求。

1. 早期神经梅毒

（1）无症状神经梅毒：指梅毒螺旋体虽然已侵犯到中枢神经系统，但无任何神经系统症状，个别患者可能有瞳孔异常。无症状神经梅毒是神经梅毒的最初阶段，主要表现为脑膜淋巴细胞和单核细胞浸润，这种浸润性炎症通常有自限性。表现为轻度脑脊液异常，脑脊液白细胞数 < 5×10^6/L。CT或MRI等影像学检查脑实质无明显变化，或MRI可见脑膜强化。文献报道，无症状神经梅毒约占神经梅毒的1/3。脑脊液异常持续5年以上未治疗者，约80%发展为有症状神经梅毒。

（2）梅毒性脑膜炎：是由梅毒螺旋体引起的脑膜炎症反应。可发生于梅毒感染的任何时期，多见于梅毒感染1年后。由于脑膜富含血管和淋巴管，早期在血管周围有大量的淋巴细胞和浆细胞浸润，表现为脑膜炎的症状。急性脑膜炎表现为发热、头痛、呕吐、脑膜刺激征阳性等。慢性脑膜炎，以颅底脑膜损害为主，约40%的患者有颅神经受累，尤其Ⅲ、Ⅵ、Ⅶ、Ⅷ对颅神经损伤，可出现眼睑下垂、瞳孔扩大、对光反应迟钝、外展受限、面神经麻痹、眩晕、耳鸣、听力减退，甚至听力丧失等症状。有时多对颅神经同时受累，称为梅毒性脑底脑膜炎，如脑脊液循环通路受阻，可出现梗阻性脑积水。约1/3的患者有颅内压增高表现，包括头痛（尤以夜间为甚）、头晕、恶心、呕吐，颈项强直，Kernig氏征阳性，Brudzinski征阳性等脑膜刺激征。也可出现精神异常和视盘水肿，可伴有发热、全身乏力等不适，较细菌性脑膜炎症状轻。可伴痉挛发作或癫痫样发作，可出现意识模糊、认知减退、工作能力下降、情绪不稳定，甚至失语等。梅毒性脑膜炎患者早期CT或MRI检查无明显异常病变。病情发展后，MRI可见脑膜和脑表面弥漫线性T2高信号，明显强化，邻近脑组织肿胀，或第四脑室外侧孔及正中孔因纤维结缔组织封闭而发生梗阻性脑积水。脑脊液检查可出现压力增高，细胞数和蛋白增高。

（3）梅毒性脊膜炎：是由梅毒螺旋体引起的脊髓膜炎症反应，极少单独发生，大多数为梅毒性脑膜炎蔓延而来。大多数累及脊神经根而引起相应阶段神经根炎，表现为该节段脊神经支配区域放射性疼痛、感觉减退、异常、缺失和腱反射减弱或消失。偶有大、小便障碍，严重时可出现肌肉萎缩和颈项强直等。常有坐骨神经根受累，表现为坐骨神经痛。梅毒性脑脊膜炎早期CT或MRI检查无明显异常。随病情发展可显示脊髓膜广泛或节段性增厚。

（4）脑脊膜血管梅毒：是梅毒螺旋体引起脑膜和脊髓膜血管炎症反应，引起脑梗死或脊髓梗死，多发生于梅毒感染后数年。临床上脑膜血管梅毒的发生率远远高于脊膜血管梅毒。临床症状则依据受侵血管供应的脑或脊髓部位而定。内囊和基底节区Heubner动脉、豆纹动脉等中小动脉容易受累，可表现为偏瘫、偏身感觉障碍、偏盲、失语等脑梗死症状。发病年龄通常比动脉粥样硬化性脑梗死年轻。头颅MRI检查除显示脑梗死病灶外，可见脑膜强化。诊断主要依靠血和脑脊液梅毒检查阳性。

若发生在脊髓膜血管，可表现为横贯性脊髓损害，出现双下肢瘫痪，伴大小便潴留。有时发病很急，与其他原因引起的横贯性脊髓损伤无法区别。患者多见于年轻人，但一旦驱梅治疗则功能恢复较快。

2. 晚期神经梅毒

是指脑和脊髓实质受损，可分为下列4型。

（1）麻痹性痴呆：是梅毒螺旋体引起大脑皮质及脑实质弥漫性损害。潜伏期较长，为15~20年，发病年龄以35~45岁多见。由于其潜伏期长，临床症状与其他原因引起的痴呆较难区别，一般隐匿起病，缓慢进展。占全部梅毒的3%~5%。因大脑皮层及脑实质弥漫性损害，导致进行性精神和神经症状。精神症状表现为注意力不集中，性格改变、焦虑不安、易激动、情绪波动及人格改变等，常被忽略或误诊为焦虑、抑郁等精神疾病。随着病情发展，逐渐出现记忆力减退、计算力下降、理解及判断力减退等认知障碍。可伴有各种妄想和幻觉，异常的情感反应，晚期发生严重的痴呆。可伴有言语和书写障碍、发音不清、共济失调，癫痫发作（包括小发作和大发作，甚至呈癫痫持续状态）；舌、手震颤，出现偏瘫、偏盲等局部性脑症状；除认知障碍这一核心症状外，20%的麻痹性痴呆患者可合并癫痫发作。部分病人可见阿-罗氏瞳孔，表现为瞳孔对光反射消失，而辐辏反射存在。麻痹性痴呆病灶为多发性，常见于双侧额叶、颞叶以及脑室周围白质区等，也可以单侧发生。MRI显示局部脑回不同程度的萎缩，以颞叶前部明显，脑沟裂增宽，双侧脑室对称性扩大，常显示为多发性斑片状长T1、长T2的异常信号。

（2）脊髓痨：是梅毒螺旋体侵犯脊髓后索及后根引起的一组临床综合征，常发生于梅毒感染后15~20年，男性多见。病变多在脊神经后根及脊髓后索，梅毒螺旋体在脑脊液循环过程中较易停滞在后根和脊髓之间的夹角处，脊髓中段此夹角小，有利于梅毒螺旋体滞留，发生感染。腰骶段夹角最小，故较易首先侵犯此段的后根，引起下肢功能障碍。受侵的脊髓节段越多，病变部位越广泛，可逐渐发展到上肢。由于后索和后根受梅毒螺旋体侵犯，局部发生变性及萎缩，引起一系列临床症状。

最早的临床症状是疼痛，多隐匿发病，时有突然发作，常表现为双下肢或全身疼痛，针刺样或闪电样，以电击样疼痛常见，也可呈刀割样、针刺样痛，可同时或单独出现各种感觉异常，如束带感、蚁行感或其他感觉过敏。症状常先见于下肢，先局部一点或一面。反复发作后，呈多点多面发作，逐渐发展到躯干、上肢。浅感觉障碍表现为肢体麻木、发冷、痛温觉减退；深感觉障碍表现为振动觉和关节位置觉减退、感觉性共济失调；自主神经障碍表现为性功能及二便障碍。神经系统查体可见腱反射消失、深浅感觉减退、感觉性共济失调和阿-罗氏瞳孔等。神经营养障碍，可出现足底穿孔、溃疡。因感觉障碍失去对关节的保护作用，反复损伤后，可出现关节面变形，表现为髋、膝、踝关节炎，易骨折，脱位或半脱位。

本病还可出现各种危象，较常见是胃危象，此外有肠危象，可出现腹部绞痛、腹泻等；咽喉危象时可出现咽喉异物感，有时患者猛烈不断地吞咽，甚至出现发作性呼吸困难；肛门危象时出现里急后重，但又无解出异常的大便；生殖泌尿系统危象时，可出现肾绞痛，排尿困难但极少有血尿。MRI检查可见到脊髓轻度增粗，或呈弥漫性肿胀、呈点状、片状、条状稍长T1、长T2信号灶，增强后呈片状条状不强化灶等。T2WI呈脊膜下低信号灶，T1WI增强扫描呈高信号灶。

（3）神经系统树胶肿：是梅毒螺旋体感染脑或脊髓实质所致，是三期梅毒的特征性病变。脑树胶肿病灶可以发生于脑组织的任何部位，初发于蛛网膜或血管壁，多是较小的多发病灶，小到仅在显微镜下才能观察到。这是由于梅毒螺旋体感染后首先引起梅毒性闭塞性小血管炎和血管周围炎，逐渐形成梅毒性炎性肉芽肿，最后进展到树胶肿。感染之初范围较小，周围组织尚能代偿，多无临床症状。树胶肿大多为单发，少数为多发。较大的树胶肿会引起占位性病变而出现临床症状和体征。首发症状可为阵发性或一过性头痛、恶心呕吐、癫痫样抽搐等，也可以先有视觉障碍，如幻视、复视、视物模糊、视野缺损，或者眩晕、耳鸣或有吞咽困难、呛咳，还可以表现为语言不清甚至失语等。也有以单侧肢体无力、麻木或感觉减退为首发者，症状和体征的出现与局部病灶部位相关，症状轻重与病灶大小和周围组织受压程度相关。与脑部其他占位性病变（如脑胶质瘤等）极易混淆。CT 扫描呈低密度或等密度病灶，可有环状强化灶。T1W1 上病灶呈类圆形或椭圆形，直径可在 2.0~2.5cm 大小，病灶中心干酪样坏死显示低信号或等低混杂信号灶，周围呈较大面积水肿造成的低信号区，且具有占位效应，干酪样坏死在 T1W1 上为高信号或混杂信号。

（4）视神经梅毒：由梅毒螺旋体感染视神经所致。病情开始时大多为梅毒性视神经炎的表现，往往无明显诱因出现双眼或单眼视物模糊，其后视力进行性下降，视力高度减弱时瞳孔可以扩大，对光反应迟钝甚至消失，严重时双目失明。病程长者可 1 年或数年。梅毒性视神经炎多伴发于脑脊膜梅毒，而梅毒性视神经萎缩多伴发于脑实质梅毒，包括脊髓痨。单纯性视神经萎缩尚属罕见。视神经梅毒也可以是脑神经梅毒蔓延所致。三期梅毒性脑底脑膜炎、脑树胶肿、脑血管神经梅毒和视神经树胶肿，以及梅毒性脊髓痨都可出现三期梅毒性视神经炎和继发性视神经萎缩，发展较快时可在 1~2 个月内完全失明，若遇到抗梅治疗引起的吉 – 海反应时，可致视力进一步减弱，甚至失明。

3. 混合型神经梅毒

是指 2 种以上神经梅毒同时存在，损伤既可在间质也可在实质。严格说来，神经梅毒不可能是单一存在的。无症状、间质或实质的神经梅毒大多都混合存在，可以是脑膜神经梅毒与脑髓神经梅毒混合存在，也可以是麻痹性痴呆与梅毒性脑膜炎同时存在。

参考文献

[1] Wilson J E, Mart M F, Cunningham C, et al. Delirium[J]. Nat Rev Dis Primers, 2020, 6(1): 90.

[2] Jia L, Quan M, Fu Y, et al. Dementia in China: epidemiology, clinical management, and research advances[J]. Lancet Neurol, 2020, 19(1): 81-92.

[3] Jia J, Wei C, Chen S, et al. The cost of Alzheimer's disease in China and re-estimation of costs worldwide[J]. Alzheimers Dement, 2018, 14(4): 483-491.

[4] Philip Scheltens, Bart De Strooper, Miia Kivipelto, et al. Alzheimer's disease[J]. Lancet, 2021, 397: 1577-1590.

[5] Knopman D S, Amieva H, Petersen R C, et al. Alzheimer disease[J]. Nat Rev Dis Primers, 2021, 7(1): 33.

[6] Jack C R Jr, Knopman D S, Jagust W J, et al. Hypothetical model of dynamic biomarkers of the Alzheimer's pathological cascade[J]. Lancet Neurol, 2010, 9: 119-128.

[7] Dubois B, Feldman H H, Jacova C, et al. Revising the definition of Alzheimer's disease: a new lexicon[J]. Lancet Neurol, 2010, 9: 1118-1127.

[8] Polsinelli A J, Apostolova L G. Atypical Alzheimer Disease Variants[J]. Continuum (Minneap Minn). 2022; 28(3): 676-701.

[9] Schott J M, Crutch S J. Posterior Cortical Atrophy[J]. Continuum (Minneap Minn), 2019, 25(1): 52-75.

[10] Graff-Radford J. Vascular Cognitive Impairment[J]. Continuum (Minneap Minn), 2019, 25(1): 147-164.

[11] Chang Wong E, Chang Chui H. Vascular Cognitive Impairment and Dementia[J]. Continuum (Minneap Minn), 2022, 28(3): 750-780.

[12] Skrobot O A, O'Brien J, Black S, et al. The Vascular Impairment of Cognition Classification Consensus Study[J]. Alzheimers Dement, 2017, 13(6): 624-633.

[13] Armstrong M J. Lewy Body Dementias[J]. Continuum (Minneap Minn), 2019, 25(1): 128-146.

[14] Walker Z, Possin K L, Boeve B F, et al. Lewy body dementias[J]. Lancet, 2015, 386(10004): 1683-1697.

[15] Aarsland D, Batzu L, Halliday G M, et al. Parkinson disease- associated cognitive impairment[J]. Nat Rev Dis Primers, 2021, 7(1): 47.

[16] Bang J, Spina S, Miller B L. Frontotemporal dementia[J]. Lancet, 2015, 386(10004): 1672-1682.

[17] Boeve B F. Behavioral Variant Frontotemporal Dementia[J]. Continuum (Minneap Minn), 2022, 28(3): 702-725.

[18] Gavrilov G V, Gaydar B V, Svistov D V, et al. Idiopathic Normal Pressure Hydrocephalus (Hakim-Adams Syndrome): Clinical Symptoms, Diagnosis and Treatment[J]. Psychiatr Danub, 2019, 31(Suppl 5): 737-744.

[19] Jordan B D. The clinical spectrum of sport-related traumatic brain injury[J]. Nat Rev Neurol, 2013, 9(4): 222-230.

第二章

认知障碍临床诊断

第一节　认知障碍的诊断原则
第二节　认知障碍的诊断流程
第三节　认知障碍病史询问技巧
第四节　认知障碍体格检查
第五节　神经心理量表选择
第六节　辅助检查选择及结果判断
第七节　认知障碍常见症状识别与评估
第八节　轻度认知障碍的诊断
第九节　痴呆诊断

第一节 认知障碍的诊断原则

屈秋民　王　瑾

认知障碍不是一个独立疾病，而是多种脑部疾病和/或全身疾病引起的综合征，可表现为记忆、语言、执行功能、视空间功能、复杂注意、思维判断、人格行为等1项或多项认知功能较前持续下降，其程度可从轻度下降（轻度认知功能障碍，mild cognitive impairment，MCI）到严重下降（痴呆）不等。除了认知功能下降之外，许多认知障碍患者，尤其中重度患者（痴呆），常伴有多种精神行为症状，如焦虑、抑郁、幻觉、妄想、激越等。认知障碍和精神行为症状相互影响，可导致日常生活能力减退，最先表现为工具性生活能力减退，如购物、乘车、做家务、处理财务等存在一定困难，进一步发展，可出现吃饭、穿衣、洗漱、如厕等基本生活能力减退。因此，痴呆的临床表现可归纳为三大类症状：认知障碍（cognitive impairment）、精神行为症状（behavioral and psychological symptoms of dementia，BPSD）和日常生活能力减退（activity of daily living decline）。取三类症状英文首字母，将痴呆的临床表现归纳为"ABC"症状。

痴呆的"ABC"症状并非独立存在，而是紧密联系，相互影响。如认知障碍可加重精神行为症状，而精神行为症状又可加重认知障碍；日常生活能力减退可引起患者生活独立性受损，导致精神行为症状加重，而精神行为症状又可加重日常生活能力减退。

认知障碍的诊断是一个复杂的临床过程，至少应该包括3个方面：有无认知障碍、认知障碍的程度、引起认知障碍的原因。认知障碍的诊断也遵循神经系统疾病诊断的基本原则，尤其应注意下列方面：

一、首先判断有无认知障碍，再寻找认知障碍的原因

认知障碍的诊断应先确定患者有无认知障碍，再进一步确定认知障碍的原因。对于有认知障碍主诉，尤其知情者提示认知功能较前明显下降时，应详细询问病史，了解患者认知功能的变化过程，与病前相比是否明显下降？有哪些认知功能较前下降？与同年龄、同文化程度正常人相比，有多大差距？这是判断有无认知障碍的重要依据。在此基础上，可通过神经心理测查，确定患者的认知功能评分（常用

MMSE、MoCA）低于相应文化程度的正常分界值。再排除正常增龄性记忆减退、抑郁、谵妄、药物影响等情况后，即可考虑存在认知障碍，然后参照轻度认知功能障碍（MCI）或痴呆的诊断标准，确定是否 MCI 或痴呆。

MCI 患者，认知功能较前轻度下降，但是尚未引起日常生活能力下降，可以保持原来的日常生活能力和社会交往能力。痴呆患者，认知功能较前明显下降，且认知障碍引起患者日常生活能力下降，原来可以完成的一些脑力工作、学习、人际交往、日常生活等能力较前下降，甚至需要帮助。MCI 诊断可参考 Petersen 提出的标准或美国老年学会（NIA）提出的诊断标准。痴呆诊断可参照 DSM-3、ICD-10、NIA-AA 等诊断标准。

二、寻找可治疗的病因是认知障碍诊断的首要任务

认知障碍病因复杂，神经系统退行性疾病是最主要的原因。对于神经系统退行性疾病，目前缺乏根本性治疗手段，但是少数认知障碍是由可以治疗的疾病，如维生素 B_{12} 缺乏、甲状腺功能减退、正常压力脑积水、自身免疫性脑炎等引起，早期诊断，及时治疗，其认知障碍可显著改善或完全恢复，称为"可治性认知障碍"或"可逆性认知障碍"。而延误诊断和治疗，可能导致不可逆性认知损害。因此，对于所有认知障碍患者，均应积极寻找有无可以治疗的原因，并尽早进行病因治疗。不能完全排除可治性认知障碍时，应先按可治性认知障碍进行试验性治疗，定期随访病情变化。如果治疗后认知功能显著改善，则可确定其认知障碍是由可治疗性疾病引起。如果治疗后认知功能无明显改善，再考虑神经退行性疾病或其他原因引起的认知障碍。

三、早诊早治的原则

对于"可治性认知障碍"，早诊早治可以显著改善预后，而延误诊治，可能导致认知功能不可逆性损害。对于神经系统退行性疾病，尽管目前尚无根本性治疗方法，但是大量证据表明，早期诊断，早期治疗，不仅能够取得较好疗效，而且可以有效延缓病情进展，显著改善患者预后。而延误诊断和治疗，不仅疗效显著减退，而且疾病进展更快，处理更加困难。因此，对于所有认知障碍患者，一定要强调早诊早治。

MCI，甚至主观认知功能下降、轻度行为异常可能是神经系统退行性疾病（如：AD）的早期表现，是干预的有利时期，应该尽早识别和诊断，早期进行干预。近年来，

生物标志物的临床应用，甚至可以在患者出现临床症状之前（临床前期）做出诊断，为早期预防和治疗奠定了基础，已经成为目前临床研究的重点。

四、全面评估，综合考虑

认知障碍是多种原因引起的综合征，确定有无认知障碍应以临床表现为主，不能单纯根据认知功能评分或某些辅助检查。认知功能评分仅反映患者评估时的状态，且每个神经心理量表均有其局限性，其得分受文化程度、职业、生活环境等影响，也受患者配合程度影响。受试者得分低于分界值时，一定要结合病史和体格检查综合判断，不能单纯依靠神经心理量表评分判断有无认知障碍。

辅助检查对于明确认知障碍的原因，帮助评估有无脑损害及其程度有重要帮助，比如脑萎缩、脑梗死、脑白质脱髓鞘等改变，但是这些变化是否为认知障碍的原因，需要仔细评估，综合分析。有的患者脑萎缩比较明显，但是认知障碍并不严重。相反，有的患者脑萎缩并不明显，但是认知障碍可能较重。因为认知障碍与脑组织病变的类型、起病方式、进展速度、代偿能力等均密切相关。所以，不能单纯依据辅助检查判断患者有无认知障碍。判断认知障碍的病因，也不能单纯依靠辅助检查，必须结合患者的临床表现。辅助检查异常，不一定是患者认知障碍的病因，也可能是认知障碍的伴随疾病或继发改变。比如老年患者，磁共振检查发现了腔隙性脑梗死，可能是认知障碍的原因，但是也可能与认知障碍无关，只是老年人常见的无症状性腔隙性脑梗死；血清维生素 B_{12} 水平降低，可能是患者认知障碍的原因，也可能是认知障碍以后，饮食结构改变及营养不良引起的继发性维生素 B_{12} 缺乏，这些均需要综合考虑，做出判断。

五、定期随访，动态观察

认知障碍是后天获得性认知功能减退，绝大多数患者起病隐匿，缓慢进展。早期认知障碍可能较轻，与老年人生理性记忆减退、抑郁症等鉴别存在困难。通过定期随访，动态观察病情变化，对于明确诊断具有重要作用。增龄性记忆减退常多年维持不变，或记忆减退进展极其缓慢，而 AD 引起的记忆减退会逐渐加重。抑郁症引起的"假性认知障碍"常有明显波动，抗抑郁治疗后认知障碍症状可能明显好转。另外，有些认知障碍患者早期表现不典型，难以确定其原因，通过动态观察和定期随访，临床表现逐渐显现，有助于明确诊断。

第二节 认知障碍的诊断流程

屈秋民 高 玲

一、诊断内容

认知障碍诊断主要包括 3 个方面：有无认知障碍，认知障碍的程度，认知障碍的原因。

1. 有无认知障碍

认知障碍是由于脑部或／及全身疾病引起脑结构和／或功能异常，导致 1 项或多项认知功能较前明显减退，且超出正常老化的范围，具有以下特点：

（1）以脑器质性损害为基础，而非重度抑郁或精神疾病引起。器质性脑损害通常可以通过脑结构影像、脑功能影像、脑代谢、神经电生理、生化检查等多种技术发现。

（2）认知功能较前明显下降，而非低于其他人。通过询问知情者，详细了解患者认知功能的动态变化，确定认知功能较病前明显下降，是诊断认知障碍的主要依据。

（3）认知障碍为获得性，由后天因素导致，而非先天性智能发育不全或精神发育不全引起。绝大多数认知障碍患者，病前认知功能正常，由于后天的脑部疾病和／或全身疾病，导致认知功能较前明显下降，而不是从小智能发育异常。需要警惕的是，先天性智能发育不全患者，中老年期也可以发生认知障碍，甚至因为其认知储备较差，更容易发生认知障碍，或者认知障碍进展更快。

（4）认知障碍为持续性，而非一过性认知功能减退。对于认知障碍持续时间目前尚无统一规定，ICD-10 要求认知功能减退持续 6 个月以上，而近年来，为了认知障碍早期诊断，许多学者认为认知功能下降持续 3 个月以上即可诊断。

（5）认知障碍不仅发生于谵妄期间，在谵妄缓解以后，认知障碍依然存在。

判断有无认知障碍，首先应详细询问病史，根据知情者或照料者提供的病史，确定患者的记忆、语言、执行功能、视空间功能、复杂注意、社会认知等 1 项或多项认知功能较前明显下降。通过神经心理测查，证实患者整体认知功能评分或1项、多项认知功能评分低于相同年龄、相同文化程度正常人分界值。在排除其他原因（如正常增龄性记忆减退、谵妄、抑郁等）之后，可参照MCI或痴呆诊断标准，确定患者存在认知障碍。

因此，病史是诊断认知障碍的主要依据。必须向知情者详细询问病史，确定患者认知功能是否较前明显下降？有哪些认知功能下降？认知功能下降的程度如何？神经心理测查有助于判断有无认知障碍，有哪些认知功能障碍及其严重程度，但是应该注意，一次认知功能评分低于分界值不一定就是认知障碍，因为量表评分受许多因素，如患者配合程度、文化程度、生活背景等影响。对于疑诊认知障碍患者，认知功能评分低于分界值者，应结合病史和查体综合判断有无认知障碍。如能动态观察，证实认知功能评分较前下降，临床意义更大。

目前尚无统一的认知障碍诊断标准，可以参考MCI诊断标准或痴呆诊断标准判断是否存在MCI或痴呆。MCI诊断常用Petersen标准或NIA-AA标准等。不同诊断标准存在一定差异，但是均要求患者有1项或多项认知功能较前轻度下降，但是未达到痴呆的程度，即认知功能水平介于正常与痴呆之间，认知功能减退尚未引起日常生活能力下降，既往的工作、学习、人际交往、日常生活等能力可以保持原来的水平。痴呆诊断常用ICD-10标准、DSM-3标准、NIA-AA标准等，要求患者有2项或2项以上认知功能明显下降，且认知障碍引起患者日常生活能力减退，其工作、学习、人际交往、日常生活等能力较前下降，不能维持原来的日常生活能力，甚至需要帮助。

DSM-5提出了轻度神经认知障碍和重度神经认知障碍的诊断标准，以替代MCI和痴呆。其中轻度神经认知障碍要求患者至少有1个认知域轻度下降，但不影响生活的独立性，可以保持原来的日常生活能力。而重度神经认知障碍，患者有1项或多项认知功能明显下降，且日常生活的独立性受损，需要一定的帮助。

诊断认知障碍需要鉴别的情况包括：先天性精神发育不全（或先天性智能发育不良）、正常增龄性记忆减退、谵妄、抑郁、精神分裂症、药物影响、一过性认知障碍等。先天性精神发育不全是孕期或产后各种原因影响脑结构及功能发育，导致先天性智能发育迟缓，患儿从小智力低于同龄儿童，常说话较晚，学习成绩很差，尤其数学等需要思维、推理的课程，成绩更差。尽管其智能低于同龄儿童，但是随着年龄增长，其智能也会有一定发育，但是通常不能达到正常的认知水平。需要注意的是，先天性精神发育不全患者，其认知功能储备较差，更容易发生认知障碍，是认知障碍的高危人群，需要格外关注（表2-2-1）。

表 2-2-1　认知障碍与先天性精神发育不全的区别

	认知障碍	先天性精神发育不全
病因	后天获得性疾病	先天性或出生早期脑功能发育障碍
起病年龄	任何年龄，多见于老年人	从小认知发育迟缓，低于同龄儿童
认知功能变化	大多数逐渐加重	随着年龄增长，可有一定改善或维持不变

认知障碍与正常增龄性记忆减退也有显著区别。随着年龄增大，许多人都会自觉记忆、思维反应能力、语言表达能力等较前减退，而认知障碍具有年龄依赖性，随着年龄增大，认知障碍风险显著增加，记忆减退又是 AD 的早期症状。因此，AD 与正常增龄性记忆减退需要鉴别。正常增龄性记忆减退主要表现为记忆新东西较前减慢，需要重复多次才能记住；熟悉的人或物体名称一时想不起，事后可慢慢想起，比如去厨房取东西，一时想不起要取啥东西，但是过一会又可想起；遇到以前认识的人，一时想不起名字，但事后可慢慢想起，或别人提示一下就可想起。增龄性记忆减退是衰老过程中的正常表现，进展非常缓慢，提示或线索时记忆可以改善，思维、判断能力正常。

AD 所致记忆减退以近事遗忘为特征，表现为忘记刚发生的事情，忘记刚说过的话，短时间内重复问同一问题，自己放的东西找不到，甚至怀疑别人偷走（被盗妄想），提示也不能改善，且常逐渐加重（表 2-2-2）。

表 2-2-2　认知障碍与正常增龄性记忆减退的鉴别

	认知障碍	正常增龄性记忆减退
记忆障碍	记忆新东西困难，并回忆障碍，常表现为近事遗忘，给予线索或提示不能明显改善	记忆新东西较前缓慢，有时需要重复多次才能记住。回忆大多正常，可能一时想不起熟人或物品的名称，但可慢慢想起，线索或提示有助于回忆
自知力	可能否认记忆减退，或自认为记忆减退不严重	自感记忆下降，努力回忆
学习能力	明显障碍	保持
虚构	有时有	无
进展	逐渐进展	非常缓慢

抑郁是常见的情感障碍，其核心表现为心境低落，常伴有记忆减退、思维迟缓等症状，类似认知障碍，且许多研究提示，抑郁可能也是认知障碍的危险因素，而有些认知障碍患者可首先表现为抑郁症状，是认知障碍的首发症状，因此，抑郁与认知障碍关系复杂，需要仔细鉴别。一般认为，青年期抑郁可能是老年期痴

呆的危险因素,而老年期新发的抑郁,很可能是痴呆的早期表现,需要定期随访(表2-2-3)。

表 2-2-3 认知障碍与抑郁症的鉴别

	认知障碍	抑郁症
抑郁症状	容易波动,受环境影响较大	持续,波动小
记忆减退	否认或认为不严重	夸大记忆障碍
外表	正常	悲观表情
抑郁症史	不一定	常有
认知评估	得分降低	得分降低,延长回答时间后得分可能正常
抑郁评分	正常	降低
抗抑郁治疗	无效	有效

谵妄是临床常见问题,既往归为意识障碍,DSM-5把谵妄归为神经认知障碍。谵妄以注意紊乱为特征,常表现为注意指向、维持和转换困难,对环境或自身的定向紊乱。如:不能正确回答自己所处的位置,分不清时间,搞错上、下午及晚上;认错熟人。谵妄常伴有觉醒紊乱、意识水平下降或意识模糊,间断地处于嗜睡或昏睡状态,难以叫醒。觉醒紊乱可在数小时到数日发生,一天内常有波动,尤其夜间加重。谵妄可由脑部疾病、全身疾病、药物中毒或撤断、毒物暴露,或这些因素共同作用引起。患者可能伴有自主神经功能亢进、减退或混合改变(表2-2-4)。

表 2-2-4 认知障碍与谵妄的区别

	认知障碍	谵妄
病程经过	多为慢性、持续性过程	绝大多数为急性过程
觉醒水平	正常	常下降,意识模糊、嗜睡或昏睡状态
注意力	大多数保留	注意障碍,包括注意的方向、维持和转换困难
定向	早期大多正常	早期出现环境、人物、时间、自身等定向障碍
病情波动	少	多
二便功能	保留到中晚期	早期失禁

由于谵妄患者常伴有明显精神行为症状,而精神行为症状又是认知障碍的主要表现。因此,应注意鉴别(表2-2-5)。

表 2-2-5　谵妄与精神行为异常的区别

	BPSD	谵妄状态
主要症状	激越、幻觉、妄想	注意力不集中、定向障碍
症状波动	较少	一天内波动，傍晚明显
意识水平	正常	常下降
二便失禁	很少	常有
交感神经兴奋症状	很少	常用

必须强调，认知障碍患者脑功能减退，更容易发生谵妄。表现为，在认知障碍的基础上，短时间内认知障碍明显加重，出现觉醒水平下降、注意缺陷、定向障碍等，常伴有明显精神行为症状。常见诱因包括：肺部感染或泌尿系统感染、电解质紊乱、低氧血症或二氧化碳潴留、酸碱平衡障碍、药物等，应及时识别和发现。

认知障碍诊断流程如图 2-2-1 所示。

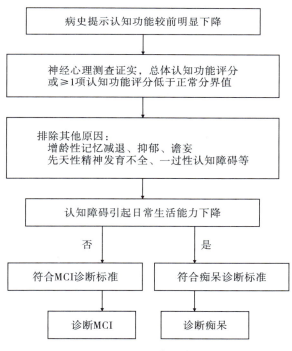

图 2-2-1　认知障碍诊断流程

2. 确定认知障碍的严重程度

判断认知障碍的严重程度主要依据临床表现，尤其认知障碍对日常生活能力的影响，而不考虑躯体残疾（如肢体瘫痪、骨关节疾病等）对日常生活能力的影响。

MCI 患者，虽然认知功能较前减退，但是日常生活能力，包括工作、学习、社会交往等没有受损，或者虽有一定困难，但是通过补救措施可以维持原来的日常生活能力。痴呆患者，日常生活能力较前减退。因此，是否导致日常生活能力减退是 MCI 与痴呆的主要区别（表 2-2-6）。

表 2-2-6　轻度认知障碍（MCI）与痴呆的区别

	MCI	痴呆
认知功能下降程度	轻微	明显
损害的认知域	一个或多个	至少两项
日常生活能力	正常	较前减退
CDR	0.5	≥ 1 分

轻度痴呆患者，尽管日常生活能力较前减退，但是可保持独立生活，不需要帮助；中度痴呆患者，日常生活能力明显减退，需要一定帮助；重度痴呆患者，生活能力完全丧失，完全需要帮助；极度痴呆患者，呈无意识状态，不能进行任何交流。

轻度神经认知障碍与重度神经认知的区别除了认知障碍的程度之外，生活的独立性是否受损也是主要区别。轻度神经认知障碍患者存在 1 项或多项认知功能轻度缺陷，日常生活能力正常，或工具性日常生活能力下降，但通过努力或代偿策略能够保持日常生活的独立性，即有完好的日常生活能力，而不需要帮助。重度神经认知障碍患者，日常生活的独立性损害，需要一定程度的帮助。

判断认知障碍严重程度，也可参考认知功能评分、日常生活能力评分等，常用的量表分值见表 2-2-7、表 2-2-8。

表 2-2-7　认知障碍严重程度的判断

		正常	MCI	痴呆
CDR		0	0.5	1
GDS		1~2	3	≥ 4
MMSE	文盲	≥ 18	19~20	≤ 17
	小学	≥ 21	22~23	≤ 20
	初中及以上	≥ 25	26~27	≤ 24
ADL		≤ 20	≤ 20	20~30

表 2-2-8 轻度 NCD 与重度 NCD 的区别

	轻度 NCD	重度 NCD
认知功能损害程度	轻微	严重
损害的认知域	1 个或 1 个以上	1 个或 1 个以上
日常生活独立性	不受影响	受损
CDR	0.5	≥ 1 分
BPSD	无，或焦虑、抑郁	多种精神行为症状

3. 确定认知障碍的原因

明确认知障碍的病因，对于制定治疗策略，判断疾病预后具有重要意义。认知障碍的病因诊断是一个复杂的过程，需要结合患者的病史、体格检查、辅助检查，尤其特异性生物标志物等综合判断。详见本书第三章"认知障碍病因诊断"的相关内容。

二、诊断依据

与其他疾病相同，判断有无认知障碍及其程度主要依据病史、体格检查、神经心理测查及定期随访。其中病史是诊断认知障碍的基础。详细的病史，不仅有助于确定有无认知障碍，而且患者的临床特点，包括起病形式、首发症状、突出表现、伴随症状、病情演变等对于判断认知障碍的病因也具有重要意义。神经心理测查可以提供认知功能的量化指标，反映认知损害的范围、严重程度，便于将患者的认知水平与同年龄、同文化程度健康人进行横向比较，也可以通过随访观察认知功能评分的变化，准确判断认知功能的动态变化。体格检查对于判断有无神经认知障碍具有重要意义，通过面对面检查，可以判断患者的接触情况、认知功能等，发现某些重要体征，可以为判断认知障碍的病因提供重要线索。

辅助检查对于判断认知障碍的原因具有重要价值，尤其特异性影像学改变、生物标志物等，对于确定认知障碍的原因具有决定意义。尽管脑结构磁共振、功能磁共振、事件相关电位等可以在一定程度上反映脑结构和/或功能损害，并与认知功能水平密切相关，但是，目前还不能完全依靠辅助检查判断患者是否存在认知障碍及认知障碍的程度。

绝大多数神经变性疾病引起的认知功能障碍是一个缓慢进展的过程，正常与异常之间并没有明确的界限，所以需要定期随访，了解认知功能的动态变化。治疗反应对于诊断可逆性或可治疗性认知障碍具有决定意义。所以疑诊可治疗性认知障碍时，应尽早进行病因治疗，观察治疗后的病情变化。

判断认知障碍的原因，主要依据病史、体格检查、辅助检查、病情演变、治疗反应等，尤其特异性生物标志物对于确定认知障碍的原因具有重要价值。

三、诊断流程

认知障碍评估及诊疗流程如图2-2-2所示。

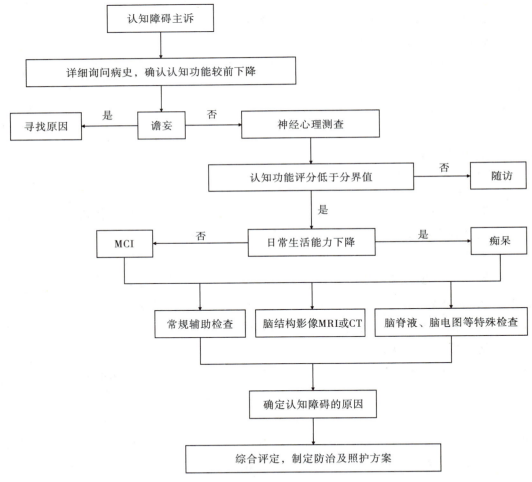

图2-2-2 认知障碍评估及诊疗流程

第三节　认知障碍病史询问技巧

屈秋民　王　瑾

认知障碍的核心是"认知功能较前明显减退"。因此，诊断认知障碍最主要的依据是确定患者的认知功能较前明显下降，并超过正常增龄范围。通过详细询问病史，可了解患者认知功能的变化过程，明确有无认知功能下降，何时开始，起病形式、首发症状、突出表现、伴随症状、病程经过等，不仅对于诊断有无认知障碍至关重要，对于判断认知障碍的原因也具有重要价值。

一、询问认知障碍病史注意事项

1. 遵循病史询问的基本原则

尽管人体各系统疾病的临床表现千差万别，诊断方法存在明显差异，但是详细询问病史永远是临床诊断的第一步和最重要的一步。询问病史的主要目的是详细了解患者的发病过程、诊治情况、治疗反应等。询问认知障碍病史应遵循下列基本原则。

（1）主诉和现病史是诊断认知障碍的重要依据，应该全面、详细询问，尤其要重视首发症状（最早出现的症状）的具体表现、首发症状的起病形式（突然、急性、亚急性、隐匿）、突出表现（最主要的症状）、症状发展经过（缓慢进展、缓解复发、波动性、间歇性）、伴随症状、症状加重或减轻的因素等。也应包括既往检查、治疗情况，以及治疗反应。对于有鉴别意义的阴性症状也必须询问，例如有无发热、有无癫痫发作等。

（2）既往史：即认知障碍发病前的各种疾病史，如：高血压、糖尿病、脑梗死、脑外伤等病史；有无中枢神经系统感染、癫痫等病史；有无肝、肾、心肺疾病史等，尤其要重点询问与认知障碍有关的疾病史。

（3）个人史：包括出生、发育情况，尤其既往认知情况，如从小认知发育情况、学习成绩；有无特殊嗜好，如吸烟、酗酒、吸毒、药物滥用、冶游等。也要询问既往的性格、社会活动等。

（4）家族史：应详细询问家族中有无类似病史，有无遗传性疾病史。许多认知障碍疾病与遗传有关，例如约5%的AD患者可能有家族史，约50%的FTD患者可能有家族史。痴呆家族史也是认知障碍的重要危险因素。因此，对于所有认知障碍患者，一定要详细询问家族史，询问家族中有无类似病史，有无痴呆及精神疾病史等。如果有类似家族病史，一定要详细追问患病人数及其相互之间的血缘关系，最好画出家系图，有助于确定遗传方式。

2. 应该同时询问患者和知情者

与其他疾病不同，认知障碍患者常存在自知力下降、理解判断障碍、语言交流障碍等问题，不一定能够准确叙述病史，有时提供的病史可能存在夸大、虚假信息。因此，对于认知障碍患者，除了询问患者本人之外，一定要询问知情者，由知情者补充、纠正相关病史。由于轻度认知障碍患者，早期自知力及自尊心常保留，为了减少对患者的不良刺激，向知情者询问病史时，可以让患者先离开诊室，在诊室外等候。禁止知情者直接与患者当面对质，更不能质疑、指责患者提供的病史不真实，以免引起患者情绪不良，甚至诱发激越等行为。

知情者可以是患者的配偶、子女、保姆等，但是应该与患者接触紧密，了解患者的病情经过，包括患病前情况、患病后症状变化、近期情况、病情演变过程。由于夜间情况，包括失眠、夜间行为异常等是认知障碍的常见表现，BPSD也常于夜间加重。因此，知情者最好与患者居住一室，了解患者夜间情况。

3. 病史询问应包括"ABC" 3个方面

尽管认知障碍表现复杂多样，但是其症状可以归纳为认知功能减退、精神行为异常、日常生活能力减退三大类，即痴呆的"ABC"症状。全面了解"ABC"症状的具体表现及其严重程度、发生的先后顺序等，对于判断有无认知障碍、认知障碍的严重程度（MCI或痴呆程度）、认知障碍的原因等具有重要意义，也是认知障碍合理治疗的基础。因此，询问认知障碍的病史应该包括"ABC" 3个方面的症状，包括具体表现、先后顺序、严重程度、症状发生频率等。

4. 对于所有症状都要纵向比较和横向比较

诊断认知障碍的关键是判断患者的认知功能是否较前下降。询问病史一定要纵向比较，比较患者与以前相比的变化，如"ABC"症状有无明显下降？哪些功能下降？下降程度如何？另外，还应注意横向比较，比较患者与相同年龄、相同文化程度、相同生活环境正常人的差距，比较患者"ABC"症状与正常人有无差异，差距有多大或多严重，对日常生活有多大影响，等等。

5. 病史询问及记录应该具体，切忌抽象、概括

认知障碍表现复杂多样，各种认知功能相互依赖，相互影响。一些概括性和抽

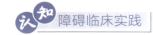

象性概念的定义存在重叠，不同医生对症状的理解也存在差异。所以询问病史时一定要具体，避免空洞地描述为认知功能减退，可以借鉴精神科的病史询问方法，应用实例反映患者有哪些具体的"ABC"症状、严重程度如何。比如记忆减退，应询问是否短时间内重复问一件事情，是否忘记刚发生过的事情等。幻觉，可以询问是否看到不存在的东西，等等。

二、认知障碍病史询问技巧

1. 询问认知障碍病史

认知功能较前下降是认知障碍的核心症状，也是诊断认知障碍的基础，必须重点询问，并注意以下几点：

（1）应包括六大认知域，即学习记忆能力、视空间功能、语言、执行功能、复杂注意、社会认知（人格行为）。

（2）应详细询问认知功能的变化过程，与病前相比有无明显下降，以及下降的程度，对日常生活有何影响；与同年龄、同文化正常人相比有多大差距。

（3）详细询问认知功能损害的先后顺序，包括首发症状、最早损害的认知域、发展经过、严重程度等，对于确定认知障碍的病因具有重要价值。

（4）可以通过询问日常生活中的相关事件，反映患者有哪些认知功能下降。比如，询问有无记忆减退，可以询问是否经常遗忘重要事情，是否短时间重复问一件事，反复说以前的事情，忘记常用物品放置的地方等。

（5）为了保证病史询问全面、准确，可以参考知情者问卷或病史询问清单。痴呆评估8项问卷（assessment of dementia eight questions，AD8）是常用的认知自查量表，针对知情者或患者询问八个相关问题，其筛查痴呆的特异性和敏感性均超过80%，也可以作为病史询问的参考。老年认知减退知情者问卷（informant questionnaire on cognitive decline in the elderly，IQCODE）、blessed roth dementia scale（BRDS）、日常认知量表（everyday cognition scale，ECog）、认知功能电话问卷（telephone interview for cognitive status，TICS）等对于早期发现认知障碍也有重要价值，可以作为询问认知障碍病史的参考。

为了帮助临床医生全面、详细询问病史，我们根据认知障碍的临床表现，制定了病史问卷，以帮助识别痴呆的症状，可以根据患者的临床特点选择询问（表2-3-1）。

表 2-3-1　认知障碍病史问卷

记忆	近记忆力	短时间内是否重复问同一问题？ 忘记刚发生的事情？ 是否经常找不到常用的物品？
	远记忆力	能记得哪年结婚吗？儿子/女儿是哪年出生的？ 知道现在的国家主席或者总理是谁？ 记得以前是做什么工作的？退休时间？
语言	表达	说话有无找词困难？ 说话断断续续，不流利，或重复言语？ 他/她说的话，有没有逻辑？别人能否理解？
	理解	他/她理解别人的话有困难吗？是不是较前迟钝？
	命名	能不能叫出熟悉物品的名字？
	阅读及书写	能不能看懂报纸？还会不会写字？
定向	时间定向	能不能分清时间，比如：星期几、几月几日、上午或下午、几点钟？ 有无倒错事情发生的时间顺序？
	地点定向	他/她有时搞错所在的地方吗？
	人物定向	能否分清家属之间的关系？
视空间功能		在熟悉地方辨别方向有没有困难？ 在熟悉地方迷路？ 穿衣时搞错前后、左右、内外？
执行功能		处理财务有没有困难？ 做简单家务（如收拾桌子、使用电视、拖地等）困难吗？ 使用以前常用物品是否困难，比如：煤气灶、电话、遥控器
思维判断		能否根据天气选择衣服？ 他/她脑子反应是否比以前迟缓？ 能否看懂电视、报纸？
社会认知		待人接物方式有无变化？言行举止有无异常？个人卫生有无变化？ 是否愿意与人交流？是否愿意外出交流？ 脾气、性格有无明显变化？与前有何不同？

2. 询问精神行为症状

精神行为症状（即 BPSD）虽然归为认知障碍的伴随症状，但有时 BPSD 发生于认知障碍之前，是认知障碍的首发症状，或者某些疾病（如额颞叶痴呆等）的主要表现。BPSD 常与认知障碍互相影响，相互加重，显著影响患者生活质量，增加照料者负担。病史是判断 BPSD 的主要依据，询问时应注意以下几点：

（1）BPSD询问应该全面：询问知情者，患者有无哪些精神行为症状？严重程度？发生频率？每次持续时间？

（2）询问内容应包括情绪（焦虑、抑郁、欣快）、精神病性症状（幻觉、妄想）、睡眠、异常行为（淡漠、脱抑制、激越、易激惹、刻板行为）四大类症状。

（3）应注意和患者病前的脾气、性格、行为等相比，有哪些不同？

（4）精神行为症状的描述和记录应该具体、生动，避免空洞、抽象的描述。

（5）应详细询问精神行为症状有无规律，有无加重的诱因。

（6）可参考精神行为症状问卷询问BPSD（表2-3-2）。

表2-3-2 精神行为症状问卷

情绪障碍	抑郁	经常不高兴，闷闷不乐，容易哭泣
	焦虑	心急心烦，坐卧不宁
	欣快	整天兴高采烈，情绪高涨
精神病性症状	幻觉	看到不存在的人、物体；听到不存在的声音
	妄想	怀疑别人偷了自己东西（被盗妄想）；怀疑别人害自己（迫害妄想）
睡眠障碍	夜间睡眠障碍	有无入睡困难，夜间起床徘徊，睡眠中大喊大叫，拳打脚踢，睡眠中突然起床，刚起床有无意识混乱
	日间嗜睡	有无白天嗜睡，打盹，瞌睡多
行为异常	激越、攻击	容易激惹，脾气暴躁，打人骂人等
	异常行为	刻板行为，重复动作

3. 询问有无日常生活能力减退

日常生活能力减退是认知障碍的结果，也是MCI与痴呆的主要区别。询问病史时，应首先明确，日常生活能力减退是由认知障碍导致，而非躯体疾病（如骨折、偏瘫、关节疾病、失明、耳聋等）引起。应详细询问，认知障碍是否导致日常生活能力，包括工作、学习、人际交往、日常生活等减退，以前熟悉的工作，如算账、购物、做饭、管理钱财、待人接物、处理突发事件等现在能否完成？有无困难？既往能够从事的脑力劳动现在能否胜任？能力有无减退？对于严重认知障碍患者，应询问有无基本生活能力减退，并注意以下几点：

（1）日常生活能力减退是由认知障碍导致，而非躯体功能残疾导致。

（2）与患病前比较，原来熟悉、胜任的脑力劳动，如工作、学习、日常生活等有无困难或者能否胜任，是否需要帮助；工作、社会交往、日常生活能力是否减退？有没有困难？影响程度？是否能够自理？是否需要帮助？需要多大帮助？

（3）注意和同年龄、同文化程度正常人比较，患者的日常生活能力是否降低。

（4）询问日常生活能力，可以参考 ADL 量表，询问相关内容，保证询问内容全面，也容易量化，便于比较。

（5）一般先询问工具性生活能力（个人财务，使用电器、电话，乘坐公交车、购物等）有无减退？认知障碍严重患者，再询问是否有基本生活能力（穿衣、个人卫生、洗漱、进食、睡眠等）减退。

三、病史提示认知障碍的原因

病史不仅能够提供有无认知障碍的证据，也是判断认知障碍严重程度的主要依据。同时，病史也能够为判断认知障碍的病因提供重要线索。不同疾病，其起病形式、主要表现、病情演变、伴随症状等存在差异，基于这些病史特点，可以初步判断认知障碍的原因（表 2-3-3）。

表 2-3-3 病史提示认知障碍原因

病史特点		提示的病因
起病形式	突然起病	脑血管病、脑外伤
	急性起病	脑血管病、颅内感染、中毒、代谢异常等
	亚急性起病	代谢性疾病，自身免疫性脑炎等
	隐匿起病	神经退行性疾病、脑小血管病、遗传性疾病、神经梅毒
首发症状	记忆减退	典型 AD，丘脑梗死，海马硬化等
	视空间障碍	路易体痴呆、后部皮层萎缩
	人格行为异常	额颞叶痴呆
	视幻觉	DLB
	语言表达障碍	进行性非流畅性失语、Logopenic 型失语、VCI
	语言理解障碍	语义性痴呆、VCI
病情经过	缓慢进行性加重	神经系统退行性疾病、遗传性疾病、脑小血管病
	逐渐好转	血管性、炎症性
	波动性	DLB、PDD
	阶梯式进展	血管性

四、常见认知障碍疾病的病史特点

1. 阿尔茨海默病

绝大多数于 65 岁以后发病，起病隐匿，缓慢进展，大多数以近记忆力减退和近事遗忘为首发症状和突出表现，而早期无其他神经系统局灶体征及帕金森症等表现，无幻觉及人格行为异常等。随着病情进展，逐渐出现语言、执行功能、视空间等障碍，伴有明显精神行为症状和日常生活能力减退。

2. 血管性认知障碍

大多数患者有脑血管病的危险因素，如高血压、糖尿病、高脂血症、肥胖、吸烟等；大多数患者既往有脑卒中病史，包括脑梗死、脑出血等，认知障碍常急性起病，或阶梯式加重；执行功能障碍和注意缺陷比较突出，而记忆减退早期不一定明显；常有明显的锥体束征、球麻痹、双下肢帕金森症、尿失禁、情感失禁。

3. 路易体痴呆

中老年起病；认知障碍有明显波动性，以注意力和警觉性下降为主，以视空间功能障碍、执行功能障碍为突出，早期出现反复发作的、明显的、形象生动的视幻觉，常合并帕金森症，痴呆与帕金森运动症状 1 年内先后出现；容易合并 RBD、自主神经紊乱等。

4. 额颞叶痴呆

发病年龄稍早，部分患者有家族史；主要表现为人格改变和行为异常，语言表达、理解障碍和执行功能障碍明显，记忆障碍不明显，一般无视幻觉等。

5. 正常压力脑积水

多见于老年人，通常缓慢起病，进行性加重，主要表现为步态障碍、认知障碍、尿失禁"三联征"。

第四节 认知障碍体格检查

屈秋民

通过面对面询问、检查患者,可以实际了解患者的具体情况,评估患者的精神及认知情况、配合程度和接触情况,发现重要的神经系统及全身其他系统的阳性体征。因此,所有认知障碍患者,均应进行全面的体格检查,尽量避免仅凭病史做出诊断。

认知障碍患者的体格检查应该包括3个部分:全身体格检查、神经系统检查和认知功能检查。全身体格检查有助于发现存在的全身系统性疾病,判断认知障碍是否由全身系统性疾病引起。神经系统检查是神经系统疾病定位诊断的基础,对于确定神经系统损害的部位、范围、程度等具有重要帮助,对于判断认知障碍的病因具有重要意义。认知功能检查对于判断有无认知障碍及其严重程度、确定认知障碍的类型及特点、引起认知障碍的原因有重要价值。

一、认知障碍患者体格检查的内容

1. 全身体格检查

应包括全身状况及心、肺、腹部等检查,其中面部浮肿,毛发脱落可能提示甲状腺功能减退;面色及睑结膜苍白提示贫血,应注意有无维生素 B_{12} 缺乏、营养不良;全身浮肿,尤其下肢浮肿,应注意有无肝肾功能不全、心功能不全、低蛋白血症等;呼吸困难,应注意有无慢阻肺,低氧血症,心衰等。

2. 神经系统检查

神经系统体格检查包括高级神经功能、颅神经、运动、感觉、反射、自主神经、脑膜刺激征7个方面,所有认知障碍患者,均应进行全面、详细的神经系统查体,尤其应特别关注以下体征:

1) 意识水平

通过检查患者能否叫醒,叫醒后能否准确回答问题,判断患者有无嗜睡、昏睡、意识模糊、昏迷等意识障碍。也要注意有无特殊类型的意识障碍，如去皮层状态、无动性缄默等。有意识障碍时，不能进行认知功能评估。

谵妄曾作为意识障碍的一个特殊类型，除了觉醒水平下降之外，常伴有意识内容改变。2014年DSM-5将谵妄归为神经认知障碍，强调其核心症状是复杂注意障碍，常伴有意识清晰度下降，其诊断标准如下：

（1）注意障碍（注意的指向、集中、维持和转换等能力下降）和觉醒障碍（环境定向减退）。

（2）短时间内发生（通常为数小时至数天），注意力和觉醒水平一天之内有明显波动。

（3）其他认知功能障碍（如记忆缺陷、定向障碍，语言、视空间功能或知觉功能减退）。

（4）A和B不能用其他神经认知障碍解释，也非发生于严重觉醒水平下降，如昏迷时。

（5）病史、体格检查或实验室检查提示，注意障碍是系统性疾病、物质中毒、戒断等的直接结果（即药物滥用或药物引起），或暴露于毒素或多因素所致。

特别注意是否为：
- 物质中毒性谵妄；
- 物质戒断性谵妄；
- 药物诱发性谵妄；
- 其他疾病引起的谵妄；
- 多种原因引起的谵妄。

谵妄通常是急性起病，持续数小时或数天，甚至数周或数月，自主神经功能是亢进或减退，或混合性。

2）精神及情感

注意观察患者的精神状态是否良好，衣着是否整洁，是否与天气及环境相符；表情是否自然、接触是否正常、主动性如何、是否主动诉说病情、是否配合查体、言语理解及表达是否正常、回答问题是否准确、有无紧张不安等；有无淡漠、抑郁、哭泣、焦虑、恐惧、坐立不安等；有无激越、攻击、刻板行为等；能否引出幻觉、妄想、错觉等。

3）语言

通过交谈、命名、阅读、书写等，判断患者有无语言障碍；有语言障碍时，应首先判断是构音障碍，还是失语，二者的鉴别见表2-4-1。怀疑失语时，应进一步检查，确定失语的类型。

表 2-4-1 失语与构音障碍的鉴别

	失语	构音障碍
受累部位	语言中枢	发音器官及其运动肌肉,包括咽喉、声带、舌、面及下颌肌肉
常见疾病	脑血管病、神经系统退行性疾病	多发性脑梗死、脑干病变、帕金森叠加综合征等
主要表现	语言表达或理解异常,严重时完全不能言语	声音、声调异常;声音含糊不清、嘶哑
语言理解	可能伴有语言理解困难	语言理解完全正常
球麻痹	无	常有,软腭活动度差,咽反射迟钝
锥体束征	无	常有,常伴假性球麻痹

4)皮层功能

注意观察检查有无失语、失用、失认、忽视等皮层损害表现;有无双手摸索动作、双手强握、吮吸反射、掌颏反射等额叶释放症状。有额叶释放症状,常提示额叶损伤。

5)帕金森症

检查患者有无运动迟缓,有无铅管样或齿轮样肌张力增高,有无静止性或姿势性、动作性震颤,有无姿势及步态异常等。通过分析帕金森症的特点,确定帕金森症为原发性帕金森病、继发性帕金森综合征,还是非典型帕金森症。继发性帕金森综合征的可能原因,非典型帕金森症的类型,与认知障碍的先后关系。伴有帕金森症认知障碍的病因诊断,详见本书第三章第七节"认知障碍伴帕金森症的病因诊断"的相关内容。

6)锥体束征

注意检查有无假性球麻痹、Hoffmann 征、四肢腱反射亢进、巴氏征等锥体束征,以及锥体束征的部位、分布,有助于神经系统损伤的定位。

7)下运动神经元损害

检查有无舌肌萎缩、舌肌纤颤;有无四肢肌萎缩;有无肌束震颤等。这些体征,常提示下运动神经元损伤和脊髓前角细胞损伤,可能合并运动神经元病,常见于额颞叶萎缩-运动神经元病。

8)共济失调

检查步态是否正常、步基是否增宽、直线行走有无困难;指鼻试验、对指试验、轮替试验、跟-膝-胫试验;Romberg 试验等。

9)肌张力障碍及姿势异常

包括头面部不自主运动、痉挛性斜颈、肢体及躯干肌张力障碍,舞蹈样动作,扭转痉挛等,如有异常提示基底节病变。

10)深感觉

尤其双下肢音叉振动觉、关节位置觉有无减退或消失,如有异常提示脊髓后索损伤,可能存在维生素 B_{12} 缺乏、脊髓痨等。

神经系统阳性体征提示认知障碍的病因见表 2-4-2。

表 2-4-2　神经系统阳性体征提示认知障碍的病因

体征	可能疾病
额叶释放症状	额颞叶痴呆、血管性痴呆、皮质基底节综合征（CBS）
帕金森症	帕金森病痴呆、路易体痴呆、FTD、CBS等
双下肢帕金森症	血管性痴呆、正常压力脑积水
锥体束征及假性球麻痹	血管性痴呆、PSP
深感觉障碍	维生素B_{12}缺乏、脊髓痨（神经梅毒）
肌肉萎缩	额颞叶痴呆合并运动神经元病
失语	进行性非流畅性失语、血管性痴呆
失用	顶叶病变，CBS

3. 认知功能检查

询问患者简单问题，了解有无记忆减退、语言理解及表达障碍、思维判断障碍、视空间功能障碍、执行功能障碍、计算障碍等（表2-4-3）。也可在诊室进行简单的认知功能测试，比如画钟试验、Mini-cog试验等。

表 2-4-3　认知功能障碍检查常用问题

近记忆力	怎么来医院？和谁一起来医院？早饭吃什么？昨天晚饭吃什么？
远记忆力	您是哪一年出生？退休时间、儿子生日
语言	你叫什么名字？这是什么东西？阅读一段文字，让患者执行一些简单命令，判断语言理解有无障碍。用"发"字开头组词。一分钟内说出蔬菜，或水果，或动物的名字，等等。
定向力	现在是哪一年？几月几号？这里是啥地方？
视空间障碍	哪边是南？哪边是西？你家在医院哪个方向？
执行功能障碍	让患者完成一项简短任务，如使用手机发短信、折纸等
计算力	100-7=？ -7=？；20-3=？ -3=？ -3=？ 1元钱中有多少个5分？有多少个1角？5.4元里有几个2角？
思维判断	1斤棉花和1斤铁，哪个重？放到水里，再拿起来，哪个重？哥哥的父亲和父亲的哥哥，是啥关系？你家在医院的哪个方向？医院在你家的哪个方向？

二、认知障碍患者体格检查注意事项

1. 取得患者配合

接诊认知障碍患者，应态度温和、亲切，让患者感觉是在聊天或者在关心她

（他），而尽量避免像考试一样提问或者命令式提问。一般从询问患者基本情况开始，如年龄、家庭住址、原来工作、退休时间，有几个子女、子女的年龄、生日等；其次，可以询问日常生活，了解有无认知障碍及其对日常生活的影响，例如，今天怎么来医院？坐几路车？早饭或前一天晚饭吃啥？等等，容易取得患者配合，也不引起患者紧张和抵触情绪。

2. 全面检查，突出重点

对于所有认知障碍患者，必须进行全面、详细的体格检查，包括全身体格检查、神经系统检查和认知功能检查3部分，避免遗漏重要体征。由于全面体格检查耗时太久，在门诊工作中，可结合患者的病史及临床特点，对于某些体征进行重点检查，尤其神经系统检查和认知功能检查是查体的重点，应仔细检查，反复确认。

3. 动态观察

许多认知障碍患者早期体征不明显或不典型，必须通过定期随访，动态观察体征的变化，才能准确确定病变部位。

4. 应重视认知障碍症状的定位诊断

除了依据颅神经、运动、反射、感觉等体征进行神经系统定位诊断之外，认知障碍症状对于脑部疾病也有非常重要的定位诊断价值。因为不同脑区的主要功能不同，其损害后的认知障碍表现也不同，而不同疾病，其好发部位不同，主要损害的脑区也存在差异。依据认知障碍的临床特点，可以推测主要损害的脑区，也可提示认知障碍的病因（表2-4-4）。

表 2-4-4　认知障碍症状的定位

认知障碍症状	主要病变部位
近事遗忘及记忆减退	海马及颞叶内侧
执行功能障碍	双侧前额叶
视空间功能障碍	顶叶、顶枕叶
运动性失语	左侧额叶
感觉性失语	左侧颞叶
失用	顶叶缘上回
淡漠	额叶

第五节　神经心理量表选择

王　瑾　郭晓娟

神经心理量表是认知障碍诊断、鉴别诊断、判断认知障碍程度、观察病情变化、评估疗效的重要工具。不仅使认知功能评估更加全面，还可使认知功能量化，便于纵向比较和横向比较。因此，神经心理量表是认知障碍诊疗和研究中必不可少的组成部分。

一、神经心理量表的优势

1. 准确、全面评估认知功能

采用统一的神经心理量表，可以全面评估认知障碍的"ABC"三大类症状，评估记忆、视空间功能、执行功能、语言、注意、社会认知等认知域，避免遗漏。

2. 使认知功能量化

采用标准化神经心理测查，可以使整体认知功能及各项认知功能、日常生活能力和精神行为症状量化，准确反映病情严重程度。也便于横向比较患者与同年龄、同文化程度正常的差异及其程度，客观、量化地反映患者病情的动态变化。

3. 便于疗效评估

通过比较治疗前后神经心理量表评分的变化，可以进行统计学分析，以评估药物疗效。

二、神经心理量表的分类

1. 认知障碍筛查量表

主要用于认知障碍的筛查。

（1）自评量表：由患者或照料者自己进行评分，初步判断有无认知障碍。筛查异常时，建议患者尽早去记忆障碍门诊就诊，由专科医师进一步判断有无认知障碍。常用的自评量表包括痴呆评估八项问卷（assessment of dementia eight questions，AD8）、老年认知减退知情者问卷（informant questionnaire on cognitive decline in the elderly，IQCODE）。

（2）筛查量表：由经过专门训练的测查员进行认知功能评估，以筛查有无认知障碍。筛查异常时，应进一步全面评估，判断有哪些认知功能障碍。常用筛查量表有 MMSE、MoCA、长谷川认知功能量表、Mini-cog、画钟试验、记忆损害筛查（MIS）量表、全科医生认知筛查测验（GPCOG screening test）等，其中 MMSE 和 MoCA 是目前最常用的认知障碍筛查量表。

2. 认知功能评估量表

用于评估整体认知功能或某一项认知功能。其评分低于正常分界值，提示可能存在整体认知功能或某一项认知功能减退，常用评估量表如下：

（1）评估整体认知功能：常用 MMSE、MoCA。

（2）评估记忆：常用霍普金斯词语学习测验、Rey's 15个单词记忆、Fuld 物体记忆测验、逻辑记忆测验等。

（3）评估语言：常用波士顿命名测验、汉语成套失语症测验、语音流畅性测验（"发"开头组词）、语义流畅性测验（1分钟内说出尽量多的动物、蔬菜或水果的名字）、词语分类测验。

（4）评估视空间功能：常用线方向判断测验、复杂图片模仿测验、积木测验等。

（5）评估执行功能：常用连线测验 A 和 B、数字-符号转换测验、Stroop 词色测验等。

（6）评估思维判断：常用物体相似性测验、成语解释。

（7）评估注意力：常用敲击测验、数字广度。

（8）评估社会认知：常用掷骰子游戏、表情识别。

（9）评估计算：100-7=？ -7=？ -7=？ -7=？ -7=？ -7=？

3. 日常生活能力评估量表

用于评估患者的日常生活能力，常用 ADL、阿尔茨海默病合作研究日常生活能力评定量表（Alzheimer's disease cooperative study ADL scale，ADCS-ADL）、功能活动量表等。

4. 精神行为评估量表

用于评估患者的精神行为症状，常用神经精神症状量表（neuropsychiatric inventory，NPI）、Hamilton 抑郁量表、阿尔茨海默病行为病理学量表（behavioral

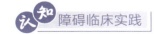

pathology in Alzheimer's disease scale，BEHAVE-AD）、痴呆行为学量表（behavior rating scale for dementia of the consortium to establish a registry for Alzheimer's disease，CERAD-BRSD）、Cohen-Mansfield 激惹调查量表（Cohen Mansfield agitation inventory，CMAI）、Cornell 痴呆抑郁量表（Cornell scale for depression in dementia，CSDD）、阿尔茨海默病评估量表 – 非认知分量表（ADAS non-cognitive subscale，ADAS-nocog）、简易精神评估量表（brief psychiatric rating scale，BPRS）等，其中 NPI 最常使用。

5. 病情严重程度评估量表

用于评估认知障碍的严重程度，常用临床痴呆评估量表（clinical dementia rating scale，CDR）、整体恶化程度量表（global deterioration scale，GDS）、Sandoz 老年病临床评估量表（Sandoz clinical assessment geriatric scale，SCAG）、分层痴呆评估量表（hierarchic dementia scale，HDS）。

6. 疗效评估量表

主要用于临床研究，以评估药物疗效。评估认知功能常用阿尔茨海默病评定量表 – 认知部分（Alzheimer's disease assessment scale-cognitive section，ADAS-cog）、血管性痴呆评估量表 – 认知部分（vascular dementia assessment scale-cognitive section，VaDAS-cog）、严重损害量表（severe impairment battery，SIB）；评估病情整体变化（global assessment of changes）常用临床医师对病情变化整体印象量表（clinician global impression of change，CGIC）、临床医师基于病情整体改变的访问量表（clinician S interview-based impression of change，CIBIC）、临床医师基于 CIBIC 改变的访问量表（clinician's interview-based impression of change-plus，CIBIC-Plus）。

7. 鉴别量表

用于认知障碍的鉴别诊断，常用 Hachinski 缺血指数，以鉴别患者认知障碍为血管性或 AD。

三、应用神经心理量表注意事项

1. 根据应用目的选择合适量表

每个神经心理量表均有其应用目的和优缺点，应根据使用目的选择合适的量表。比如认知障碍自评，可以选择 AD8、IQCODE 等自评量表。筛查可以选择 MMSE、MoCA、画钟试验、Mini-cog 等。为了评估认知功能，应使用认知功能评估量表，以评估有哪些认知功能损害及其损害程度。为了鉴别诊断，可以使用 Hachinski 缺血指数；为了观察药物疗效，推荐使用效评估量表，如 AD 药物试验，常有 ADAS-cog、CIBIC-plus，中重度 AD 药物临床研究常用 SIB 等（表 2-5-1）。

表 2-5-1　神经心理量表分类及用途

用途		可选择神经心理量表
痴呆自查		AD8、IQCODE
痴呆筛查		MMSE、MoCA、画钟试验、Mini-cog
评估量表	评估整体认知功能	MMSE、MoCA
	评估记忆功能	霍普金斯词语学习测验、Rey's 15 个单词记忆
	评估视空间功能	复杂图形测验、积木测验
	评估执行功能	连线测验 A 和 B、stroop 词色测验、数字-符号转换、词语相似性
	评估语言功能	波士顿命名测验、成套汉语失语症测验、语音流畅性测验、语义流畅性测验
	注意力	敲击测验、数字广度
	日常生活能力	ADL、ADCS-ADL、功能活动量表
	精神行为症状	NPI、Hamilton 抑郁量表
疗效评估		ADAS-cog、CIBIC-plus、ADCS-ADL、SIB
病情严重程度量表		CDR、GDS
鉴别量表		Hachinski 缺血指数、Hamilton 抑郁量表

2. 根据患者病情选择

认知障碍是多种原因引起的综合征，不同原因引起的认知障碍临床特点不同，主要损害的认知域不同，精神行为症状发生的早晚和表现等也不同。因此，评估过程中应该根据患者的病情特点，选择合适的量表，能够反映患者的主要病情。如 AD 是认知障碍最常见的原因，以近记忆力损害为早期表现。所以，应该重点评估患者的记忆功能，可选择 MMSE、霍普金斯词语学习测验、Rey's 15 个单词记忆；额颞叶痴呆等主要表现是人格行为异常，早期应该重点评估患者的社会认知功能和精神行为症状。执行功能障碍明显时，可以增加额叶功能评估量表；疑诊进行性失语时，应该加用成套失语测验或波士顿命名测验等。VCI 是继 AD 之后最常见的认知障碍，以执行功能障碍为主要表现，应该重点评估执行功能，可使用 MoCA、连线测验、词色测验、数字-符号转换测验等。路易体痴呆和后部皮层萎缩以视空间功能障碍为主要表现，应该重点评估复杂图形识别及复制、积木测验等视空间功能。

3. 所有评估必须严格遵守量表操作规程

除了自查量表之外，临床应用的他评量表均应由经过严格训练的人员完成。测查过程中，不得随意更改测查内容，随意更改指导语，也不能过多解释量表。比如记忆测查时，不能随意替换原表中的物品或词语，因为每个词的使用频率、熟悉程度、难易程度等不同，测定结果可能不同。有些量表要求询问照料者，如CIBIC-plus、CDR，必须加以注意。

4. 评定结果应该结合患者的临床特点综合判断

神经心理测查仅能反映所测查的认知功能，不一定能够反映患者的所有认知功能；仅能反映当时的认知功能状态，不一定能够反映平时的认知水平；而且测查受患者精神状况、配合程度等影响；也受生活地域、文化程度、生活习惯、接触的范围等影响。所以，对于评估得分的解释必须结合临床表现，综合分析。切忌单纯依靠量表得分确定有无认知障碍及其程度。

5. 必须最大限度取得患者及照料者配合

神经心理测查受患者的精神状态、配合程度影响很大。所以测查时应进行充分沟通，取得患者配合。

6. 原则上使用至少2个量表评估

情况允许时，原则上对于每个认知域应使用至少2个量表评估，互相支持和印证，保证评估的准确性。

第六节 辅助检查选择及结果判断

霍 康 王 瑾

目前单纯依靠辅助检查还不能准确判断患者有无认知障碍及其严重程度,但是辅助检查对于确定认知障碍的病因具有重要价值,常常起到决定作用,是认知障碍诊断必不可少的内容。

一、辅助检查的分类和评价

辅助检查的主要目的是帮助明确认知障碍的病因,可分为常规检查和选择性检查。常规检查是所有认知障碍患者初次就诊时均应进行的检查,包括血常规、肝肾功、空腹血糖、电解质、血清维生素 B_{12} 水平、甲状腺功能、梅毒血清学、头部 CT 或磁共振等,也是国内外痴呆及认知障碍诊治指南推荐的常规检查项目。这些常规检查,可以提供全身系统性疾病及中枢神经系统疾病的重要线索,可以及时发现或排除某些可治性认知障碍疾病(表 2-6-1)。

表 2-6-1 常规检查异常及可能的原因

常规检查	常见异常	可能疾病
血常规	贫血	维生素 B_{12} 缺乏、营养不良
	白细胞增高	炎症及感染
电解质	低钠、低钾	代谢性脑病
肝肾功能	肝肾功能异常	代谢性脑病
甲状腺功能	T3、T4 降低	甲状腺功能减退
血清维生素 B_{12} 水平	降低	营养不良、消化道疾病
梅毒血清学	阳性	神经梅毒
颅脑 CT 或 MRI	异常病灶或脑萎缩	继发性认知障碍或神经变性疾病等

常规检查发现异常时，应进一步明确其原因，谨慎判断其临床意义，及其与认知障碍的关系。如考虑与认知障碍相关，应首先确定是否为认知障碍的原因，还是认知障碍的伴随改变，或认知障碍的继发性改变。如果确定为认知障碍的原因，应尽早进行针对性治疗。不能确定是否为认知障碍的病因时，应进行针对性治疗，定期随访，观察认知功能变化。

选择性检查，并非所有认知障碍患者都要进行，应根据患者的临床特点，初步疑诊的疾病，以及常规检查的线索合理选择。如疑诊 CJD，应检查脑脊液 14-3-3 蛋白、脑电图；疑诊肝豆状核变性，应查血清铜蓝蛋白、角膜 K-F 环；疑诊中枢神经系统感染，应进行脑脊液检查；疑诊自身免疫性脑炎，应查血液及脑脊液自身抗体；等等。

二、辅助检查选用注意事项

1. 所有初诊患者均应完成常规辅助检查，以免遗漏可治疗性认知障碍

常规检查对于筛查可治疗性认知障碍疾病具有重要帮助，可能提示认知障碍的病因。比如脑结构及信号异常、维生素 B_{12} 缺乏、甲状腺功能减退、梅毒感染等。

2. 选择性辅助检查应根据患者病情特点确定

选择性检查应结合病史和体格检查得出的初步印象确定。首先应明确检查的目的，是为了排除哪些疾病？还是为了寻找支持诊断的依据？还是为了确诊？如，怀疑 CJD 时，应检查脑脊液 14-3-3 蛋白，视频脑电图检查有无三相波等，寻找支持证据；疑诊 AD 时，应测定脑脊液 Aβ42 及磷酸化 tau 蛋白水平，寻找 AD 的支持依据，有条件的医院，可以进行脑 Aβ 显像确诊。疑诊血管炎、自身免疫性脑炎等，应检查血清及脑脊液自身抗体。

3. 优先选择简便、易行无创、价廉的辅助检查

临床上优先选择内容为无创、价廉的检查，如常规、生化检查、认知测评、头颅 CT、MRI 等影像检查。

4. 尽可能选择特异性检查

特异性检查，是指对某种疾病的诊断具有较高特异性和敏感性。检测阳性，应高度怀疑该病，而检测阴性，基本可排除该病。比如脑脊液 Aβ42 及磷酸化 tau 蛋白测定，检测阳性，支持 AD 诊断；检测阴性，基本可排除 AD（表 2-6-2）。

表 2-6-2　根据病情选择的特异性检查

疑诊疾病	辅助检查
AD	脑脊液 Aβ42、tau 蛋白、磷酸化 tau 蛋白测定
	FDG-PET 测定脑葡萄糖代谢
	PET Aβ 显像及 tau 蛋白显像
PDD、DLB	DAT 显像、心肌 MIBG 交感神经显像、多导睡眠图
自身免疫性脑炎	脑脊液及血液自身抗体
边缘叶脑炎	副肿瘤抗体、血液肿瘤标志物
CJD	脑电图、脑脊液 14-3-3 蛋白、tau 蛋白
家族性 AD 或 FTD	基因检测

三、辅助检查结果判断

辅助检查对于确定认知障碍的病因具有重要价值，但是辅助检查异常不一定就是认知障碍的原因，需要认真判断。比如一例痴呆患者，MRI 发现腔隙性脑梗死，也可能是痴呆的原因，但是也可能与痴呆无关，只是无症状性腔隙性脑梗死。一例痴呆患者，发现血清维生素 B_{12} 降低，可能是其痴呆的原因，也可能是痴呆后饮食改变引起的维生素 B_{12} 水平下降。分析辅助检查异常与认知障碍的关系，可以从以下几个方面考虑。

（1）辅助检查异常的临床价值。对于常规辅助检查发现的异常，应该首先判断其临床意义。比如轻微贫血、维生素 B_{12} 降低、T3 和 T4 降低、少数非关键部位腔隙性脑梗死、轻度脑室周围白质高信号等，常常缺乏重要的临床意义，不一定是认知障碍的原因。反之，重度贫血、血清维生素 B_{12} 严重降低、关键部位脑梗死或广泛脑白质脱髓鞘等可能具有重要临床意义，甚至是认知障碍的原因，应仔细判断。

（2）辅助检查结果能否解释临床表现。常规检查或者选择性检查发现异常时，应该根据辅助检查结果的异常情况，判断其能否解释患者的临床表现。如果能够解释患者的临床表现，则可提示认知障碍的原因。一般情况下，明显或者严重的辅助检查异常很可能是认知障碍的原因。

（3）辅助检查异常与认知障碍的先后顺序。通过病史及动态观察，了解辅助检查异常与认知障碍发生的先后关系，对于判断辅助检查结果的意义具有重要帮助。发生于认知障碍之前的辅助检查异常，常可能是认知障碍的原因，而发生于认知障碍之后的辅助检查异常，不一定是认知障碍的原因，可能是认知障碍后的继发性改变。所以，对于认知障碍患者出现的辅助检查异常，应该仔细分析。如发现血清维生素 B_{12} 降低，可能是认知障碍的原因，也可能是认知障碍后饮食改变等引起的继发性改变。

（4）认知障碍变化与辅助检查结果是否相关。动态观察辅助检查结果变化，如异常加重时，认知障碍是否加重？辅助检查异常改善时，认知障碍是否改善？临床症状的演变与辅助检查变化同步时，可以考虑辅助检查异常是认知障碍的原因。否则，需要谨慎解释辅助检查与认知障碍的因果关系。

（5）纠正辅助检查异常，认知障碍有无改善。针对辅助检查异常进行治疗，观察纠正辅助检查异常后患者认知障碍有无改善，对于确定辅助检查与认知障碍的因果关系具有重要帮助。

四、神经影像检查在认知障碍诊断中的应用

神经影像检查是诊断中枢神经系统疾病的重要手段，对于认知障碍诊断必不可少。

1. 脑结构影像

颅脑 CT 和 MRI 平扫是临床最常用的辅助检查，尤其 MRI 具有更高的分辨率，能够提供更多的病变信息。尽管颅脑 CT 或 MRI 检查不能明确患者有无认知障碍，但是对于确定认知障碍的病因具有重要意义。

1）脑结构影像检查注意事项

（1）所有认知障碍患者，均应常规进行颅脑 CT 或 MRI 检查。条件允许时，应优先选择颅脑 MRI 检查。常规 MRI 检查，应该包括 T1、T2、T2-FLAIR 序列。应包括颅脑 MRI 冠状位扫描，有利于观察海马体积。

（2）常规影像检查不能确定病灶性质时，可选择特殊影像检查。特殊影像检查包括 MRI 增强扫描、MRS、DWI、ADC、ASL、MRA、MRV、SWI 等特殊序列，有助于确定脑部病变的性质和病因。

2）脑结构影像检查结果判断及应用

脑结构影像检查，尤其颅脑 MRI 平扫是认知障碍的常规检查，所有认知障碍患者均应常规进行。分析脑结构影像检查结果时，应该首先判断有无结构异常，如脑室扩大、脑萎缩、脑实质信号异常，确定有无异常病灶。发现异常病灶时，应首

先确定异常病灶的性质，是否属于脑血管病、炎症、脱髓鞘疾病、代谢性疾病等。其次，判断异常病灶与认知障碍的关系（表2-6-3）。

表2-6-3 MRI特殊成像的意义及用途

特殊成像	主要适应证及意义
增强扫描	脑实质病变性质难以确定，尤其怀疑炎症、脱髓鞘疾病、肿瘤等；或者怀疑脑膜病变、颅底病变等。
DWI和ADC	急性脑梗死
ASL	脑血流灌注不足
SWI	脑微出血
MRA	脑动脉狭窄
MRV	脑静脉窦血栓形成

（1）判断脑异常病灶的性质：

判断颅脑CT或MRI异常病灶的性质，应遵循影像学诊断的基本原则，结合病史、影像学特征及其他辅助检查结果等综合考虑。发现特征性改变时，诊断相对简单。对于非特征性病灶，要运用临床思维的方法，仔细分析、排除、鉴别，必要时进一步行特殊影像学检查，如增强CT或MRI、MRS、DWI、ADC、磁敏感成像等。

特征性改变是某些疾病特有的影像学变化，几乎不需要与其他性质疾病鉴别就可以确定病灶性质，如脑出血、蛛网膜下腔出血、硬膜下血肿、硬膜外血肿、梗阻性脑积水、脑膜瘤、大面积脑梗死等，均有特征性CT或MRI改变（表2-6-4）。

表2-6-4 常见病变的MRI特点

病变性质	结构影像学特点
占位	等信号或高信号，占位效应，常有增强效应，脑转移瘤常为环形强化
炎症	边界模糊，增强效应明显
脑梗死	新发梗死DWI高信号，ADC低信号；T2高信号，与脑动脉供血区一致，或者基底节区、皮层下多发高信号
脑出血	有占位效应，血肿周围高信号水肿；SWI容易发现多发微出血
脱髓鞘疾病	皮层下、侧脑室旁白质，无占位效应，病灶与脑室垂直，急性期可能有增强效应
代谢性疾病	双侧大脑半球对称性T1低信号，T2高信号，一般无增强效应

有些影像学改变虽然不具特征性，但是常常提示某些疾病，如DWI大脑皮层广泛"花边"样高信号、尾状核及壳核对称性"曲棍"样高信号等，常常提示

CJD；脑桥"十字"征大多数提示多系统萎缩；颞极明显不对称性萎缩支持FTD等。

有些病灶性质难以确定，可以运用临床思维的"排除诊断法"，列出可能的疾病，逐一进行鉴别、排除。如广泛、弥漫性病变，常提示感染性或代谢性；局灶增强性病灶，常常提示炎症、肿瘤性疾病。当然，还应结合病史、其他辅助检查结果等综合判定。

（2）判断异常病灶与认知障碍的关系（表2-6-5、图2-6-1）：

颅脑CT或MRI发现的异常病灶能否解释患者的临床表现？是否为认知障碍的原因？需要综合分析，可以从以下几个方面考虑。

表2-6-5　关键部位损害的认知障碍表现

病变部位	主要认知障碍
丘脑	记忆减退
颞叶内侧及海马	记忆减退
额叶内侧	淡漠，执行功能障碍
左侧角回	Gerstmann综合征、手指失认、肢体左右失定向、失写和失算
顶枕叶	视空间功能障碍

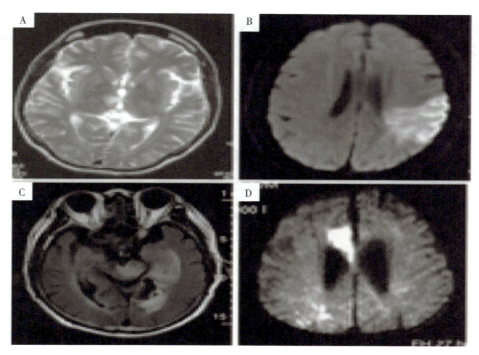

图2-6-1　引起认知障碍的关键部位

注：A，右侧丘脑梗死，引起明显记忆减退；B，左侧角回梗死，引起失读、失写；C，左侧颞叶内侧梗死，引起记忆减退；D，右侧前额叶梗死，引起淡漠及执行功能障碍。

①病灶与临床表现的关系符合神经解剖生理：神经系统感觉、运动纤维均为左右交叉支配，即左侧大脑半球支配右侧的颅神经和肢体感觉、运动，大脑半球的病灶只能解释对侧的症状、体征。反之，同侧病灶，一般不是肢体感觉、运动症状的原因，应注意排查有无其他原因。其次，绝大多数人的语言中枢在优势半球，即左侧大脑半球，因此左侧大脑半球的病灶，才可以解释患者的失语。

②病灶是否位于认知相关的关键脑区：比如丘脑、颞叶内侧、优势半球语言中枢、前额叶等病灶，即使病灶不大，也可引起明显认知障碍。

大范围病灶或多发性病灶，即使不在关键脑区，也可以引起明显认知障碍。如累及两个脑叶的大面积脑梗死，累及皮层广泛区域的病灶等（图2-6-2）。

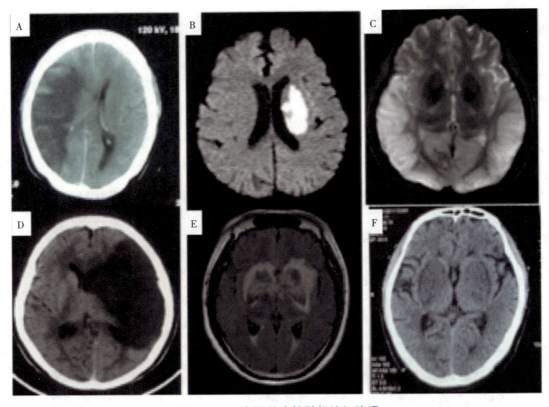

图2-6-2　大面积病灶引起认知障碍

注：A，右侧大面积脑梗死，引起显著认知障碍；B，左侧侧脑室旁梗死，引起失语；C，双侧颞枕叶大面积脑梗死；D，左侧大面积脑梗死，均可引起失语及认知障碍；E、F，双侧基底节区对称性病灶，引起皮层下痴呆。

脑白质病变是认知障碍的重要原因，尤其脑小血管病、代谢中毒、结缔组织病等引起广泛脑白质损害时，执行功能障碍常常比较明显，患者反应迟钝，思维、理解、判断能力减退，常常伴有锥体束征、尿失禁、步态障碍等。

评估脑白质损害的严重程度有多种方法，其中Fazekas评分最常用，该评分将脑室周围白质和皮层下深部白质的病变分别评分,两部分得分相加,为该患者 Fazekas 总分,总分为 0~6 分。Fazekas 评分越高,表明脑白质病变越重(图 2-6-3、表 2-6-6、图 2-6-4)。

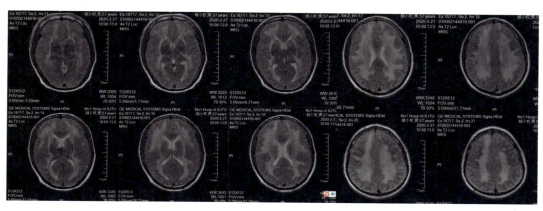

图 2-6-3 广泛脑白质病变引起认知障碍

表 2-6-6 Fazekas 脑白质评分

脑室旁高信号	得分/分	深部白质高信号	得分/分
无病变	0	无病变	0
帽状或者铅笔样薄层病变	1	点状病变	1
病变呈光滑的晕圈	2	病变开始融合	2
不规则的脑室旁高信号,延伸到深部白质	3	病变大面积融合	3

注:总分=脑室旁高信号评分+深部白质高信号评分。

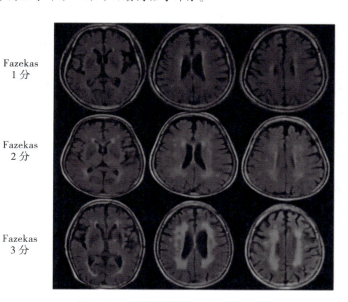

图 2-6-4 脑白质 Fazekas 评分

3）判断有无脑萎缩及其特点

脑结构影像检查无异常病灶时，应注意有无脑萎缩。绝大多数神经系统变性疾病没有脑组织信号的明显变化，而以脑萎缩为主。由于不同疾病，其主要累及的脑区不同，表现的脑萎缩部位和形式有不同，对于神经变性疾病的鉴别诊断具有重要帮助。常见神经变性疾病的脑萎缩部位及特点见表 2-6-7、图 2-6-5。

表 2-6-7 脑萎缩特点提示认知障碍原因

常见疾病	萎缩部位及特征
典型 AD	双侧对称性大脑皮层萎缩，颞叶内侧萎缩、海马萎缩为主
后部皮层萎缩	双侧对称或不对称的顶枕叶萎缩
额颞叶变性痴呆	不对称性颞叶、额叶萎缩，尤其颞极萎缩
进行性非流畅性失语	不对称的（优势半球明显）额下回、岛叶和前-颞上回萎缩
语义性痴呆	不对称（优势半球明显）前下和内侧颞叶萎缩
皮层基底节变性	一侧顶叶、枕叶萎缩
多系统萎缩	脑桥、小脑萎缩，小脑中脚萎缩明显，可见"十字征"、裂隙征
进行性核上性麻痹	中脑萎缩为主，水平位呈"牵牛花征"，矢状位呈"蜂鸟征"

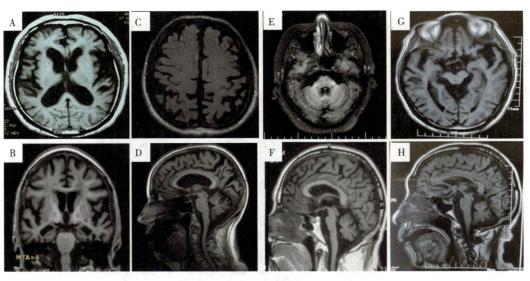

图 2-6-5 常见神经系统退行性疾病脑萎缩特点

注：A，典型 AD，水平位见双侧颞叶萎缩；B，典型 AD 冠状位见颞叶内侧及海马萎缩；C，后部皮层萎缩，水平位见大脑半球后部皮层萎缩；D，后部皮层萎缩，矢状位显示大脑半球后部皮层萎缩；E，多系统萎缩，MRI T2-FLAIR 水平位见脑桥、小脑萎缩，脑桥"十字征"和桥臂高信号；F，多系统萎缩，MRI T1 加权像矢状位显示脑桥、小脑萎缩；G，进行性核上性麻痹，水平位见中脑萎缩，呈"猫耳征"；H，进行性核上性麻痹，矢状位见中脑"蜂鸟征"。

但是不一定所有脑萎缩都是神经变性疾病引起，应注意排查有无脑器质性损害后继发脑萎缩，如脑外伤、脑炎、脑梗死等，常常在 MRI 上可见萎缩周围信号异常，提示胶质增生。

其中典型 AD 患者以海马型遗忘为主要表现，以颞叶内侧及海马萎缩为主，建议常规扫描时增加冠状位成像，以准确评估颞叶内侧及海马萎缩程度。评估颞叶内侧及海马萎缩程度常用视觉分级法，其诊断 AD 的特异性和敏感性在 80%~90%，见图 2-6-6 和表 2-6-8。

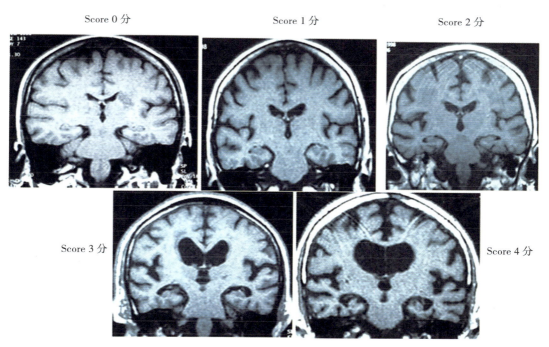

图 2-6-6 颞叶内侧萎缩（MTA）视觉评分

表 2-6-8 内侧颞叶萎缩（MTA）视觉分级

	0 级	1 级	2 级	3 级	4 级
意义	无萎缩	仅脉络膜裂增宽	伴侧脑室颞角扩大	伴海马轻度萎缩	伴海马重度萎缩
脉络膜裂宽度	无	↑	↑↑	↑↑↑	↑↑↑
颞角宽度	无	无	↑↑	↑↑↑	↑↑↑
海马高度	无	无	↓	↓↓	↓↓↓

注：≤75 岁：MTA 评分≥2 分，提示可能 AD；>75 岁：MTA 评分≥3 分，提示可能 AD。

4）常见认知障碍疾病的结构影像学特点

常见认知障碍疾病的结构影像学特点见表2-6-9。

表2-6-9 常见认知障碍疾病脑结构影像改变特点

疾病	结构影像特征
典型AD	左右对称的颞叶内侧萎缩，海马萎缩，楔前叶萎缩
后部皮层萎缩	左右对称或不对称的顶枕叶萎缩
行为变异型额颞叶痴呆	左右不对称的额叶及颞叶萎缩，尤其一侧颞极萎缩
进行性非流畅性失语	优势半球外侧裂周围萎缩
语义性痴呆	优势半球颞极萎缩明显
血管性认知障碍	多发性皮层及皮层下梗死；多发性腔隙性脑梗死；重要部位脑梗死，包括丘脑梗死、角回梗死、大脑前动脉供血区梗死、大脑后动脉闭塞引起的颞叶内侧梗死；广泛脑白质脱髓鞘；脑出血；多发性微出血等
正常压力脑积水	脑室系统均匀扩大，尤其三脑室及侧脑室为主，外侧裂平面以上明显，脑沟扩大不明显，Even指数大于0.35，冠状位双侧侧脑室前角夹角大于120°
进行性核上性麻痹	中脑萎缩明显，前后径缩小，常小于1.2cm；环池扩大，矢状位可见"蜂鸟征"，而水平位表现为"牵牛花征"
CJD	DWI显示大脑皮层高信号，呈"花边征"；双侧尾状核高信号，呈"曲棍球征"
多系统萎缩	脑桥、小脑萎缩为主，小脑中脚萎缩明显，T2加权像可见脑桥"十字征"；双侧壳核条缝状高信号影
Wernicke脑病	T2-FLAIR显示，中脑导水管周围对称性高信号，双侧丘脑内侧高信号

2.脑功能影像

包括MRS、功能磁共振成像、DTI、ASL等，可以反映脑组织血流代谢、脑功能连接，在一定程度上反映了脑的功能状态和认知功能，对于认知障碍的诊断有一定帮助。但是目前临床常规使用还存在困难，也不能确定脑损伤的病理机制，对于认知障碍的病因诊断价值有限，目前主要用于临床研究。

1）磁共振波谱（MRS）

测定感兴趣区代谢产物含量，反映脑组织病变特点，推测病变性质（表2-6-10、图2-6-7）。

2）动脉自旋标记成像（arterial spin labeling，ASL）

通过标记血中红细胞，反映脑组织血流供应。ASL显著降低，提示存在脑血流灌注不足，可能有脑动脉狭窄（图2-6-8）。

表 2-6-10 MRS 峰临床意义

MRS	意义	可能疾病
NAA 峰显著增高	神经元功能	肿瘤，常见胶质瘤
胆碱峰显著增高	细胞增殖	脱髓鞘疾病，如多发性硬化
肌酸显著增高	脑代谢异常	糖尿病脑病
乳酸峰显著增高	脑组织缺血，代谢异常	脑梗死、线粒体脑病

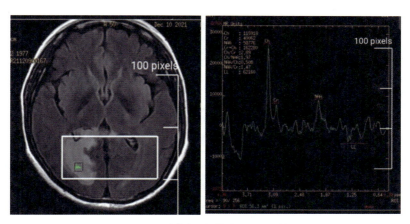

图 2-6-7 磁共振波谱（MRS）检测图

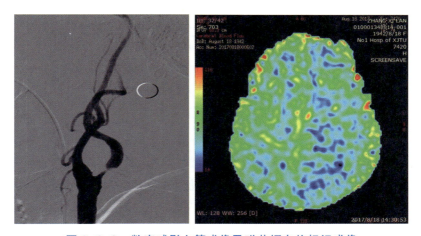

图 2-6-8 数字减影血管成像及磁共振自旋标记成像

注：左图为DSA图像，显示左侧颈内动脉狭窄；右图为ALS图像，提示左侧大脑半球血流灌注降低。

3）弥散张量成像（diffusion tensor imaging, DTI）

能无创性显示脑白质及白质纤维走行，常用以下参数反映组织弥散状况：

（1）平均弥散率（mean diffusivity, MD）：反映分子弥散水平和弥散阻力的整体情况，只表示弥散的大小，而与弥散的方向无关。MD 和 DWI 得到的单一方向的 ADC 不同，是对空间所有方向的 ADC 进行了某种形式的平均后的 ADC。

（2）表观扩散系数（apparent diffusion coefficient，ADC）：代表弥散梯度磁场施加方向上水分子的弥散特点。

（3）各向异性程度：反映分子在空间位移的程度，与方向有关。用来分析各向异性的参数很多，有各向异性指数（anisotropy index，AI），相对各向异性（relative anisotropy，RA），各向异性分数或部分各向异性（fractional anisotropy，FA）。FA 值反映水分子各向异性成分占整个弥散张量的比例，其范围为 0~1，自由水为 0，对于非常规则的大脑白质纤维 FA 值接近 1。由于 FA 图像观察大脑白质纤维结构最清楚，灰白质分界好，FA 值用于肿瘤诊断有益。RA 值反映水分子弥散的各向异性成分与各相同性成分的比值。

（4）弥散张量白质束成像（diffusion tensor tractography，DTT）或称纤维束示踪成像技术（fiber tractography，FT）：是在 DTI 基础上发展起来的一项新技术，可在活体中显示纤维束的方向及完整性。垂直于神经纤维走行方向的弥散难，平行于神经纤维走行方向的弥散易。DTI 图像反映了水分子在脑实质空间内向各个方向进行弥散运动的主导方向，在正常的黑白 FA 图上，白质是高信号，可以辨认白质束的主要走行，亦可形成二维彩色的 FA 图，彩色强度代表异向性的程度，颜色代表方向性，红色代表左右走行方向，绿色代表前后走行方向，蓝色代表上下走行方向。

4）功能磁共振脑成像（functional MRI）

是基于血氧水平依赖（blood oxygen-level dependent，BOLD）的方法，利用神经细胞活动时引起的局部脑血流中的血氧动力学改变进行成像，反映局部脑功能活动。当大脑神经细胞活动增强时，需要消耗更多的葡萄糖和氧，脑功能区周边毛细血管扩张，血流量增多，血管里含氧血红蛋白水平增高，产生 MRI 信号增强。

任务态 fMRI 是观察受试者在磁共振扫描仪里完成设计好的任务（例如动手指），同时采集被试的脑功能活动影像，然后将得到的脑活动图像数据与设计的任务序列进行比对，可以找到与任务设计一致的活动脑区，从而定位出与该任务对应的脑功能激活区域（动手指任务对应脑的感觉运动区）。

静息态 fMRI 是指被试者在清醒状态下躺在磁共振扫描仪中，全身放松，不做任何任务或系统的思考进行扫描。静息态功能磁共振成像研究能够揭示大脑固有的自发活动规律、连接模式以及脑网络拓扑特征。

虽然 fMRI 可以反映脑功能状态及其受累部位，不同疾病的脑功能状态和病变部位存在显著差异，但是目前 fMRI 还不能作为认知障碍诊断的依据，主要用于临床研究。

3. 脑分子影像

通过观察脑组织同位素示踪剂摄取及清除的变化，反映脑组织代谢及异常蛋白沉积，包括 18F-FDG 测定脑葡萄糖代谢，PET 显示脑内 Aβ 沉积及 tau 沉积，DAT 显示突触前膜多巴胺转运体等。分子影像具有较高的特异性和敏感性，对于神经系统变性疾病的诊断和鉴别诊断具有重要价值，国内外指南广泛推荐用于 AD、DLB、PD 的诊断（表 2-6-11，图 2-6-9 至图 2-6-11）。但是由于大多数示踪剂半衰期短，不能商业化使用，且需要加速器等特殊设备现场制备，费用昂贵，目前尚未在临床工作中普遍应用，主要用于临床研究。有条件的单位，可以积极使用。

表 2-6-11 常见认知障碍疾病的分子影像改变

	显像方法	影像学改变
AD	^{18}F-FDG ^{11}C-PIB、AV45 AV1451	双侧顶枕叶葡萄糖代谢减低 双侧大脑半球 Aβ 聚集 双侧大脑半球 tau 聚集增加
DLB、PDD	DAT 心肌 MIGB	双侧基底节区摄取率降低 心肌摄取率降低

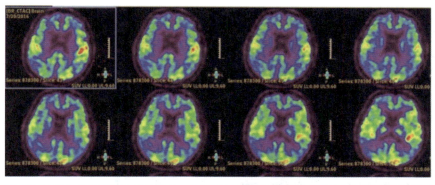

AD，双侧顶枕叶交界区对称性代谢降低

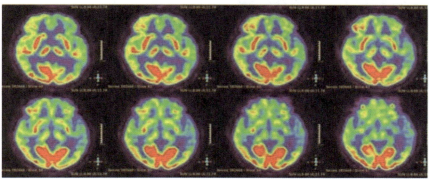

FTD，左侧额、颞叶代谢明显降低

图 2-6-9 脑葡萄糖代谢 ^{18}F-FDG PET 显像

注：上图为典型 AD 脑葡萄糖代谢改变，双侧颞顶叶代谢降低；下图为 FTD 脑葡萄糖代谢改变，左侧颞叶葡萄糖代谢降低。

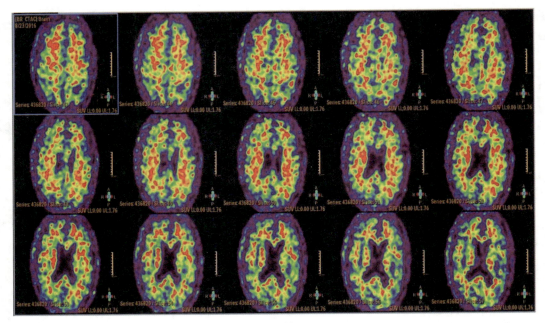

图 2-6-10　脑组织 ^{11}C-PIB PET 显像

注：AD 患者 Aβ，显示双侧额颞顶叶皮层广泛 Aβ 沉积。

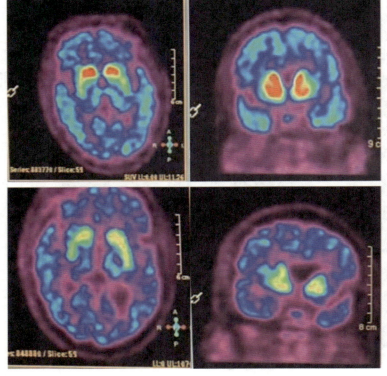

正常对照，双侧尾状核、壳核同位素摄取率对称

DLB 患者，右侧尾状核、壳核同位素摄取率降低

图 2-6-11　脑组织多巴转运体（DAT）显像

注：DLB 患者，右侧尾状核、壳核 DAT 摄取率显著降低。

五、神经电生理检查在认知障碍诊断中的应用

神经电生理检查是反映脑功能的重要手段，特征性神经电生理改变可以提供病因诊断的线索和支持证据，或者可排除某些疾病。神经电生理检查主要包括脑电图和脑电诱发电位，肌电图检查对于周围神经疾病、下运动神经元疾病以及肌肉疾病的诊断也具有重要价值，但是电生理检查往往难以定性，需要综合考虑。

1. 脑电图检查

大脑皮层萎缩或功能减退时，主要表现为慢波节律增多，昼夜节律消失等非特异性改变，常规脑电图检查对于判断有无认知障碍及其原因价值有限，但是一些特征性脑电图变化，对于某些疾病的诊断具有重要意义，如CJD可出现特异性周期性三相波；自身免疫性脑炎可出现"δ刷"。新的脑电频谱分析技术，可能有助于评估脑功能状态及神经纤维连接，对于认知障碍判断具有一定意义，但是目前尚未正式应用于临床实践。

2. 脑电诱发电位

视觉诱发电位、听觉诱发电位和体感诱发电位可以提供视觉通路、听觉通路或本体感觉通路损害的证据，有助于亚临床损害的发现，帮助神经系统疾病定位诊断，但是对于认知障碍的诊断意义有限，目前主要用于中枢神经系统脱髓鞘疾病的辅助诊断。

3. 事件相关电位（ERP）

是与认知过程相关的电生理改变，通过平均叠加技术从头皮表面记录大脑诱发电位，以反映认知过程中大脑的神经电生理改变。经典的ERP主要成分包括P1、N1、P2、N2、P300，其中前3种称为外源性成分，而后2种称为内源性成分。这几种成分的主要特点是：首先不仅仅是大脑单纯生理活动的体现，而且反映了心理活动的某些方面；其次，它们的引出必须要有特殊的刺激安排，而且是2个以上的刺激或者是刺激的变化。其中P300是ERP中最受关注和研究的一种内源性成分，也是用于测谎的最主要指标。因此，在某种程度上，P300就成了ERP的代名词。

ERP与普通诱发电位的区别：

（1）一般要求检查时受试者处于清醒状态。

（2）所有的刺激不是单一的重复的闪光和短声刺激，而需要至少有2种或2种以上的刺激编成刺激序列（刺激信号不定，可以是视、听、数字、语言、图像）。

（3）ERP成分除受刺激的物理特性影响的外源性成分外，还有不受物理特性影响的内源性成分。

（4）内源性成分和认知过程密切相关。

ERP与认知过程密切相关，一定程度上可以反映认知功能。但是尚不能代替病史及认知功能测查，也难以提供认知障碍的病因，目前主要用于临床研究。

4. 多导睡眠图

多导睡眠图（polysomnography，PSG）是同时监测患者睡眠过程中脑电图、口鼻气流、胸腹呼吸、SaO_2等数据，经微电脑对有关信号进行收集、整理和分析，确定患者睡眠过程中脑电、呼吸、眼动、肌电等变化，确定睡眠障碍的类型及其原因。

快速眼动期睡眠行为紊乱（RBD）是DLB、PD的常见表现，甚至可以发生于临床前期，在认知障碍或帕金森症运动症状出现前就出现，且具有较高的特异性。有条件的患者，应该进行PSG检查，发现快速眼动期睡眠伴有肌肉紧张，对于诊断DLB、痴呆前期DLB、PDD具有重要帮助，也是DLB诊断标准之一。另外，PSG对于睡眠呼吸暂停、睡眠中周期性肢动等诊断也有重要帮助。

PSG适应人群：

（1）疑诊DLB或PDD患者。

（2）怀疑睡眠呼吸暂停患者。

（3）其他睡眠障碍患者。

六、脑脊液检查在认知障碍诊断中的应用

脑脊液（CSF）不仅保护脑和脊髓免受外力冲击，而且是脑组织间液、血液间物质交换的渠道，在一定程度上可以反映脑组织的代谢情况和内环境，对于中枢神经系统疾病的诊断具有极其重要的价值。尽管腰椎穿刺有一定创伤，但是总体上非常安全，不会给患者带来太大痛苦。在认知障碍疾病诊断中，CSF检查具有极其重要的价值，尤其对于继发性认知障碍、快速进展性认知障碍、颅内病变性质难以确定者，脑脊液检测必不可少。对于神经变性疾病，尤其AD的诊断也有重要帮助。概括起来，对于疑诊下列情况的认知障碍患者，应积极进行脑脊液检查：

（1）中枢神经系统感染：所有疑诊CNS感染引起认知障碍时，均应进行CSF检查。如果发现CSF白细胞明显增高，可提示CNS感染；根据白细胞增高的类型、蛋白、糖、氯化物等改变，提示感染的性质。进一步病原学检查，包括细菌涂片、墨汁染色、抗酸染色、细菌培养、二代测序、PCR及抗体检测等，如果发现病原菌，不仅可以明确中枢神经系统感染，还可以为病原学治疗的药物选择提供参考。

（2）脑实质及脑膜肿瘤：疑诊脑实质及脑膜肿瘤，尤其室管膜瘤、转移瘤时，应该进行CSF检查。除了生化、常规检查之外，应该进行CSF细胞学检查，如果

发现肿瘤细胞，对于中枢神经系统肿瘤的诊断具有重要价值。

（3）中枢神经系统脱髓鞘疾病：包括视神经脊髓炎、多发性硬化等，脑脊液检查可以测定水通道蛋白、寡克隆区带、IgG 合成率等，辅助脱髓鞘疾病诊断。

（4）自身免疫性脑炎或边缘叶脑炎：检测脑脊液特异性蛋白或抗体，包括自身免疫性脑炎抗体（NMDA 受体抗体、AMAP 受体抗体、GABA 受体抗体）、副肿瘤抗体。

（5）CJD：疑诊 CJD 时，应进行 CSF 检查，测定 14-3-3 蛋白、tau 蛋白等。

（6）AD：脑脊液 Aβ1-42 水平降低，磷酸化 tau 蛋白水平增高，是 AD 的特征性病理生理标志物，其诊断 AD 的特异性和敏感性超过 90%。国内外指南均推荐检测脑脊液 Aβ1-42 水平和磷酸化 tau 蛋白作为 AD 诊断的生物标志物，对于明确 AD 诊断及神经变性疾病的鉴别诊断具有重要帮助。监测脑脊液 tau 蛋白及 / 或磷酸化 tau 蛋白水平，也可以反映患者 AD 病情进展。如果脑脊液 tau 蛋白及 / 或磷酸化 tau 蛋白水平增高明显，常提示神经元损伤明显，疾病进展较快。因此，有条件时，应尽可能动员患者进行脑脊液检查。

（7）正常压力脑积水：腰椎穿刺测量脑脊液压力，排除颅内压增高。另外，引流 30~50mL 脑脊液，观察步态及认知功能变化的"脑脊液放液试验"对于正常压力脑积水的诊断具有重要价值，对于判断脑脊液分流手术的效果，也有预测价值。

（8）颅脑磁共振检查发现的异常病灶，通过脑脊液检查协助确定病灶性质。

第七节 认知障碍常见症状识别与评估

高成阁　屈秋民

临床表现是诊断认知障碍的主要依据，尽管认知障碍的表现复杂多样，但是可以归结为认知功能减退、精神行为异常、日常生活能力下降，即"ABC"症状。准确识别患者的"ABC"症状，确定每个症状发生的先后顺序，评估其严重程度和演变过程，对于认知障碍的诊断和鉴别诊断具有重要意义，也是合理选择药物，进行对症治疗的基础。

识别"ABC"症状的主要依据是病史和神经心理测查。首先通过询问病史，了解患者有哪些"ABC"症状及其程度，然后通过神经心理评估和相应的量表进一步确定。

一、认知功能减退的表现和识别

认知功能复杂多样，可以归纳为六大认知域：学习记忆、语言功能、视空间功能、执行功能、复杂注意、社会认知。认知障碍是1项或多项认知功能较前明显下降（图2-7-1）。

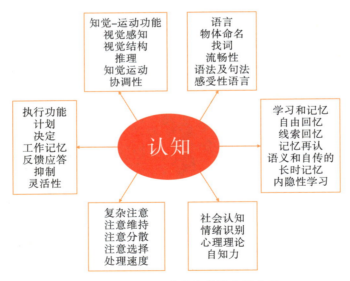

图2-7-1　认知功能分类及主要表现

1.学习能力和记忆减退

记忆是最重要的认知功能，是认知功能的基础。记忆减退是认知障碍最常见的症状，是典型 AD 的首发症状和突出表现。在非遗忘型 AD 和其他原因所致的认知障碍，记忆减退早期不一定明显，但是常随着病情进展而逐渐出现。

AD 引起的记忆减退表现为近事遗忘，患者常遗忘刚发生过的事情，自己放置的物品找不到，短时间内重复问同一件事，提示或给予线索也不能改善。早期远记忆力大多正常，常能够记得很早以前的事情，也喜欢讲很早以前的事情。随着疾病进展，可能逐渐出现远记忆力减退，忘记以前熟悉的事情，比如自己和子女生日、重要节假日、重大事件、自己的经历等。

除了记忆减退之外，患者学习新知识、新事物、新技术的能力也常常减退，比如手机、家用电器、自助机的操作等，需要反复多次学习，仍然很难学会。

常用评估工具：霍普金斯词语学习测验、Rey's 15 个单词回忆、Fuld 物体记忆测验、逻辑记忆测验等。MMSE 3 个单词回忆，MoCA 5 个单词回忆也可简单反映近记忆力功能。在评估记忆功能时，应包括自由回忆、线索回忆或提示回忆，对于区别病理性记忆减退和正常老化引起的记忆减退有重要帮助。线索回忆低于正常者，高度提示海马型遗忘，支持遗忘型 AD 的诊断。

2. 执行功能障碍

是血管性认知障碍、额颞叶痴呆、路易体痴呆、帕金森病痴呆等的主要症状，表现为反应迟钝，思维反应迟缓；做事没有计划，顺序颠倒，比如做菜、穿衣的顺序错乱等；不会使用以前熟悉的工具，如煤气灶、电视遥控器、手机等。

常用评估工具：连线测验 A 和 B、数字 – 符号转化、Stroop 词色试验等。

3. 视空间功能障碍

是后部皮层萎缩、路易体痴呆、帕金森病痴呆等的首发症状或突出表现，也是典型 AD 患者中晚期的常见表现。表现为空间辨别能力下降，在熟悉的地方分不清方向，在熟悉的地方迷路。严重时在家走错房间，找不到厕所、卧室。

常用评估工具：图形复制，积木试验，画钟试验，MMSE 复制五边形，MoCA 复制立方体等。

4. 语言障碍

语言是认知功能的重要组成部分，许多认知功能通过语言反映出来。语言障碍是认知障碍的主要表现，尤其是进行性非流畅性失语、语义性痴呆、Logopenic 型失语的首发症状和主要表现。血管性认知障碍可以表现为语言的理解、表达、命名等障碍。AD 早期，患者可能表现为找词困难，语言理解困难，听不懂别人说的话，或者理解慢、费力；进一步发展，可能出现重复言语、自言自语、缄默不语等。

常用评估工具：波士顿命名测验、成套汉语失语症检测、语言流畅性（以发字开头组词）、语义流畅性（1min 之内说出的动物、蔬菜或水果的数目）。

5. 思维判断障碍

表现为理解力下降，理解别人说的话比较慢；不能根据天气，适时增减衣物等。

常用评估工具：谚语理解；哥哥的父亲和父亲的哥哥是啥关系；词语相似性：尺子和秤有何相似性；橘子和苹果有何相同点。

6. 注意力障碍

表现为注意力不集中，注意不持续，不能同时注意多个事情。

常用评估工具：采用数字广度试验（顺背、倒背数字）、敲击试验。

7. 计算能力

常表现为处理钱财困难，购物不会算账。

常用评估工具：100连续减7；20连续减3；1元钱有几个5分？有几个2角？

8. 社会认知障碍

以往归为人格改变，是额颞叶痴呆的首发症状和主要表现，患者的言行举止、待人接物、处理社会事务的方式等与以前明显不同，或与常人明显不同，与患者所处的环境、情景、身份地位等不协调、不恰当。

常用评估工具：掷骰子游戏、面容识别。

二、精神行为症状的表现和识别

精神行为症状（behavioral and psychological symptoms of dementia，BPSD）是认知障碍的常见表现，可分为四大类症状：情感异常、睡眠障碍、精神病性症状和行为异常（表2-7-1）。精神病性症状常指精神分裂症时出现的症状，包括幻觉、妄想、错觉等；行为异常是指异常的精神行为和运动行为，即正常情况下不该出现的精神运动行为。

表 2-7-1　认知障碍精神行为症状的分类

情感异常	精神病性症状	行为异常	睡眠障碍
抑郁	幻觉	易激惹	失眠
焦虑	妄想	激越/攻击	睡眠行为紊乱
欣快	错觉	刻板行为	夜间游走
情绪高涨		进食紊乱	日间嗜睡
		性欲亢进	
		脱抑制	
		淡漠	

1. 情感异常

1）抑郁

表现为闷闷不乐，高兴不起来，心情郁闷，消沉，容易哭泣，不愿与人交流等症状。对于认知功能障碍患者，抑郁诊断较为复杂：

（1）抑郁可表现为类似认知障碍的症状和体征，特别是在老年患者更加明显，这种现象被称为"抑郁性假性痴呆"。

（2）老年患者出现抑郁，其痴呆风险显著升高，甚至是痴呆前症状。

（3）痴呆患者的抑郁，可表现为情感淡漠、睡眠障碍、社交退缩等。

（4）痴呆患者发生抑郁，可能由于认知功能下降所致，或是基础神经系统疾病的直接生物学后果。

抑郁或痴呆患者通常不能清楚表达其心境或心理，更不用说同时存在抑郁和痴呆的患者，这使得问题进一步复杂化。在血管性痴呆患者（多发性腔隙性脑梗死）中，痴呆相对较轻，通常不符合抑郁症的正式诊断标准，但其存在明显的情感淡漠，且还会报告抑郁。

解决该诊断问题的临床研究结果并不一致，可能因为缺乏可靠的工具来测定个体患者中抑郁和痴呆的相对作用。对于困难病例，应用抗抑郁药物进行试验性治疗可能是唯一合理的策略。

2）焦虑

表现为坐卧不安，心急心烦，心慌意乱。痴呆患者的焦虑既可能与其他 BPSD 有关，也可以单独出现。伴有焦虑的痴呆患者，会表现出先前没有的对自身经济、未来和健康（包括记忆）的关心，会对先前不成问题的事情和活动（如出门）表现出忧虑。痴呆患者另外一个特征性的焦虑症状是害怕独处。这可以视作一种恐怖，因为这种焦虑与任何现实的危险均不成比例。只要配偶或其他照护者到其他房间去这种恐怖就更明显，或表现为反复要求不要独处。痴呆患者有时出现其他形式的恐怖，例如害怕人群、旅行、黑暗或洗澡之类的活动。

3）情绪高涨/欣快

常表现得兴高采烈，情绪高涨，言语增多，遇到不熟悉的人也打招呼等。

2. 精神病性症状

1）幻觉

常见视幻觉和听幻觉，尤其视幻觉更常见。视幻觉是看到不存在的人、动物等，大多于傍晚和夜间明显，白天常减轻或消失。DLB 和 PDD 视幻觉出现早，频繁发生，形象生动；AD 视幻觉出现比较晚，而 FTD、VaD 很少出现视幻觉。听幻觉相对少见，表现为听到不存在的声音，听见别人在背后议论自己，说自己坏话等，主要见于 DLB。

2）妄想

坚信发生了一些不存在的事情，常常很难说服患者。AD 患者记忆减退，找不到自己的东西，常怀疑别人偷窃了自己的东西，表现为被盗妄想；迫害妄想是患者坚信有人要迫害自己。

3）错觉

又叫错误知觉，是对客观事物的一种不正确的、歪曲的知觉，或不符合客观实际的知觉，错觉可以发生在视觉方面，也可以发生在其他知觉方面。包括几何图形错觉（高估错觉、对比错觉、线条干扰错觉）、时间错觉、运动错觉、空间错觉以及光渗错觉、整体影响部分的错觉、声音方位错觉、形重错觉、触觉错觉等。

错认是痴呆的常见表现，尽管错认可以有多种形式，但下列 4 种最常见：

（1）错认自己家中出现其他人（幻影寄宿者综合征，phantom boarder syndrome）。

（2）错认自己（经常表现为不认识自己在镜中的影像）。

（3）错认其他人。

（4）错认电视中的事情（患者想象这些事情发生在现实的三维空间中）。

研究发现，有 17% 的患者认为有外人在他们家里，4% 的患者对自己在镜中的影像讲话，如同对另外一个人一样，12% 的患者认定周围的人不是原来的人，6% 的患者错认电视中的人并难以意识到他们实际上并不在房间里。

3. 睡眠障碍

根据认知障碍的原因和程度不同，睡眠障碍表现多种多样。25%~35% 的 AD 患者存在睡眠障碍。睡眠障碍是多因素的，但包括抑郁和焦虑的促成作用、日间身体活动减少、夜尿以及药物副作用（如，胆碱酯酶抑制剂引起生动逼真的梦境）。

1）失眠

表现为入睡困难，睡眠浅，容易醒来，或夜间反复起床，或早醒。

2）睡眠行为紊乱

主要见于神经变性疾病，尤其 DLB 和 PD 更容易发生，甚至发生于痴呆及帕金森症之前，常表现为说梦话，睡梦中大喊大叫，肢体乱动，拳打脚踢，甚者起床行走或外出，从床上摔下。

3）嗜睡

白天瞌睡明显增多，容易打盹，尤其是 DLB 的常见表现。

4）睡眠节律紊乱

昼夜颠倒，白天睡眠，晚上吵闹。

5）夜间谵妄

夜间出现谵妄，幻觉、恐惧等。

4. 行为异常

即异常的精神、运动行为。

1）激越

是在无意图或无目的的情况下，一种过度的运动或言语活动。一种紧张和易激惹感觉增强的精神运动状态，表现为坐立不安，对刺激的反应性增加，易激惹，不恰当和/或无目的、过度的语言和动作行为，睡眠时间减少，伴有症状波动。激越表现多样，轻者，表现为踱步及其他的重复动作；重者，可表现为攻击或暴力行为，如言语威胁，骂，推撞，摔打。攻击行为是被某种伤害性意图激发或非激发的行为；用于自我保护的攻击行为称为"反应性攻击行为"。

2）易激惹

患者受到非激惹性语言、动作刺激时，出现超出正常范围的反应。如正常的言语对答，可能引起患者发怒，甚至暴跳如雷，动手打人、骂人。

3）刻板行为

漫无目的重复一个动作，比如搓手；或重复做一件事情，比如反复整理衣物、钱包等。还有无目的徘徊、游荡等。

4）进食紊乱

拒绝进食、不吞咽、不知饥饱、只吃眼前的食物，等等。

5）性欲亢进

常常出现不正常的性行为。

6）脱抑制

不能抑制、控制自己的言行，表现出不恰当的行为。如随意拿别人或超市的东西、随地大小便等。

7）淡漠

是指患者对各种事件反应淡漠，缺少情感反应。情感淡漠及相关症状可以在超过半数的早期和中期 AD 和其他痴呆患者中出现。情感淡漠表现为：对日常活动和个人照料缺乏兴趣；社交活动减少；面部表情贫乏；语调变化减少；情感反应减弱；缺乏动机等（表 2-7-2）。

表 2-7-2　淡漠与抑郁的鉴别

	淡漠	抑郁
心境恶劣	无	有
对外界刺激的反应	迟钝或缺乏	迟钝或缺乏
自主神经障碍	无	有
负性事件情感反应	无	明显

情感淡漠容易与重症抑郁相混淆。二者均可表现为兴趣减退、精神运动迟滞、缺乏精力和主动性。尽管两者均可出现动机缺乏，但情感淡漠缺乏动机不伴有心境

恶劣和抑郁症的自主神经症状，患者对于各种负性事件（引起悲伤的事件）也缺乏情感反应，例如周围发生悲伤的事情，淡漠患者同样没有情感反应，可以不闻不问，而抑郁症患者悲伤情绪更加明显，甚至痛哭流涕。临床医生必须对情感淡漠还是抑郁的患者加以鉴别，因为二者的治疗不同。例如，从药理学角度讲，抑郁患者，需要抗抑郁治疗，而情感淡漠患者，可能需要精神兴奋剂治疗。

精神行为症状评估：最常用 NPI，Hamilton 抑郁量表、焦虑量表也可用于抑郁、焦虑的识别；睡眠障碍可用匹兹堡睡眠量表等。

三、日常生活能力减退的表现和识别

日常生活能力减退是区分 MCI 和痴呆的主要依据。MCI 患者虽有认知功能减退，但是日常生活能力未受影响，可以保持原来的工作、学习、社会交往等，或虽然日常生活感到费力，但是通过患者努力，生活的独立性可以保持完整。而痴呆患者，日常生活能力较前显著减退，甚至需要一定帮助。

识别日常生活能力减退，主要依靠病史。需要详细询问患者及知情者，患者以前熟悉的工作、日常生活、社会交往、处理复杂事情的能力是否受到影响。需要强调，患者的日常生活能力减退一定是由于认知障碍所致，而非躯体疾病（如肢体瘫痪、骨折、耳聋、失明等）引起。

认知障碍引起日常生活能力减退，首先表现为工具性生活能力减退，随着认知障碍加重，可引起基本生活能力减退，甚至生活能力完全丧失。

1. 工具性生活能力减退

工具性生活能力是使用工具进行日常生活的能力，如使用家用电器、做饭、乘车、打电话等，因为使用工具去完成某些工作，实现某种目标，需要多项认知功能协同发挥作用，所以工具性生活能力容易受累，是认知障碍患者首先受累的生活能力，表现为使用以前熟悉的工具困难，以前胜任的工作现在存在困难。

2. 基本生活能力减退

基本生活能力包括吃饭、穿衣、洗漱、个人卫生、如厕等能力，轻度痴呆患者，基本生活能力大多维持正常，而不需要帮助，但是中度痴呆患者，常伴有不同程度的基本生活能力减退，而需要不同程度的帮助，重度痴呆患者，基本生活能力常常严重丧失，不能独立生活，需要完全帮助。

日常生活能力评估：常用评估工具包括日常生活活动能力量表（ADL）、阿尔茨海默病合作研究——日常生活活动能力量表（ADCS-ADL）、功能活动量表等。

第八节 轻度认知障碍的诊断

侯德仁　高　玲

一、轻度认知障碍的特点

轻度认知障碍（mild cognitive impairment，MCI）是由于各种脑部疾病和/或全身疾病导致认知功能较前轻度下降，已经超出正常增龄的范围，但是尚未达到痴呆的程度，即认知功能减退尚未引起日常生活能力下降，还可维持以往的日常生活能力，包括脑力工作、社会交往、日常生活等。

MCI是一种认知功能状态的描述，表明患者的认知功能较前轻度下降，但是未达到痴呆的程度，并不涉及病因和发病机制。任何引起脑结构和/或功能障碍的疾病均可引起MCI。因此，MCI也是一个综合征，而非单一疾病，具有广泛的异质性。

（1）MCI有多种病因。AD是MCI最常见的原因，常表现为近记忆力减退和近事遗忘，即遗忘型MCI。其次为脑血管病，即血管性MCI。其他疾病，如DLB、帕金森病认知障碍、额颞叶变性等也可引起MCI。

（2）MCI可有多种起病形式。由于病因和发病机制不同，MCI可急性起病，如脑卒中引起的MCI；也可隐匿起病，如AD及其他神经退行性疾病引起的MCI。神经退行性疾病通常隐匿起病，缓慢进行性加重。理论上，神经退行性疾病引起痴呆前，均可能经过MCI期，而有些原因引起的痴呆，不一定经过MCI期，可能直接进入痴呆阶段。比如大面积脑梗死或关键部位脑梗死引起的痴呆，起病即可达到痴呆的程度。因此，MCI并不等于痴呆前期。

（3）MCI可有多种表现形式。典型AD引起的MCI，以近记忆力减退和近事遗忘为主要表现；DLB引起的MCI可能以视空间功能障碍为主要表现；血管性MCI，可能以执行功能障碍为主；FTD引起的MCI可能表现为人格、行为的轻度改变和社会认知功能的轻度减退。

（4）MCI可能有多种结局：可治疗性疾病引起的MCI，去除病因后认知障碍可逐渐好转，甚至完全恢复正常，如维生素B_{12}缺乏引起的MCI，及时补充维生素B_{12}，MCI可完全恢复正常；甲状腺功能减退引起的MCI，及时补充甲状腺素，MCI也可迅速好转。脑外伤、脑卒中等引起的MCI，病情平稳后，MCI可能长期维持不变，或随着脑部病灶的好转及脑功能代偿，认知障碍也可逐渐改善。由神经退行性疾病引起的 MCI 通常缓慢进展，最终可能发展为痴呆（图 2-8-1）。

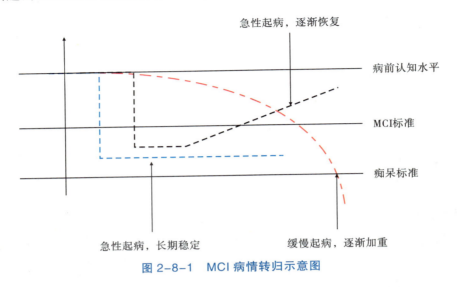

图 2-8-1　MCI 病情转归示意图

二、轻度认知障碍分型

MCI 是一种临床综合征，可有多种分类、分型方法，常用的有 2 种：

1. 按照损害的认知域分类

（1）单一认知域轻度损害 MCI：仅 1 项认知功能损害，而其他认知功能正常。其中单纯记忆减退，而其他认知功能正常，即遗忘型 MCI（aMCI）最常见。也有单纯语言障碍，而其他认知功能正常，如脑梗死、进行性非流畅性失语等，早期仅表现为失语，而其他认知功能正常；DLB，早期可能仅表现为视空间功能障碍。

（2）多项认知域轻度损害：2 个或 2 个以上认知域轻度损害，但是认知障碍未达到痴呆的程度，患者日常生活能力保持正常。可以是任何 2 种或 2 种以上认知域轻度损害，或全部认知域轻度损害。

2. 按照有无遗忘分类

（1）遗忘型 MCI：单纯表现为近事遗忘，而其他认知功能正常，是最常见的 MCI，也是典型 AD 的早期表现。

（2）非遗忘型 MCI：记忆功能正常，而其他 1 个或多个认知功能轻度损害，但是未达到痴呆的程度。

三、轻度认知障碍的诊断

　　MCI 诊断应遵循认知障碍诊断的基本原则，首先确定患者有无 MCI，其次判断引起 MCI 的原因。判断有无 MCI，可依据知情者提供的病史，证明患者有 1 项或多项认知功能较前轻度下降，并进行神经心理评估，证实 1 项或多项认知功能评分低于正常分界值。其次要排除其他原因，如增龄性记忆减退、抑郁等，其鉴别见本书第二章第二节"认知障碍的诊断流程"的相关内容。

　　判断认知功能减退是否引起日常生活能力下降，是 MCI 与痴呆的主要区别。MCI 患者尽管认知功能较前下降，但是并未引起日常生活能力下降，患者仍可保持原来的独立生活能力。需要通过详细询问病史，确认患者以前从事的脑力工作（计划、组织、应急等）、社会人际交往（待人接物）、家庭及个人事务的处理能力（如财务）等无明显减退，可以保持以往的日常生活能力，或者患者虽感这些日常生活能力费力，但是通过一定努力，可以保持正常。

　　在此基础上，参照国内外 MCI 诊断标准，判断是否为 MCI。目前国际上尚无统一的 MCI 诊断标准，各种标准宽严不一。常用标准有 MCI 国际工作组标准、欧洲阿尔茨海默病联合会 MCI 工作组标准、NIA-AA 制定的 MCI 诊断标准、Peterson 诊断标准等，这些标准主要包括以下 3 点：①认知功能较前轻度下降：依据患者主诉或知情者报告，提示患者的认知功能较前下降，并经神经心理测查证实有认知损害。②认知功能减退未引起日常生活能力下降，即仍然可以保持原来日常生活能力，复杂的工具性日常能力可能困难，但是通过代偿可以保持正常。③无痴呆，不符合痴呆的诊断标准。如能排除正常增龄性记忆减退、抑郁等，则可诊断 MCI。

　　遗忘型 MCI（aMCI）是 MCI 最常见的类型，其中 Peterson 标准是最常用的 MCI 诊断标准，要求记忆较前明显下降，但是其他认知功能正常。所以，主要适用于遗忘型 MCI 的诊断，而不适用于其他类型的 MCI。2011 年美国老年医学学会（NIA-AA）提出的 MCI 诊断标准，要求 1 项或 1 项以上认知功能减退，但是未引起日常生活能力减退，适合各种类型 MCI 的诊断（详见本书附录 1 的相关内容）。

四、确定轻度认知障碍的病因

　　确定患者存在 MCI 之后，应该结合患者的病史及临床特点、辅助检查等，进一步明确 MCI 的原因。详见第三章第一节"认知障碍病因诊断原则"的相关内容。

五、轻度神经认知障碍的诊断

轻度神经认知障碍（mild neurocognitive impairment, mild NCD）是DSM-5提出的概念，与MCI基本相同，是指患者存在1项或多项认知功能轻度损害，但是日常生活能力正常，或工具性日常生活能力轻度下降，但通过努力或代偿策略能够保持日常生活的独立性，即有完好的日常生活能力，而不需要他人帮助。

MCI和轻度神经认知障碍均为轻度认知功能减退，只是对于日常生活能力的描述略有差异。MCI强调认知功能下降未引起患者日常生活能力减退，包括工作、学习、社会交往能力可以保持原来的水平，而轻度神经认知障碍强调患者日常生活的独立性保持正常，即有完好的日常生活能力，而不需要他人帮助。

六、轻度认知障碍诊断流程

MCI诊断也遵循认知障碍诊断的基本流程，即首先确定患者有无MCI，再进一步依据患者临床特点和必要的辅助检查，明确MCI的原因。诊断流程如图2-8-2所示。

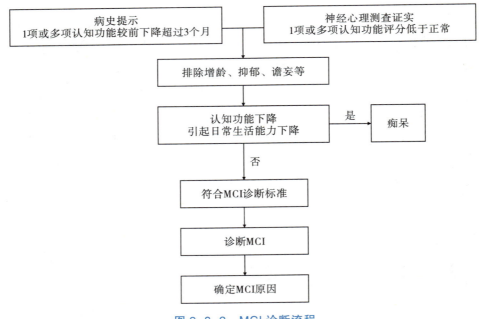

图2-8-2　MCI诊断流程

第九节 痴呆诊断

刘 洁 屈秋民

一、痴呆的特点

痴呆是严重的认知功能障碍，是由各种脑部及/或全身疾病引起认知功能较前明显下降，且导致患者的日常生活、社会交往、工作能力等下降，影响独立生活能力。因此，痴呆具有如下特点：

（1）痴呆是综合征，而非独立疾病，是多种原因引起的认知功能障碍综合征。

（2）痴呆患者意识清楚，而认知障碍不仅仅发生于谵妄期间。

（3）痴呆以脑的器质性损害为基础，与抑郁症、重型精神病等假性痴呆不同。

（4）痴呆为后天获得性认知障碍，而不同于先天性智能发育不全。

（5）认知障碍引起患者社会交往、日常工作、学习和生活能力等减退，与正常老年人记忆减退、轻度认知障碍等不同。

（6）认知障碍为持续性，一般至少持续3个月以上，与一些脑部疾病或全身疾病引起的一过性认知障碍不同。

二、痴呆的分型

痴呆是临床综合征，可有多种分类、分型方法，常用的有以下几种：

1. 按照引起痴呆的病变部位分类

（1）皮层性痴呆：主要损害大脑皮层引起的痴呆，突出表现为皮层功能障碍，常出现失语、失用、失认、记忆减退等，以阿尔茨海默病为代表。

（2）皮层下痴呆：主要损害皮层下结构及其联络纤维损害引起的痴呆，突出表现为思维反应迟钝和执行功能障碍，以 Binswanger 病、多发性腔隙性脑梗死、路易体痴呆等为代表。

2. 按照痴呆的预后分类

（1）可逆性痴呆：某些可治疗的脑部疾病（如慢性硬膜下血肿、自身免疫性脑炎、神经梅毒等）或全身疾病（如维生素 B_{12} 缺乏、甲状腺功能减退症等）引起的痴呆，早期发现，及时治疗，认知障碍可明显好转，甚至完全恢复正常，称为可逆性痴呆或可治疗性痴呆。

（2）不可逆性痴呆：神经系统退行性疾病引起的痴呆，目前尚无根本性治疗方法，病情缓慢进展，呈不可逆性病程。

3. 按照痴呆进展速度分类

（1）快速进展性痴呆：认知障碍进展迅速，在短时间内进展为痴呆，常见原因包括 CJD、自身免疫性脑炎等。

（2）慢性进展性痴呆：认知障碍隐匿起病，进展缓慢，主要为神经系统退行性疾病。

4. 按照引起痴呆的病因分类

（1）原发性痴呆：主要指神经系统退行性疾病引起的痴呆，病因尚不明确，影像学上主要表现为脑萎缩，认知功能障碍为主要表现。

（2）继发性痴呆：继发于脑部疾病或全身系统性疾病的痴呆，如继发于脑梗死的血管性痴呆，神经梅毒引起的痴呆等。

三、痴呆的诊断

痴呆诊断应遵循认知障碍诊断的基本原则，首先判断有无痴呆，其次判断痴呆的严重程度，最后明确痴呆的原因。

判断有无痴呆，详细、可靠的病史是诊断的重要依据。通过详细询问照料者、知情者，确认患者认知功能较前明显下降，在记忆、执行功能、视空间功能、语言、复杂注意和社会认知 6 项认知功能中有 2 项或 2 项以上认知功能较前明显下降，且影响日常生活时，高度提示可能有痴呆。除了可靠的病史之外，最好通过神经心理测查证实，证实患者有 2 项或 2 项以上认知功能的评分低于正常分界值。

病史及神经心理测查均提示患者有明显认知功能下降时，应首先排除其他原因引起的一过性认知功能下降，包括谵妄、镇静药物、全身疾病、脑部疾病等因素。可以通过详细的病史、必要的辅助检查、随访观察认知功能变化等确定。

认知功能减退引起日常生活能力下降是诊断痴呆的重要标准，也是痴呆与 MCI 的主要区别。必须通过详细的病史，证明认知功能障碍引起患者脑力工作（如计划、组织、应急、财务等)、社会人际交往、家庭及个人日常生活(如家务、穿衣、坐车、算账等)等能力较前下降,不能保持原来的功能水平,甚至需要某些帮助。需要强调的是,日常生活能力下降是由认知功能障碍所致,而非躯体疾病(如骨折、骨关节疾病、偏瘫、耳聋、失明等)引起。痴呆与MCI的鉴别见本书第二章第二节"认知障碍的诊断流程"的相关内容。

患者的认知功能较前明显下降,且导致日常生活能力减退,在排除其他原因之后,可参照国内外痴呆诊断标准,诊断痴呆。目前国际上常用的痴呆诊断标准有:DSM-ⅢR、DSM-Ⅳ、DSM-Ⅳ-TR、ICD-10 等。这些诊断标准大同小异,均要求患者有记忆减退,再加上至少另一项认知功能下降,且认知功能减退引起日常生活能力下降,并可排除其他原因,如谵妄、重度精神疾病等。

DSM-Ⅲ-R 是常用的痴呆诊断标准,要求记忆减退,再加上另一项认知功能损害,如抽象思维障碍、判断障碍、其他高级皮层功能障碍(失语、失用、失认、构象障碍)和人格改变,且认知障碍引起工作、日常生活、社会交往明显损害或明显不如以前,在排除谵妄后即可诊断痴呆(详见本书附录1的相关内容)。该标准主要适用于以记忆减退为主要症状的典型AD引起的痴呆。由于血管性痴呆、路易体痴呆、额颞叶痴呆等,早期记忆障碍并不一定明显,所以该标准并不完全适用。

2011年美国老年医学学会(NIA-AA)提出的痴呆诊断标准,强调只要有2项或2项以上认知功能障碍,且认知功能障碍引起日常生活能力下降即可诊断痴呆,并不强调必须有记忆减退。因此,适用于各种原因引起的痴呆(详见本书附录1的相关内容)。

四、判断痴呆严重程度

判断痴呆的严重程度,主要依据认知障碍对日常生活能力的影响程度。轻度痴呆,认知障碍导致日常生活能力较前下降,但是患者可以保持独立生活,生活可以自理,而不需要帮助;中度痴呆,患者独立生活存在一定困难,部分生活不能自理,需要一定帮助;重度痴呆,患者不能维持独立生活,生活完全不能自理,完全需要帮助;极度痴呆,患者认知功能完全丧失,几乎不能进行交流,只能卧床或坐轮椅。

判断痴呆的严重程度,除了依据认知障碍对日常生活能力的影响,还可以参考一些神经心理量表评分(表2-9-1)。

表 2-9-1　不同程度痴呆的区别

	轻度痴呆	中度痴呆	重度痴呆	极度痴呆
认知功能	轻度下降	明显下降	严重下降	完全丧失，无法与人交流
日常生活能力	较前减退，但能独立生活	独立生活困难，需要一定帮助	不能独立生活，完全需要帮助	生活能力丧失，只能坐轮椅或卧床不起
CDR	1	2	3	3
GDS	4	5	6	7
MMSE	15~24	10~14	1~9	0
ADL	20~30	30~60	60~70	>70

五、确定痴呆病因

确定痴呆的原因，对于确定治疗方案，判断疾病预后，指导治疗具有重要意义。可以参见本书第三章"认知障碍病因诊断"的相关内容。

六、重度神经认知障碍的诊断

重度神经认知障碍（major neurocognitive impairment, major NCD）是2015年DSM-5提出的概念，是指各种脑部和/或全身疾病导致认知功能较前明显下降，并引起日常生活的独立性受损。强调只要其他条件符合，一个认知域的严重损害也可以引起重度神经认知障碍。从中可以看出，重度神经认知障碍与痴呆相似，但是略有区别，二者的区别见本书第一章第一节"认知障碍常用概念"的相关内容。

（1）损害的认知域数目要求不同：大多数痴呆诊断标准，均要求有2项或2项以上的认知功能较前明显下降，而诊断重度神经认知障碍，只要1项认知功能严重障碍即可。

（2）功能障碍的标准不同：诊断痴呆，要求认知障碍导致患者的日常生活能力较前明显下降，包括工作、社会交往、日常生活等；而诊断重度神经认知障碍，要求患者日常生活的独立性受损，即不能维持独立生活，需要一定帮助。从中可以看出，重度神经认知障碍的程度可能更重，接近中度痴呆的程度。

（3）适用范围不同：DSM-5建议痴呆主要用于老年患者的重度认知障碍，而重度神经认知障碍主要用于年轻患者的重度认知障碍（表2-9-2）。

表2-9-2 痴呆与重度神经认知障碍的比较

	痴呆	重度神经认知障碍
影响的认知域	2个或2个以上	1个或1个以上
日常生活能力	较前下降	生活独立性损害，需要帮助
使用人群	建议用于老年患者	建议用于年轻患者

重度神经认知障碍的诊断流程、诊断依据与痴呆相同，也是依据病史、神经心理测查等综合判断，其诊断标准详见本书附录1的相关内容。

七、痴呆诊断流程

痴呆诊断也遵循认知障碍诊断的基本流程，即首先通过详细询问病史，提示患者有2项或2项以上认知功能较前明显下降，再通过神经心理测查进一步证实2项或2项以上认知功能评分低于正常分界值，确定认知障碍导致患者日常生活能力较前明显下降，排除谵妄、重度精神病等之后，可参照痴呆诊断标准，可诊断为痴呆。依据认知障碍对日常生活能力的影响，确定痴呆的程度，最后结合患者的临床特点及辅助检查，确定痴呆的原因。具体诊断流程如图2-9-1所示。

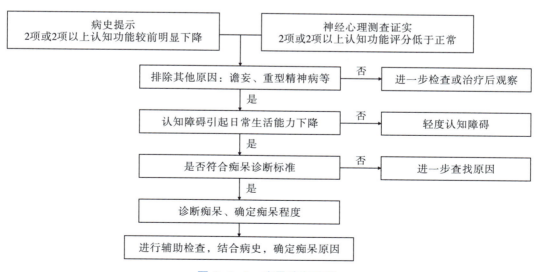

图2-9-1 痴呆诊断流程

参考文献

[1] 中国痴呆与认知障碍指南写作组，中国医师协会神经内科医师分会认知障碍疾病专业委员会.2018 中国痴呆与认知障碍诊治指南（一）：痴呆及其分类诊断标准[J]. 中华医学杂志,2018, 98(13): 965-970.

[2] Petersen R C, Lopez O, Armstrong M J, et al. Practice guideline update summary: Mild cognitive impairment[J]. Neurology, 2018, 90(3): 126-135.

[3] Weintraub S. Neuropsychological Assessment in Dementia Diagnosis[J]. Continuum (Minneap Minn), 2022, 28(3): 781-799.

[4] Raji C A, Benzinger T L S. The Value of Neuroimaging in Dementia Diagnosis[J]. Continuum (Minneap Minn), 2022 Jun 1, 28(3): 800-821.

[5] Elahi F M, Miller B L. A clinicopathological approach to the diagnosis of dementia[J]. Nat Rev Neurol, 2017, 13(8): 457-476.

[6] 中国痴呆与认知障碍指南写作组，中国医师协会神经内科医师分会认知障碍疾病专业委员会.2018 中国痴呆与认知障碍诊治指南（四）：认知障碍疾病的辅助检查[J]. 中华医学杂志，2018, 98(15): 1130-1142.

[7] 中国痴呆与认知障碍指南写作组，中国医师协会神经内科医师分会认知障碍疾病专业委员会.2018 中国痴呆与认知障碍诊治指南（五）：轻度认知障碍的诊断与治疗[J]. 中华医学杂志，2018, 98(17): 1294-1301.

第三章

认知障碍病因诊断

- 第一节 认知障碍病因诊断原则
- 第二节 常见认知障碍疾病的诊断
- 第三节 慢性认知障碍的病因诊断
- 第四节 急性认知障碍的病因诊断
- 第五节 快速进展性认知障碍的病因诊断
- 第六节 波动性认知障碍的病因诊断
- 第七节 认知障碍伴帕金森症的病因诊断
- 第八节 认知障碍伴明显精神行为症状的病因诊断
- 第九节 认知障碍伴明显语言障碍的病因诊断
- 第十节 认知障碍伴癫痫发作的病因诊断
- 第十一节 青年认知障碍的病因诊断

第一节 认知障碍病因诊断原则

屈秋民

一、认知障碍病因分类

认知障碍是由多种原因引起的临床综合征,其病因复杂多样。理论上,任何引起认知相关脑区结构、纤维连接及功能障碍的疾病均可引起认知障碍,常见原因有:

1. 神经系统退行性疾病

是一大类病因和发病机制尚不完全明确的神经系统变性疾病,以进行性脑萎缩及神经元死亡为核心,常伴有异常蛋白的聚集,包括阿尔茨海默病(AD)、路易体痴呆(DLB)、额颞叶变性(FTD)、帕金森病(PD)、皮层基底节变性(CBD)、进行性核上性麻痹等,是认知障碍最常见的原因。

2. 脑血管疾病

各种原因、各种类型的脑血管疾病,引起脑组织急性或慢性缺血性、出血性损伤,均可引起认知障碍,常见有多发性脑梗死、关键部位脑梗死、Binswanger 病、分水岭梗死、脑出血、淀粉样血管病等。

3. 中枢神经系统感染

各种脑炎、脑膜炎、克-雅病(Creutzfeldt-Jakob disease, CJD)、进行性多灶性白质脑病、神经梅毒(麻痹性痴呆)、脑寄生虫病、HIV 感染等。

4. 肿瘤性疾病

原发性脑肿瘤、脑转移瘤、非转移性边缘叶脑炎等。

5. 脑外伤

脑挫裂伤、弥漫性轴索损伤、慢性硬膜下血肿、慢性创伤性脑病等。

6. 其他脑部疾病

正常颅压脑积水(NPH)、多发性硬化、自身免疫性脑炎等。

7. 内分泌代谢病

甲状腺功能减退、糖尿病脑病、维生素 B_1 缺乏、维生素 B_{12} 缺乏等。

8. 中毒性疾病

一氧化碳中毒迟发性脑病、慢性酒精中毒、药物及毒物滥用等。

9. 遗传性疾病

包括 Huntington 舞蹈病、唐氏综合征、肝豆状核变性、CADASIL、线粒体脑病等。

10. 全身系统性疾病

慢性肝病、慢性肾功能不全、肺性脑病、结缔组织病、血管炎、神经白塞氏病等。

在上述原因中，AD、血管性痴呆（VaD）、DLB、PDD、FTD 和 NPH 等所引起的痴呆占全部神经系统疾病所致痴呆的 90% 以上，尤其 AD 是认知障碍最常见的原因，占全部认知障碍的 50%~70%。其次为 VaD，占 15%~20%。第三位为 DLB 和 PDD，占 10%~15%，FTD、NPH 相对少见，占 3%~5%。认知障碍病因构成如图 3-1-1 所示。

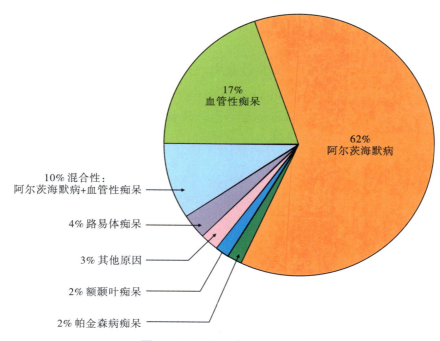

图 3-1-1 认知障碍病因构成

除此之外，许多认知障碍患者可能同时具有 2 种或 2 种以上原因，称为混合性痴呆。如阿尔茨海默病合并脑血管病，阿尔茨海默病合并路易体痴呆等。

上述引起认知障碍的原因可以按照以下方法归纳：

1）按照病理机制分类

（1）神经系统退行性疾病：包括阿尔茨海默病、路易体痴呆、额颞叶变性等。

（2）脑血管疾病：包括显性或隐性脑血管病引起。

（3）其他疾病：除了神经系统退行性疾病和脑血管病之外的原因。

2）按照病变部位

（1）脑部疾病所致认知障碍：各种脑部原发性或继发性疾病。

（2）全身系统性疾病所致认知障碍。

3）按照治疗效果及预后分类

（1）可逆性认知障碍：由脑部或全身可治性疾病引起的认知障碍，及时、合理治疗，认知功能障碍可以显著改善或完全恢复。常见病因有：维生素 B_{12} 缺乏、叶酸缺乏、维生素 B_1 缺乏、甲状腺功能减退、神经梅毒、自身免疫性脑炎、正常压力脑积水、脑血管病等。对于可以治疗性认知障碍，应该尽早发现，及时治疗。

（2）不可逆性认知障碍：脑部不可治疗性疾病引起的认知障碍，如神经系统退行性疾病、CJD 等，认知障碍逐渐加重，病情不可逆性进展。

4）按照病情进展速度分类

（1）慢性认知障碍：认知障碍隐匿起病，缓慢加重，包括绝大多数神经系统退行性疾病引起的认知障碍。

（2）急性认知障碍：认知障碍急性起病，比如卒中患者，可突然发生认知障碍。

（3）快速进展性痴呆（rapid progressive dementia, RPD）：认知障碍进展比较迅速，在发病数月之内认知障碍迅速加重，甚至达到重度痴呆，比如 CJD，患者可在数周至数月发展为重度痴呆等。

二、认知障碍病因诊断原则

明确认知障碍的病因对于确定认知障碍的治疗方案，判断疾病预后具有重要意义。认知障碍病因诊断应遵循以下基本原则：

1. 先定位，再定性的原则

先定位再定性，即首先确定病变的部位，然后确定病变的性质，是神经系统疾病诊断的基本原则，也是认知障碍病因诊断的基本原则，即先确定认知障碍是由脑部疾病引起，还是由全身系统性疾病引起，然后再确定引起认知障碍疾病的性质。

全身系统性疾病引起认知障碍，常有明确的全身疾病史，如慢性肝病、慢性肾功能不全、慢性呼吸衰竭、营养代谢障碍（电解质紊乱、维生素缺乏等）、甲状腺功能减退、药物中毒、慢性酒精中毒等，体格检查也可发现全身疾病的证据，常规辅助检查（如血常规、肝肾功、电解质、甲状腺功能、梅毒血清学、血清 B_{12} 等）提示全身系统性疾病的线索。

全身系统性疾病引起认知障碍，其脑实质损害大多数为弥漫性或双侧对称性。颅脑 MRI 可能无明显异常，或出现双侧大脑半球皮层、皮层下对称性或弥漫性病灶。

脑部疾病引起的认知障碍，一般没有全身损害的表现，可能有脑局灶性定位体征，如锥体束征、感觉障碍、共济失调、球麻痹等，颅脑 MRI 常可见脑结构异常及／或信号异常，如脑萎缩、局部或弥漫性病灶等（表 3-1-1）。

表 3-1-1　全身疾病所致认知障碍与脑部疾病所致认知障碍的比较

	全身疾病所致认知障碍	脑部疾病所致认知障碍
全身疾病史	有明确全身疾病史	无
认知障碍特点	多个认知域同时损害，注意障碍、执行功能障碍等常见，容易合并谵妄	常常某一项认知域损害比较突出，逐渐累及其他认知域
脑部 MRI	正常，或弥漫性异常，或双侧大脑半球、小脑等对称性病灶	脑萎缩，或脑部不对称性结构及信号异常
实验室检查	绝大多数血液检查有异常发现	血液检查可能正常

由于全身系统性疾病引起的认知障碍大多数为可逆性认知障碍。尽早明确诊断，早期进行病因治疗，绝大多数患者认知障碍常有明显好转，甚至完全治愈。因此，对于所有认知障碍患者，一定要首先排除全身系统性疾病引起的认知障碍，按照指南推荐进行血常规、肝肾功、梅毒血清学、甲状腺功能、血清维生素 B_{12}、颅脑 MRI 或 CT 等常规辅助检查。提示全身系统性疾病引起的认知障碍时，应及早进行相应治疗，定期随访认知功能变化。

如果确定是脑部疾病引起的认知障碍，应进一步确定脑部病变的部位和范围等，然后确定脑部疾病的性质。不同疾病，其好发部位不同，认知障碍的特点也明显不同。因此，明确认知障碍的特点，对于确定病变部位及认知障碍病因有重要帮助。

脑部疾病的诊断遵循神经系统疾病诊断的基本原则，"先定位，再定性"。定位诊断，应首先确定是脑部弥漫性损害、系统性损害，还是多灶性或局灶性损害。弥漫性损害，是指脑实质损害范围广泛，甚至累及整个大脑半球，常表现为全脑损害；而系统性损害，常选择性损害认知系统、运动系统、锥体外系、小脑系统等的 1 个或多个系统，是神经系统变性疾病的重要特点；脑部局灶性损害主要表现为脑局灶性定位体征，如偏瘫、偏身感觉障碍等。定位诊断除了依据颅神经、感觉、运动、反射、共济运动等症状、体征确定脑损害的部位之外，也可依据认知障碍症状提示病变部位。如，近事遗忘为首发症状及突出表现，常提示海马及颞叶内侧损伤或丘脑病变，常见于典型 AD、急性丘脑梗死；视空间功能障碍提示顶枕叶病变，常见于路易体痴呆、后部皮层萎缩等；失语，提示优势半球外侧裂周围损害，见于进行性非流畅性失语；执行功能障碍提示额叶皮层下损害，见于 VCI 等；失用提示顶叶损害，可能见于 FTD（表 3-1-2）。

表 3-1-2 认知障碍症状的损害部位

认知障碍特点	可能的损害部位
运动性失语	优势半球额下回后部
感觉性失语	优势半球颞下回后部
执行功能障碍	额叶病变
记忆减退	海马、内侧颞叶、丘脑
视空间功能障碍	顶枕叶
失用	顶叶
失认	顶枕叶

所有疑诊脑部疾病引起认知障碍的患者，均应首先进行脑部结构影像学检查，尤其磁共振检查，进一步确定病变的部位，了解有无脑结构及信号的改变及其性质，判断这些影像学改变能否解释患者认知障碍症状，是否为认知障碍的原因。

2. 首先寻找有无可治疗性疾病

绝大多数认知障碍，尤其神经系统变性疾病引起的认知障碍是进行性加重，不可逆的，但是少数有明确原因的继发性认知障碍是可逆性的。对于可逆性认知障碍，及时发现，尽早进行相应治疗可显著改善症状，甚至完全恢复正常，但是延误诊断和治疗，可能导致不可逆性认知障碍。因此，对于所有认知障碍患者，均应进行常规病因筛查，以确定有无可治疗性疾病。

可治疗性认知障碍的常见原因有：维生素 B_{12} 缺乏、叶酸缺乏、维生素 B_1 缺乏、甲状腺功能减退、神经梅毒、自身免疫性脑炎、脑血管病、慢性硬膜下血肿等。绝大多数可通过临床表现及辅助检查确诊。

3. 一元论的原则

"一元论"是临床诊断的基本原则，即尽可能用 1 种疾病解释患者的临床表现。当 1 种疾病不能解释时，再考虑同时患有 2 种或 2 种以上疾病。这一原则同样适用于认知障碍的病因诊断，即尽可能用一种疾病解释患者的认知障碍。可根据患者的临床特点、辅助检查等综合判断，尤其特异性生物标志物，对于诊断确定认知障碍的原因具有重要帮助。当1种疾病难以解释患者的临床表现，或辅助检查提示可能存在2种疾病，而二者均可能与认知障碍相关时，可以诊断为混合性痴呆。

4. 优先考虑常见病和多发病

认知障碍病因复杂，有些原因引起的认知障碍表现相似，缺乏特异性辅助检查，临床确诊存在一定困难。临床表现典型，且有辅助检查支持时，可以做出明确诊断。但是当临床表现不典型，又缺乏特异性辅助检查时，应优先考虑常见病、多发病。因为常见病、多发病的发病率较高，误诊机会较小。只有排除常见病和多发病之后，才可谨慎考虑少见疾病引起的认知障碍。

5. 全面考虑，综合分析的原则

病因诊断是一个复杂的思维过程，需要根据患者的临床特点、病情演变、辅助检查、治疗效果等综合考虑。详细的病史及临床特征对于认知障碍的病因诊断可以提供重要线索，但是许多疾病引起的认知障碍临床表现相似，单纯依据临床表现，很难做出准确的病因诊断，如能借助生物标志物、特异性实验室检查和病理检查等，对于确定认知障碍的原因具有重要帮助。

由于患者的临床表现与脑损害的部位及范围等密切相关，而不同疾病的好发部位不同，因此，临床表现，尤其首发症状和突出表现，对于确定认知障碍的原因也有重要帮助。因此，判断认知障碍的病因时，一定要详细询问病史，结合相应的辅助检查，进行综合判断。

三、病因诊断的思路

病因诊断需要结合病史、体格检查、辅助检查、治疗反应等综合分析，可从以下3个层次考虑：

（1）患者的临床特点，包括起病形式、首发症状、主要表现、病情演变等提示哪种疾病？

（2）引起患者认知障碍的可能原因有哪些？哪些可以排除？哪一种可能性最大？

（3）辅助检查提示或支持哪一种疾病？

1. 病史提供病因线索

不同病因所引起的认知障碍其起病形式、首发症状、突出表现、BPSD特点及发生顺序、病程经过、伴随症状、引起症状加重或减轻的因素等存在显著差异。通过详细询问病史，了解上述病史特点，对于明确认知障碍的病因具有重要价值。

（1）起病形式：仔细询问病史，确定认知障碍是突然发病？急性发病？亚急性发病？还是隐匿起病？隐匿起病，缓慢进行性加重的认知障碍，首先考虑神经系统变性疾病，也可考虑脑小血管病或营养代谢障碍；急性起病认知障碍，首先考虑脑血管病引起，也应考虑感染、代谢性疾病等。

（2）首发症状及突出表现：首发症状常提示最早受累的脑区，具有重要的定位意义。不同疾病，其好发部位不同，首发症状往往不同。以记忆减退和近事遗忘为首发症状和主要表现，提示海马及颞叶内侧损害为主，应高度怀疑典型AD；以人格行为异常为首发症状和突出表现，提示前额叶损害为主，应高度怀疑FTD；以视幻觉、视空间功能障碍为首发症状或主要表现，提示顶枕叶损害为主，应高度怀疑DLB或后部皮层萎缩；以语言障碍为突出表现和主要症状，提示外侧裂周围及语言中枢周围损害为主，应首先怀疑进行性非流畅性失语、语义性痴呆等。

（3）BPSD特点：BPSD是认知障碍的重要表现，有时甚至是首发症状。不同疾病，其BPSD特点不同，症状出现的顺序不同，对于认知障碍的病因诊断也有重要帮助。早期出现形象、生动、频繁的视幻觉常提示DLB，而AD患者幻觉发生比较晚，早期可出现被盗妄想；VaD很少出现视幻觉，而情感失禁比较常见和明显；早期出现人格行为异常，提示行为变异型FTD。

（4）伴随症状：先有帕金森病，多年以后出现认知障碍，应考虑帕金森病认知障碍；帕金森综合征与认知障碍先后出现，应考虑DLB。伴有明确脑局灶症状，如偏瘫、偏身感觉障碍、球麻痹等，应考虑脑血管病等脑部器质性疾病。

（5）病程经过：隐匿起病，缓慢进行性加重的认知障碍，常见于神经系统变性疾病（如AD、FTD）、NPH及皮质下缺血性血管性痴呆（subcortical ischemic vascular dementia，SIVD）；波动性认知障碍常见于DLB和PDD；阶梯式加重的认知障碍见于VaD；快速进展的认知功能障碍，见于CJD、自身免疫性脑炎等。

（6）治疗反应：疑诊维生素B_{12}缺乏引起的认知障碍患者，补充维生素B_{12}后认知功能明显改善，甚至完全治愈；疑诊甲状腺功能减退引起的认知障碍，补充甲状腺素后，认知功能明显改善。

2. 体格检查提示病因

全身体格检查发现严重贫血、面容浮肿、毛发脱落、黄疸等，可能提示维生素B_{12}缺乏、甲状腺功能减退、慢性肝病等全身疾病。神经系统检查发现局灶性定位体征，有助于确定脑部病变的部位，提示认知障碍的可能病因（表3-1-3、表3-1-4）。

（1）失语、失用、失认：提示大脑皮层局部损害，常见皮层性痴呆，如AD、FTD，而很少见于皮层下痴呆，如帕金森病痴呆、DLB、NPH等。

表 3-1-3　临床特征提示认知障碍的原因

	特征	可能的疾病
起病形式	急性起病	脑血管病、颅内感染、药物中毒、代谢异常、脑外伤等
	隐匿起病	AD、FTD、DLB、PDD
首发症状	视空间障碍	DLB、PCA
	记忆减退	典型 AD
	执行功能障碍	VaD、fvAD
	语言障碍	PNFA、SD、Logopenic 失语
	人格行为异常	bvFTD、fvAD
BPSD	明显视幻觉	DLB、PDD
	被盗妄想	AD、DLB
	人格异常	FTD、fvAD
	早期焦虑、抑郁	DLB、AD
	情感失禁	VaD
病情经过	缓慢加重	AD、FTD、SIVD
	波动性	DLB
	阶梯式进展	VaD
	卒中样发作	VaD、线粒体脑病
	快速进展	常见 CJD、自身免疫性脑炎、脑血管病、脑转移瘤、副肿瘤、中毒、酒精戒断、营养缺乏、一氧化碳中毒迟发性脑病等。
伴随症状	贫血	维生素 B_{12} 缺乏
	发热	中枢神经系统感染
	黏液性水肿	甲状腺功能减退
	癫痫发作	CJD
	肝、肾疾病	代谢性疾病

（2）帕金森综合征：表现为动作迟缓和静止性震颤、肌张力增高、姿势步态异常等。原发性帕金森病早期表现为单侧手或足静止性、搓药丸样震颤，运动迟缓，逐渐累及全身，数年后出现认知功能减退，常伴有视幻觉。路易体痴呆，则帕金森症与痴呆在 1 年内先后发生；血管性帕金森综合征、正常压力脑积水等，常表现为双下肢动作迟缓、小碎步，转身、迈步困难，但是在床上活动比较好。

（3）假性球麻痹：表现为构音障碍，饮水呛咳，下颌反射亢进，掌颌反射阳性，强哭强笑等，提示双侧皮质脑干束损害，常见于多发性脑梗死、进行性核上性麻痹等。

（4）锥体束征：包括腱反射亢进、病理反射阳性等，提示局灶性脑损害，如VCI等。

（5）额叶释放症状：强握、摸索、吮吸、掌颌反射，提示额叶损伤，常见于FTD、Binswanger病等。

（6）全身体征：K-F环及黄疸，提示肝豆状核变性；面部浮肿，眉毛脱落等提示甲状腺功能减退；贫血貌提示维生素B_{12}缺乏等。

表 3-1-4 体格检查提示认知障碍原因

体征	可能的疾病
失语	进行性非流畅性失语、语义性痴呆、Logopenic失语、血管性痴呆
失用、失认	CBD、AD
假性球麻痹	VaD、PSP
帕金森综合征	DLB、PDD、CBS、FTD，晚期AD
双下肢帕金森症	VaD、NPH
锥体束征	VaD、PSP

3. 辅助检查提供病因线索

辅助检查分为常规检查和选择性检查。常规检查是所有认知障碍患者必须进行的辅助检查，其目的是发现有无可治疗性疾病。2012年EFNS痴呆诊治指南推荐，全部认知障碍患者，均应常规进行血常规、头部CT或MRI、血清维生素B_{12}测定、甲状腺功能检查、梅毒血清学检查等。常规检查发现异常时，应首先考虑是否为认知障碍的病因，必要时进行试验性治疗和定期随访，观察认知功能变化，以明确辅助检查异常是否为认知障碍的原因。例如发现血清B_{12}水平降低时，可试验性补充维生素B_{12}，定期观察认知功能变化；发现甲状腺功能减退时，可试验性补充甲状腺素，定期观察认知功能变化，以确定B_{12}缺乏或甲状腺功能减退是否为认知障碍的原因。

根据患者临床特点及常规检查不能确定认知障碍病因时，应进一步依据患者的临床特点及初步诊断，选择特异性辅助检查，明确认知障碍的病因，或排除其他的原因。辅助检查的选择原则及结果判断，参考本书第二章第六节"辅助检查选择及结果判断"的相关内容。

四、认知障碍病因诊断的临床思维

临床诊断绝大多数情况是一种概率性推断，即哪一种疾病的可能性最大，除非有特异性生物标志物或病理诊断。在缺乏可靠的生物标志物时，只能根据患者的临床特点、体格检查、辅助检查、治疗反应等推测引起认知障碍可能性最大的原因。

对于收集到的病史、体格检查和辅助检查结果，应仔细分析，推断认知障碍的病因。临床表现典型患者，首先从病史、病情经过、体格检查等判断患者符合哪一种疾病的特点和诊断标准，再结合辅助检查做出初步诊断。对于临床表现不典型患者，需要罗列出可能引起认知障碍的原因，然后进行相应的辅助检查，逐步排除可能性小的疾病，做出可能的临床诊断。所以，认知障碍病因诊断的临床思维方式包括：正向推断和逐一排除。

（1）正向推断：根据患者的临床表现，分析其最符合哪种疾病的临床特征，推断出最可能的病因，主要适用于临床表现典型的患者。比如，以缓慢起病，逐渐加重的情景记忆障碍为主要表现时，应首先考虑典型 AD；以精神行为异常为首发症状和主要表现者，应首先考虑 FTD；以视幻觉、帕金森症为突出表现者，应首先考虑 DLB；具有脑卒中病史的认知障碍患者，首先考虑 VCI。

（2）逐一排除：当患者临床表现不典型，或临床表现比较复杂，辅助检查无特征性表现，很难确定认知障碍的病因时，需要罗列出各种可能的病因，进行逐一排除。原则上，应该首先排除可能性最小的疾病，再排除容易排除的疾病，最后剩余可能的病因，进一步进行辅助检查和分析，判断哪一种疾病的可能性最大。

必须强调，依据临床表现推测病因都是相对的，临床表现主要与病变损害的部位、范围、进展速度、代偿能力等密切相关，而与神经病理改变并不直接相关。尽管不同疾病有其好发部位，但是许多疾病可以累及多个部位，同一部位可能受多种疾病影响。例如，颞叶内侧萎缩是典型 AD 最常见的损害部位，患者主要表现为近记忆力障碍，但是并非颞叶内侧萎缩和近记忆力障碍都是典型 AD，也可能由其他疾病所致，如海马硬化、单纯疱疹病毒脑炎后遗症、脑外伤等。后部皮层萎缩，既可以是非典型 AD 的表现，也可能是其他疾病，如皮层基底节变性等。

临床上，认知障碍诊断可能有 2 种情况：

第一种：患者因为认知障碍就诊，首先根据临床表现和神经心理测查，确定患者存在 MCI 或痴呆，进一步根据临床特点、辅助检查、治疗反应等确定 MCI 或痴呆的原因。这种情况是当前绝大多数临床诊疗的思路和模式。

第二种：患者可能进行健康体检，或有痴呆的家族遗传病史，进行致病基因检测，或生物标志物检查，证明患者存在某种疾病（如 AD、FTD、CADASIL 等），需要根据临床表现，判断患者属于疾病的哪一个阶段，无症状期、MCI 期、痴呆期。

五、病因诊断流程

认知障碍病因诊断流程如图 3-1-2 所示。

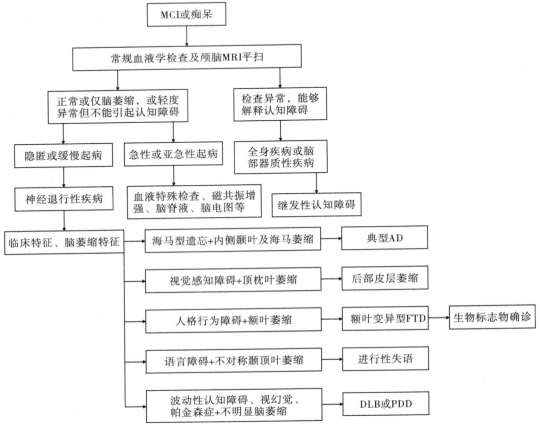

图 3-1-2　认知障碍病因诊断流程

第二节 常见认知障碍疾病的诊断

屈秋民　王　瑾　乔　晋　霍　康　肖卫忠　邓永宁　曹红梅
周玉颖　邢　岩　商苏杭　高　玲　张　虹　卫　萌

一、阿尔茨海默病的诊断

1. AD 诊断思路

100多年来，AD一直作为痴呆的一个主要亚型，甚至痴呆的代名词。国际疾病分类第十版（ICD-10）、美国精神疾病诊断-统计手册第三、四版（DSM-Ⅲ、Ⅳ），以及美国国立神经病学、语言交流障碍和卒中-老年性痴呆及相关疾病学会（NINCDS-ADRDA）等关于AD的诊断，均要求患者首先符合痴呆的诊断标准，然后进一步判断痴呆是否由AD引起，强调痴呆是诊断AD的前提条件。近年研究发现，AD是一个连续的病理过程，其病理改变可开始于临床症状出现前10~15年。因此，AD可分为临床前期（无症状期）、MCI期和痴呆期。

临床前期AD，患者无任何AD相关的临床症状，但是脑内已有AD特征性病理改变。此时，只能依据病理生理标志物做出AD诊断，包括脑脊液Aβ1-42水平降低、磷酸化tau蛋白水平升高；PET检查提示脑内Aβ沉积，tau蛋白沉积。这些生物标志物诊断AD的特异性和敏感性超过90%，对于提高临床诊断的准确性具有重要意义。由于少数正常老年人也可发现上述AD生物标志物阳性，且具有这些标志物并非一定发展为临床AD。所以，2021年IWG-3诊断标准推荐单纯Aβ及P-tau蛋白阳性，而没有任何临床表现，诊断为AD高危状态，而不宜诊断为AD。而携带家族性AD致病基因（APP、PS1、PS2基因突变）的患者最终将发展为AD，故称为症状前AD。

MCI期AD，即AD所致MCI。其诊断应遵循MCI病因诊断基本原则，首先患者要符合MCI的诊断标准，即认知功能较前轻度下降，但是尚未引起日常生活能力减退；其次，依据患者临床特点和AD生物标志物变化，判断MCI由于AD所致。但是还应排除其他原因所致MCI，如脑血管病、路易体病、维生素B_{12}缺乏等，即可诊断为AD所致MCI（表3-2-1）。

表 3-2-1　AD 生物标志物分类

病理生理标志物	脑脊液 Aβ42 降低、磷酸化 tau 蛋白升高 PET 显示脑内 Aβ 沉积、tau 蛋白沉积 携带家族性 AD 致病基因：APP、PS1、PS2 基因
疾病进展标志物	CT 或磁共振显示脑萎缩； 代谢降低； 脑脊液总 tau 蛋白增高

AD 所致 MCI，常见于老年患者，缓慢起病，进行性加重，绝大多数以记忆减退为首发症状和主要表现，典型表现为海马型遗忘，即情景记忆减退和近事遗忘，忘记刚发生的事情，给予线索或者提示，记忆力也不能改善。少数患者以轻度语言障碍、视空间障碍或执行功能障碍为首发症状，可能为非典型 AD。

痴呆期 AD，即 AD 所致痴呆的诊断，首先应符合痴呆的诊断标准；其次，患者的临床表现符合典型 AD 或非典型 AD 的特点，实验室检查支持 AD 的诊断；第三，排除其他原因引起的痴呆。

AD 所致痴呆的临床特点：

（1）多于 65 岁以后发病。

（2）缓慢起病，进行性加重，大多数经过 MCI 期，尤其遗忘型 MCI，最后发展为痴呆。

（3）大多数以情景记忆障碍为首发症状和主要表现，随着病情进展，逐渐出现语言障碍、执行功能障碍和视空间功能紊乱等症状。

（4）早期无幻觉、激越等精神行为异常。

（5）除认知障碍之外，早期神经系统检查正常。

2.AD 的诊断标准

目前国际上常用的 AD 诊断标准有以下几个，具体诊断标准见本书附录 1 的相关内容。

（1）美国国立神经病学、语言交流障碍和卒中 - 老年性痴呆及相关疾病学会（NINCDS-ADRDA）标准：1984 年发布，首先要求患者符合痴呆诊断标准，缓慢起病，进行性加重的记忆减退及皮层认知障碍等临床特点提示 AD，排除其他原因之后可诊断 AD。因此，该标准单纯依据 AD 临床特征，是一个排除性诊断，特异性较低，而且只能诊断痴呆期患者，难以做到早期诊断。

（2）阿尔茨海默病国际工作组 AD 研究性标准（IWG-1 标准）：由国际 AD

工作组于 2007 年提出，要求患者必须有早期、明显的情景记忆障碍和海马型遗忘，再加上一项生物标志物支持。该标准首次引入生物标志物，对于提高 AD 诊断的准确性有很大帮助，但是只能诊断记忆障碍明显的 MCI 期或痴呆期患者，不能诊断临床前期 AD，也不能诊断其他症状起病的非典型 AD。另外，该标准将 MRI 显示内侧颞叶萎缩，脑脊液 Aβ42 降低及总 tau 和磷酸化 tau 蛋白升高，SPECT/PET 显示双侧颞顶叶糖代谢减低和脑内 Aβ 沉积，直系亲属患常染色体显性遗传性 AD 等作为相同价值的生物标志物不符合病理机制，尤其脑萎缩、脑代谢降低作为 AD 的生物标志物特异性较低。

（3）美国老年医学学会阿尔茨海默病协会 AD 诊断标准（NIA-AA 标准）：由美国老年医学会于 2011 年提出，将临床特征与生物标志物相结合，以提高诊断的特异性，并提出了临床前期、MCI 和痴呆期的诊断标准。既适合临床应用，也兼顾临床研究。结合了生物标志物，使 AD 诊断的准确性显著提高；首次提出非遗忘型 AD 的诊断标准，临床适用范围更加广泛，但是该标准将 AD 的病理生理标志物和疾病进展标志物同样对待，降低了诊断的特异性。

（4）国际阿尔茨海默病工作组 AD 研究性标准（IWG-2 标准）：由国际 AD 工作组于 2014 年提出，主要是为了临床研究目的，希望入组的 AD 患者有明确的 AD 病理改变。因此，强调生物标志物的价值，并将生物标志物分为 AD 的病理生理标志物（包括脑脊液 Aβ42 降低和磷酸化 tau 蛋白升高；PET 显示脑内 Aβ；携带 AD 突变基因）和疾病进展标志物（SPECT/PET 显示双侧颞顶叶糖代谢减低，结构影像学显示皮层萎缩），诊断的特异性显著提高。另外，该标准将海马型遗忘为主要表现者，作为典型 AD，而非海马型遗忘为主要表现者称之为非典型 AD（包括后部皮层萎缩、Logopenic 型进行性失语、额叶变异型 AD、Down 氏综合征）。对于临床前期 AD，携带家族性 AD 基因突变（APP、PS-1、PS-2）者最终会发展为 AD，称为 AD 前期，而单纯 Aβ 和/或 tau 蛋白阳性者不一定会发展为 AD，称之为 AD 高危状态。

（5）国际阿尔茨海默病工作组 AD 诊断标准（IWG-3 标准）：由国际 AD 工作组于 2021 年对 2014 年 IW-2 的 AD 研究性标准进行更新，将临床特征与生物标志物相结合，提高 AD 诊断的特异性和敏感性，既可用于临床研究，也可用于临床诊断，并且给出了不同的生物标志物改变和临床表现时的诊断建议，具有很好的可操作性，但是强调必须临床表现和生物标志物结合才能诊断 AD，不推荐单纯依据临床表现做出 AD 诊断。

上述 AD 诊断标准各有优缺点，其比较见表 3-2-2。

表 3-2-2　AD 常用诊断标准的比较

	NINCDS-ADRDA	IWG-1	NIA-AA	IWG-2	IWG-3
发布时间	1984 年	2007 年	2011 年	2014 年	2021 年
目的	临床诊断	临床研究	临床诊断，兼顾临床研究	临床研究	临床诊断，兼顾临床研究
生物标志物	不需要	必需	临床研究需要	必需	必需
临床分期	只有痴呆期	MCI 期、痴呆期	临床前期、MCI 期和痴呆期	无症状高危状态、MCI 期、痴呆期	无症状高危状态、MCI 期、痴呆期
优点	主要依据临床特征，基层医院及社区也可广泛使用	首次引入生物标志物，诊断简明扼要	有利于早期诊断；将临床表现与生物标志物相结合，提高诊断准确性；重视非遗忘型 AD 的表现	分为典型 AD 和非典型 AD；特异性高	强调临床特征与生物标志物结合
缺点	特异性、敏感性低；不能诊断 MCI 期及临床前期 AD	不能诊断临床前 AD；不能诊断非遗忘型 AD；磁共振显示海马萎缩及脑血流代谢降低作为生物标志物特异性较低	未区分病理生理标志物和疾病进展标志物	必须具备生物标志物才能诊断；敏感性低	必须具备生物标志物才能诊断；敏感性低

2018 年美国老年学会提出了 AD 的研究性诊断框架，即 A-T-N 框架，其中 A 阳性指脑内 Aβ 沉积（脑脊液 Aβ 42 水平降低，或 PET 显示脑实质 Aβ 沉积），是诊断 AD 的必备条件；T 阳性指磷酸化 tau 蛋白增高（脑脊液磷酸化 tau 蛋白水平增高或 PET 显示脑内 tau 蛋白沉积增加），是诊断 AD 的特异性标志物；N 阳性指神经元变性（结构 MRI 显示脑萎缩，FDG-PET 显示脑葡萄糖代谢降低，脑脊液总 tau 蛋白水平增高）。A-T-N 框架虽然不是 AD 的诊断标准，但是反映了 AD 的病理过程，即 Aβ 沉积和 tau 蛋白过度磷酸化是 AD 发病的核心，而脑萎缩、脑代谢降低、脑脊液总 tau 蛋白升高反映了神经元变性的程度，虽然对于 AD 诊断特异性较低，但是与疾病进展密切相关。因此，该研究框架对于指导 AD 生物标志物的应用具有重要意义（表 3-2-3）。

表 3-2-3　AD 生物标志物框架及分类

ATN 框架	生物标志物分类	
A−T−N−	正常 AD 标志物	
A+T−N−	AD 样病理生理变化	AD 病理生理学连续谱
A+T−N+	AD 样病理生理变化	
A+T+N−	AD	
A+T+N+	AD	
A−T+N−	非 AD 病理生理	
A−T−N+	非 AD 病理生理	
A−T+N+	非 AD 病理生理	

A——脑内 Aβ 聚集或相关病理生理

· 脑脊液 Aβ42 水平降低或 Aβ42/Aβ40 比值降低。

· PET 显示脑实质 Aβ 聚集。

T——tau 聚集（神经原纤维缠结）或相关病理生理

· 脑脊液磷酸化 tau 蛋白水平增高。

· PET 显示脑实质 tau 蛋白沉积增加。

N——神经元变性/损伤

· 结构 MRI 显示脑萎缩，尤其海马及双侧颞叶内侧萎缩。

· FDG-PET 显示脑葡萄糖代谢降低。

· 脑脊液总 tau 蛋白水平增高。

3.AD 诊断流程

临床上，AD 诊断可能有 2 种情况。第一种：先根据病史及神经心理测查，诊断患者存在 MCI 或痴呆。在此基础上，进一步结合患者的临床特点及生物标志物，确定 MCI 或痴呆由 AD 所致。第二种：通过特异性生物标志物检查，确定患者符合 AD 的诊断，再根据临床表现，区分为 AD 无症状期、AD MCI 期、AD 痴呆期。

2021 年 IWG-3 建议，单纯生物标志物阳性只能作为 AD 高危人群，而不能诊断 AD，因为有些高龄老年人，也可出现 AD 生物标志物阳性，或者有些 AD 生物标志物阳性的老年人，并不一定发展为痴呆，且 Aβ 阳性也见于其他疾病。

（1）典型 AD 的诊断：典型 AD 以颞叶内侧和海马萎缩为主，以近事遗忘为首发症状和主要表现，90% 左右的 AD 均为典型 AD。

（2）非典型 AD 的诊断：少数 AD 患者，最早、最明显的脑萎缩部位为额叶，或颞叶，或顶叶，或枕叶等，临床上表现为相应脑叶损伤的症状，而记忆减退并不明显，称为非典型AD或非遗忘型AD。

非典型AD，也是AD，其病因和发病机制与典型AD相同，但是由于主要损害的部位不同，其临床表现与典型AD有明显差异。后部变异型AD，以顶枕叶损害为主，主要表现为视空间功能障碍；Logopenic型AD，以外侧裂周围损害为主，主要表现为语言障碍，语法缺乏及找词困难等；额叶变异型AD，以双侧额叶损害为主，主要表现为精神行为异常和执行功能障碍。

非典型AD诊断也遵循AD诊断思路。首先，患者的临床表现符合AD特点，即中老年患者，隐匿起病，认知障碍缓慢进行性加重；其次，依据类型不同，其主要的认知障碍可表现为视空间功能障碍、语言障碍或精神行为异常或执行功能障碍，等等，符合非典型AD的诊断标准；如有生物标志物支持AD诊断，则可诊断非典型AD。

二、血管性认知障碍的诊断

血管性认知障碍（VCI）是由显性或隐性脑血管病引起的认知功能减退，符合MCI标准时，称为血管性轻度认知障碍（VaMCI）或非痴呆的血管性认知障碍（VCIND）。达到痴呆标准时，称之为血管性痴呆（VaD）。VCI诊断，应首先证实患者存在认知障碍，符合MCI或痴呆诊断标准；其次证明存在血管性脑损伤，即临床或亚临床脑血管病；第三，证明患者的认知障碍由脑血管病引起。

1. 血管性轻度认知障碍的诊断

2011年美国心脏协会（AHA）和美国卒中协会（ASA）发表了VaMCI诊断标准，并分为肯定的、很可能的、可能的和可疑的VaMCI。2014年，VASCOG发布了轻度血管性认知障碍（Mild VCD）诊断标准。这2个标准在核心特征上基本相同：①病史：患者/知情者有记忆力下降的主诉；②认知障碍：至少1项认知功能损害的证据；③日常生活能力保持原来的水平：工具性生活能力正常或轻微受损，不足以影响日常生活的独立性；④脑血管病的证据：临床卒中病史或影像学证实的脑血管病灶；⑤支持血管性原因的特征：脑血管病是认知损害的主要原因。

基于上述诊断标准，VaMCI的临床诊断仍沿用排除性诊断模式。临床诊断分为3个步骤。第1步，确定存在轻度认知损害，包括：认知功能下降病史；≥1个认知领域损害的客观证据（神经心理学测试，或等效的临床评估，认知成绩较常模均值下降1~2个标准差）；IADL基本正常。第2步，确定脑血管病是认知损害的主要原因，影像学上≥1项脑血管病证据和认知损害起病与≥1次脑血管事件具有时间相关性；在无卒中或短暂性脑缺血发作（TIA）病史情况下，存在执行功能、信息处理速度明显减退的证据，且具备步态、排尿、人格异常特征之一。第3步，排除认知损害的其他病因。

2个标准的不同之处在于诊断阈值上，VASCOG标准将AHA/ASA标准低于常模均值的1~1.5个标准差扩大至1~2个标准差或3%~16%之间，其中，低于1~1.5个标准差为VaMCI，低于2个标准差则考虑VaD。在脑血管病证据上，VASCOG标准定义了脑血管病存在的种类和严重程度，补充了无卒中或TIA病史，即亚临床脑卒中情况下的认知损害模式和支持性特征。在排除标准上，VASCOG标准细化了排除认知损害的其他原因，因此，与AHA/ASA标准相比，实际操作性更好，更适用于临床实践。

2016年中国血管性轻度认知损害诊断指南指出，VCI诊断必须基于神经心理学测试，认知评估应包括1个整体认知测试和至少4个认知领域测试，如执行、记忆、语言、视空间功能，但不应将记忆损害作为诊断的必要条件。推荐的VaMCI诊断标准：①神经心理学测评证实存在认知功能损害：1个以上认知域确定的损害或2个以上认知域临界的损害（临界损害指在年龄匹配常模的第5%~10%或常模均值的1.5个标准）；②结构影像学证实存在脑血管病，包括多发腔隙性脑梗死、关键部位脑梗死及脑白质病变；③脑血管病和认知功能损害之间具有相关性，或脑血管病足以引起认知障碍，如认知损害发生在脑血管病3个月内或哈金斯基缺血评分（HIS）≥7分，或无脑血管事件发生，但存在信息处理速度和/或执行功能明显减退证据，且具有步态、小便、人格异常特征之一；④日常生活能力属于正常范围；⑤不符合痴呆诊断标准；⑥除外认知功能损害的其他原因。上述6条全部符合，可诊断为VaMCI。该标准与AHA/ASA标准和VASCOG标准基本一致，具有可操作性，也适用于临床研究。

2. 血管性痴呆的诊断

目前常用的VaD诊断标准有：ICD-10标准、DSM-Ⅳ标准、美国加利福尼亚AD诊断和治疗中心（ADDTC）标准、美国国立神经病与卒中研究所/瑞士神经科学研究国际会议（NINDS-AIREN）标准和2014年国际血管行为和认知障碍学会（VASCOG）标准。其共同特点是符合痴呆的诊断标准；有脑血管病变的证据；脑血管病变与痴呆有相互因果关系。

（1）ICD-10标准：VaD的定义为，有记忆损害和其他认知域障碍并持续6个月以上，认知功能损害分布不均衡，部分功能受损，其他功能相对保留，有局灶性神经系统症状和体征，以及脑血管病的证据。

（2）DSM-Ⅳ标准：①存在多方面认知缺陷，至少有下列认知障碍之一：失语、失用（虽然运动功能没有问题，但不能执行动作）、失认（虽然感觉功能没有问题，但不能认识或识别物体）、执行管理功能的障碍（即计划、组织、安排次序、抽象等）。②以上认知缺陷导致社交或职业功能缺陷，并可发现这些功能明显不如以前。③存在局限性神经系统体征与症状；或有提示脑血管疾病的实验室依据（例如，涉及皮层及白质的多发梗死）并可认为是认知障碍的病因。④这些缺陷并非由于谵妄所致。

（3）ADDTC标准中对VaD的定义为：存在2个认知领域损害，不强调记忆障碍；如果病史中只有1次脑卒中，则需要在卒中事件和痴呆发生之间有明确的时间上的相关性，有2次或以上卒中事件，则不要求时间上的相关性。

（4）NINDS-AIREN VaD诊断标准：1993年由Román等制定，使用最广泛。它强调3个基本要素：①符合痴呆诊断，推荐ICD-10、DSM-Ⅳ和DSM-Ⅳ-TR诊断标准；患者存在记忆及至少2个其他认知功能的障碍。②有脑血管病的证据，推荐CT或MRI影像学检查证实。③痴呆与脑血管病间必须有相关性，至少有下列1项：a. 在明确的卒中后3个月内发生痴呆；b. 突然认知功能衰退，或波动性、阶梯样进行性认知功能损害。

VASCOG提出了血管性轻度认知障碍和血管性重度认知障碍的诊断标准，并使用VCD（vascular cognitive disorders，VCD）替代了VCI，血管性轻度认知障碍替代VaMCI，血管性重度认知障碍替代VaD。对于血管性认知障碍的临床诊断，推荐了很可能的（probable）和可能的（possible）2种确定程度，与诊断神经退行性变（AD）所采用的方式一致。诊断很可能的VCD，临床和神经影像学标准均应符合。虽然很少见，但是遗传性CVD支持很可能的诊断。如果达到了临床标准，但是没有神经影像学证据，则诊断为可能的VCD。

VASCOG提出的VCD亚型包括：①出血性或缺血性；②皮质-皮质下或皮质下缺血多种病因：A. VCD伴AD（重度或轻度）；(a)达到VCD的标准（除外排除标准）；(b)达到AD的标准（可能的），因在临床中更加突出：血管性还是AD；B. VCD伴其他病变：路易体病；C. VCD伴行为或精神症状：精神病性症状、抑郁、激越、淡漠等。

VCD概念认为认知损害是一个从认知功能正常到痴呆的连续性过程，但把VCD分为轻度认知障碍（miner cognitive disorder）和重度认知障碍（major cognitive disorder），对于非常重要的临床前期（pre-clinic）即轻度VCD前期（pre-mild VCD）并没涉及和有明确规定，更为可能是基于临床的现实需求。用障碍代替了传统的损害的概念，意在暗示VCD的异质性，有不同的临床表现和严重程度。此诊断标准为诊断VCD提供了合理的临床方法，认识到了VCD临床表现的多样性及VCD病理基础的性质、部位和严重性的异质性，也考虑到和AD共病情况。但需要进一步测试其可靠性和准确性。

3.VCI神经心理评估

神经心理测查是诊断VCI的重要依据。与AD不同，VCI具有广泛异质性，依据脑血管病的原因、类型、损害部位、大小等不同其认知损害存在较大差异。由于大多数VCI由脑小血管病引起，以额叶皮质下白质损害为主，故执行功能障碍是最常见的表现。此外，常同时伴有其他认知域损害，如记忆、语言等。因此，神经心理评估也有一定差异，国内外多个指南对于VCI评估给出了建议。这些建议大同小异，临床医师可根据需要选择。

美国国立神经疾病和卒中研究院–加拿大卒中网络（NINDS-CSN）共同发表的VCI诊断标准推荐了3种筛查方案，即60min方案、30min方案和5min方案，以适应不同需求的认知筛查，是最常用的VCI筛查方案。60min方案由记忆、视空间、语言、执行测试组合而成，补充了整体认知测试和情绪/精神行为，适用于临床研究；30min方案在60min方案基础上删除了视空间测试，适用于临床筛查；5min方案由蒙特利尔认知评估量表（MoCA）中的记忆、定向及语言测评项目组合而成，适用于快速筛查、大规模流行病学调查（表3-2-4）。

表3-2-4 NINDS-CSN推荐的筛查方案

60min方案	·执行/始动能力： 语义流畅性测验（动物） 语音流畅性测验（字母） WAIS-Ⅲ数字–符号转换测验 连线测验 词语列表记忆策略 ·语言：波士顿命名测验 ·视空间： Rey-Osterrieth复杂图形临摹 Rey-Osterrieth复杂图形记忆 ·记忆： Hopkins词语学习测验 加利福尼亚词语学习测验 波士顿命名测验再认 数字符号测验的学习 ·精神/情感： 神经精神问卷 流调中心用抑郁量表 ·其他： 老年认知减退问卷 MMSE

表 3-2-4（续）

30min 方案	·语义流畅性测验（动物） ·语音流畅性（字母）测验 ·WAIS-Ⅲ数字-符号转换测验 ·Hopkins 词语学习测验（修订版） ·神经精神问卷（NPI） ·流调中心用抑郁量表 可以增补：连线测验和 MMSE
5min 方案	蒙特利尔认知评估分项： ·5 个单词记忆（识记、回忆和再认） ·6 个条目定向 ·1 个字母语音流畅性测验 ·可以增补： 语义流畅性测验（动物） 连线测验 ·MMSE（与其他测验至少间隔 1h）

中国老年保健协会阿尔茨海默病分会（ADC）和中华医学会神经病学分会认知障碍学组，结合国内外指南和我国实际情况，也分别提出了 VCI 的神经心理测查方案，临床可以使用（表 3-2-5、表 3-2-6）。

表 3-2-5 ADC 提出的血管性轻度认知损害神经心理学评估方案

评估领域	评估工具	判断分界值
记忆	霍普金斯词语学习测验（HVLT）	HVLT（中文版）≤ 18.5/36 分
语言	波士顿命名测验第 2 版（BNT-2）	BNT-2（中文版）≤ 22/30 分
视空间	画钟试验（CDT）	CDT（中文版）≤ 3/4 分
执行	连线测验（TMT）	TMT-A（中文版）≥ 70/150s
整体认知	简易精神状态检查（MMSE）	MMSE（中文版）27~30/30 分
补充：生活能力	工具性日常生活能力（IADL）量表	IADL 量表（中文版）≤ 9 分 /8 项

表 3-2-6 根据 VICCCS 共识修订的 VCI 核心认知域评估方案中文版

评估的认知域	推荐评估量表	可选择评估量表	推荐阈值
注意与处理速度	连线测验（TMT-A）	数字符号转换测验	重度 VCI：TMT-A（中文版）≥77.5s
执行功能	连线测验（TMT-B）	交替流畅性测验	重度 VCI：TMT-B（中文版）≥147.5s 轻度认知损害：交替流畅性≤14 个
语言功能	波士顿命名测试第 2 版（BNT-2）	动物流畅性测验（ANT）	BNT-2≤22 分（总分 30 分）
学习记忆能力	霍普金斯词语学习测验（HVLT）	简易视觉空间记忆测验	HVLT（中文版）≤18.5 分（总分 36 分）
视空间能力	画钟试验（CDT）	Rey-Osterrieth 复杂图形测验	CDT（中文版）≤3 分（总分 4 分）
整体认知	蒙特利尔认知评估量表（MoCA）	简易智能状态检查（MMSE）	MoCA：文盲≤13 分，受教育年限 1~6 年≤19 分，受教育年限 7 年及以上≤24 分； MMSE：认知损害≤17 分（文盲），≤19 分（受教育年限 1~6 年），≤24 分（受教育年限≥7 年）
日常生活能力	工具性日常生活能力量表（IADL）	功能活动量表（FAQ）	IADL（中文版）≤9 分
精神行为	神经精神问卷（NPI）	流调用抑郁量表（CESD）	CESD：阳性为≥16 分

4.VCI 影像学评估

影像学检查对于 VCI 诊断必不可少，为了详细、准确地评估脑血管病改变，NINDS-CSN 提出 VCI 影像学评估指标，可供临床选择（表 3-2-7）。

表 3-2-7　NINDS-CSN 推荐的 VCI 影像学评估指标

病理特征	推荐的磁共振评估	可补充的磁共振评估
脑梗死	记录脑梗死的部位、数量和大小 ·部位：包括小脑幕上、大脑半球、皮层（可能合并皮层下）、皮层下白质、皮层下灰质、小脑幕下 ·梗死大小： 大梗死灶：最大直径 > 10mm 小梗死灶：最大直径 3~10mm	采用标准化的方法对脑梗死体积进行定量
脑白质高信号	推荐使用 ARWMC 量表对白质高信号进行半定量评估，也可使用 Fazekas 量表评估	颅脑体积标准化的脑白质高信号体积定量
出血	·出血大小 大出血灶：最大直径 > 10mm 小出血灶：最大直径 3~10mm ·部位：与脑梗死部位相同	采用标准化的方法对脑出血体积进行定量
脑萎缩	推荐使用 CHS 量表评估脑萎缩及脑室体积，推荐使用内侧颞叶萎缩量表评估海马萎缩	颅脑体积标准化的脑体积定量
其他		评估肿块效应、动静脉畸形、脑结构畸形、发育不良或其他干扰脑血管病评估的颅内病变

5.VCI 诊断流程

VCI 诊断流程如图 3-2-1、图 3-2-2 所示。

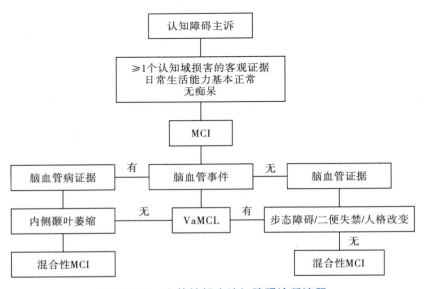

图 3-2-1　血管性轻度认知障碍诊断流程

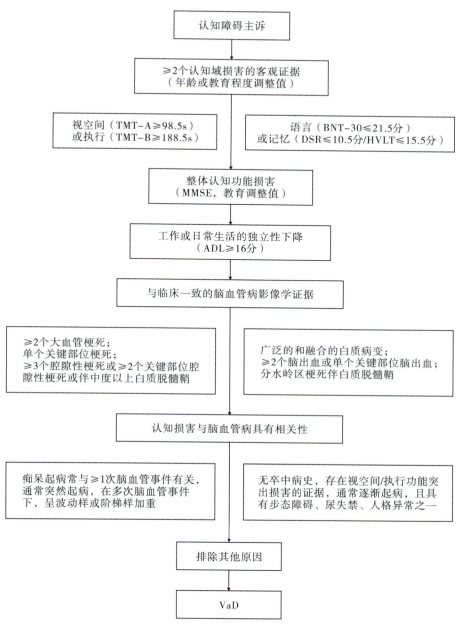

图 3-2-2 血管性痴呆筛查和诊断流程

三、路易体痴呆的诊断

DLB 诊断主要依据临床特征,目前尚缺少简便、可靠的生物标志物。1996 年,McKeith 首先提出了 DLB 的诊断标准,并在 1999 年和 2005 年分别进行了修订。

1996年诊断标准特异性高达95%，但敏感性很低，只有32%。因为绝大多数DLB患者存在视空间功能障碍，2005年修订标准将视空间功能障碍作为核心标准之一，提高了诊断的敏感性，使很可能DLB检出率增加了25%。该标准SPETCT发现广泛低摄取在鉴别DLB与AD的敏感性和特异性上有所提升，但是对于鉴别其他帕金森综合征痴呆，如PSP及皮质基底节变性并没有太大帮助。2017年DLB联盟再次更新了DLB诊断标准，与2005年标准相比，新的诊断标准明确地区分了临床特征和生物学标志物；且根据患者不同的临床特征和生物学标志物将诊断的可能性分为"很可能的DLB"和"可能的DLB"。

诊断DLB最大的挑战在于如何早期诊断以及与AD相鉴别（表3-2-8）。由于很大一部分DLB并不会出现帕金森综合征表现，所以DLB常被误诊为AD。与AD相比，DLB具有如下临床特征：

（1）早期出现视空间功能障碍。
（2）早期出现幻觉，尤其视幻觉明显，通常反复出现，形象生动。
（3）认知障碍明显波动，时轻时重。
（4）痴呆发生1年内出现帕金森症。
（5）注意缺陷及执行功能障碍突出，而记忆减退并不明显。
（6）RBD、自主神经功能紊乱、晕厥等更常见。
（7）神经阻断剂超敏。

表3-2-8　DLB与AD的鉴别

	AD	DLB
认知障碍特征	记忆减退	注意缺陷，视空间功能障碍
波动性	无	明显
视幻觉	中晚期出现	早期出现
RBD	少见	常见
自主神经功能	少见	常见
帕金森症	晚期出现	早期出现
神经阻断剂超敏	极少	半数患者超敏
脑萎缩	颞叶内侧及海马为主	弥漫性均匀萎缩

具有这些特征的患者，应高度怀疑DLB诊断。DLB确诊有赖于尸解的病理诊断，而临床诊断DLB以既往史、现在症状、神经心理测试结果和影像学发现为基础，同时要除外血液、生化、药物原因所引起的认知功能障碍。

四、帕金森病认知障碍的诊断

临床确诊的 PD 患者，在运动症状发生多年后出现认知障碍，常首先表现为视空间功能障碍，注意缺陷和机敏度下降，反应迟钝，执行功能障碍，应考虑 PD-MCI 或 PD 痴呆。PD 伴发的认知障碍，早期记忆力可能正常，但是随着疾病进展，可能逐渐出现记忆减退。目前国际运动障碍学会（Movement Disorder Society，MDS）在 PD-MCI 诊断标准的共识中推荐了 4 个认知功能评价量表，其中蒙特利尔认知测试（MoCA）可用于 PD-MCI 及 PD 痴呆的筛查，而 PD 认知评定量表（PDCRS）、PD 认知功能预后评定量表（SCOPA-cog）和 Mattis 痴呆量表（DRS）则更为详细准确，特别是 PDCRS 和 SCOPA-cog 具有较高的特异性和敏感性，可用于 PD-MCI 及 PD 痴呆的诊断临床上，诊断 PD 痴呆需要与 AD 痴呆、Lewy 体痴呆等相鉴别（表 3-2-9）。

表 3-2-9　MDS 推荐的 PD 认知障碍筛查工具

简短筛查工具	MoCA、PD 认知评定量表、PD 痴呆神经心理测查工具、PD 预后评分-认知部分
视空间功能	图形复制试验（如：立方体、钟表、交叉五边形）、空间判断试验（如：视觉物体空间感知、Benton 线方向性判断）
执行功能或注意	工作记忆测验、选择性注意、转换、计划、口语流畅性（如：Wisconsin 卡片分类试验、NIH 检查、接尾试验、Stroop）
记忆	单词表、图片或延迟回忆和再认相关的学习（如：Rey's 听觉词语学习试验、California 口语学习测验、自由及线索提示的选择性记忆测验、简短视空间记忆测验）；视觉记忆可能对视觉感知推理或记忆缺失贫乏

2011 年中华医学会神经病学分会帕金森病及运动障碍学组结合 2007 年国际运动障碍学会（MDS）制定的 PDD 的诊断指南，提出了 PDD 简明评估方案，可供临床参考（表 3-2-10）。

目前 PD 痴呆与 Lewy 体痴呆（DLB）的关系尚存在争议，有专家建议将二者作为不同疾病分别进行诊断，并以 1 年时间为期，即 PD 运动症状出现 1 年后发生认知障碍者，可诊断为 PD 痴呆；而 PD 运动症状与痴呆在 1 年之内先后出现者，可诊断为 Lewy 体痴呆。但也有学者认为，DLB 与 PD 痴呆均以 α-突触核蛋白聚集和 Lewy 小体形成病理特征，二者可能为同一类疾病的不同临床类型，只是损害部位不同，临床表现不同而已。

尽管对于 PDD 和 DLB 的关系尚无定论，但是在临床实践中，绝大多数学者还是倾向于分别诊断。

表 3-2-10　临床医师诊断 PDD 的简明评估方案

诊断标准	评估方法
确诊原发性 PD	英国脑库标准
痴呆在 PD 发病 1 年后出现	患者或家属提供病史或既往就诊记录
认知功能减退并影响日常生活	MMSE < 26 分，询问经济支配、社会交往、决策力、准确服药
认知功能评估	以下 4 项中至少 2 项
注意力	100 连续减 7，倒数月份
执行力	词语流畅性（1min 内少于 11 个词） 画钟表（不能完成）
视空间功能	临摹交叉五边形（不能完成）
记忆力	即刻回忆、短期回忆（忘记至少 1 个物体）
精神行为评估	简明神经精神量表（NPI）

五、额颞叶痴呆的诊断

1994 年以来，已经正式发布的 FTLD 诊断标准有 4 种，分别是 1994 年 Brun 等标准，1998 年 Neary 等标准，2001 年 McKhann 等标准及 2011 年 Rascovsky 等标准，反映了人们对 FTLD 疾病的逐渐认知过程。1994 年 Lund 和 Manchester 工作组通过对数百例 FTLD 患者的临床评估和 60 多个脑组织的神经病理分析提出最初的 FTLD 诊断标准，该标准仅对 FTLD 一些常见的临床症状（如行为异常、语言障碍、躯体体征）和神经病理特征进行了简单描述，提出一些值得借鉴的辅助检查（如脑电图、神经影像学和神经心理评估）以及支持和排除诊断，但临床分型不明确，并未涉及对 PPA 临床类型的诊断和描述，因此该诊断标准临床应用价值十分有限。1998 年 Neary 等基于国际专家共识对既往的 FTLD 诊断标准进行了更新和扩展，明确将 FTLD 分为 3 种临床亚型：FTD（当时并未明确定义为 bvFTD）、SD 和 PNFA，并对各临床亚型的具体症状和体征进行了详细描述和解释，目前该诊断标准已广泛应用于科研和临床实践。根据 Neary 等诊断标准，FTLD 诊断必须完全满足 5 项核心诊断（包括：隐匿起病并进行性发展、早期社会人际交往能力下降、早期个人行为调控能力障碍、早期出现情感迟钝和缺乏洞察力），部分满足一些支持诊断（如行为异常、语言功能障碍，一些临床体征和辅助检查）。尽管5项核心诊断特征常见于FTLD患者，但并不是每例患者均具备，譬如在FTLD初诊患者中，情感迟钝出现率大约为78%，隐匿起病、进行性发展症状的出现率大约为99%，一些个人行为调控能力障碍、缺乏洞察力等特征的出现率更低，这就降低了该评价标准的信度，影响最终诊断的效度。此外，该诊断标准还受限于大量的排除诊断（包括11项排除诊断和3项相对排除诊断特征）。据统计，如果将核心诊断和排除诊断综合考虑，仅53%的FTLD初诊患者能够满足5项核心诊断标准，72%的FTLD初诊患者能够满足5项核心诊断标准其中3项。一些核心诊断标准中最为常见的3项特征（如隐匿起病并进行性发展、早期个人行为调控能力障碍、早期缺乏洞察力）在神经系统退行性病变疾病中亦十分常见，因此在bvFTD和其他类型痴呆的鉴别诊断上具有一定的难度。

苛刻的诊断要求显著降低了Neary诊断标准的敏感性。Mendez和Perryman对53例经SPECT检查（均显示额叶低灌注）诊断的bvFTD患者的临床表现进行分析发现，仅有1/3的患者初诊时满足Neary等诊断标准，但随访2年后，该比例上升至82%。这种对初诊患者的低敏感性同样被Mendez等的观察研究证实。另一项回顾性研究通过对45例临床诊断和部分病理（18例）确诊的bvFTD患者进行长达3年的临床随访，结果发现，在发病初期，仅有56%的患者（25例）出现了5项核心诊断特征，12例满足4项核心症状。随访至3年时，共33例患者完全具备5项核心症状，6例患者符合4项核心症状，占总人数的87%；部分患者从未出现过情感迟钝（11例）和自知力丧失（6例）。由此可见，若严格按照该诊断标准，将有一部分患者在病程早期漏诊。当然，严格的诊断条件提高了诊断标准的特异性，通过对不同痴呆类型组的对比研究显示，该诊断标准的特异性可达90%~100%，这在bvFTD与AD及其他类型痴呆的鉴别诊断中尤为重要。

2000年马里兰会议国际临床和基础科学家参与了FTD和Pick病诊断标准的讨论，并对1998年的Neary等标准进行一定的修改和深化。该标准并未按照既往的核心诊断标准和支持标准进行归纳分析，而是将临床表现特征归纳为6条诊断特征。相比之下，专家更推崇从神经病理学角度来对疾病进行诊断和分类，他们认为仅仅通过对FTLD临床症状的描述来进行诊断远不足以体现该疾病的特征，而且诸多的临床症状并不具有特异性，可与其他神经系统退行性疾病具有重叠，难以严格区分。他们将FTLD分为5种不同的神经病理类型：①tau包涵体阳性，不溶性tau主要为三微管连接重复，最可能的诊断是Pick病、染色体-17相关的额叶痴呆伴随帕金森病（FTDP-17）、其他尚未确认的家族性和散发性额颞叶疾患。②tau包涵体阳性，不溶性tau主要为四微管连接重复，最可能的诊断是皮质基底节变性（CBS）、进展性核上性麻痹（PSP）、FTDP-17、其他尚未确认的家族性和散发性额颞叶疾患。③tau包涵体阳性，不溶性tau主要为三和四微管连接重复，最可能的诊断是神经原纤维缠结痴呆、FTDP-17、其他尚未确认的家族性和散发性额颞叶疾患。④神经病理异常改变为额颞叶神经元缺失和胶质细胞增生，无tau或泛素阳性包涵体，未检测到不溶性tau，最可能的诊断是FTLD（亦称作缺乏显著组织学病理特征型痴呆）、其他尚未确认的家族性和散发性额颞叶疾患。⑤神经病理异常改变主要为额颞叶神经元丢失和胶质细胞增生，泛素阳性，tau包涵体阴性，未检测到不溶性tau，伴有运动神经元病（MND）或不伴MND，但具有MND型包涵体，最可能的诊断是伴MND的FTD、具有MND型包涵体的不伴MND的FTD、其他尚未确认的家族性和散发性额颞叶疾患。

经过10余年对FTLD的逐渐认识和经验积累，2011年，Rascovsky等学者在Neary等诊断标准的基础上对bvFTD的诊断提出了新的修改方案。根据修订标准，bvFTD的诊断分为"可能""很可能"和"确诊"3个等级，"可能"bvFTD诊断只需要6条临床特征（脱抑制、淡漠/迟钝、缺乏同情心、持续/强迫行为、过度食欲和执行功能障碍）中的3条。"很可能"bvFTD诊断在上述基础之上增加了功能障碍和特异性神经影像学改变要求，而"确诊"bvFTD则需要组织病理学证据或病理性突变基因存在。鉴于疾病早期bvFTD临床症状与其他FTLD亚型、神经系统退行性疾病重叠较少，"可能""很可能"的FTLD诊断更适合bvFTD疾病早期诊断。与之前的诊断标准比较，修订标准的优势在于：①减少了诊断标准数量；②取消了"核心诊断"和"支持诊断"间的人为划分；③给予符合诊断标准相当程度的灵活性；④诊断选择明确（定义清晰的操作方法）；⑤纳入遗传和神经影像学结果；⑥等级诊断（可能、很可能和确诊）。Rascovsky等通过对修订标准和Neary等标准进行比较发现，在137例通过尸检病理确诊的bvFTD患者中，118例（86%）符合"可能"诊断标准，104例（76%）满足"很可能"诊断标准；相比而言，仅72例（53%）具备Neary等诊断标准。不能满足修订标准的患者为高龄，或者伴有显著记忆力损害等非典型表现。此外，就排除标准而言，Rascovsky等认为患者早期出现严重的记忆缺失或空间定向障碍不应该被排除，在同样的研究人群中，2例（1.5%）患者表现出修订标准中1项或多项排除标准特征，这2例患者的认知和行为障碍可以用其他非退行性疾病或药物性疾病进行解释；26例（19%）患者具备1998年Neary等诊断标准中的1项或多项排除标准特征，15例（11%）患者具有早期严重的记忆缺失症状，9例（7%）患者表现出明显的视空间定向障碍。由此可见，与1998年Neary等诊断标准相比，新修订标准可以提高bvFTD诊断的敏感性，特别是利于疾病的早期诊断，以及与其他临床亚型、神经退行性疾病的鉴别诊断。

2014年我国学者参照欧洲神经病学学会（European Federation of the Neurological Societies，EFNS）指南、国际行为变异型额颞叶痴呆标准联盟提出的标准，以及美国神经病学学会发布的相关文献，提出了国际 bvFTD 联盟的诊断标准可以应用于中国 FTLD 临床诊断。FTLD 诊断标准详见本书附录 1 的相关内容。

六、正常压力脑积水的诊断

iNPH 诊断主要依据典型的临床表现，即成人缓慢起病并逐渐加重的步态障碍、认知障碍和尿失禁"三联征"，结合必要的辅助检查，尤其特征性 CT/MRI 改变。因此，具有 iNPH "三联征" 1 项以上特征时，应考虑 iNPH 的诊断，进行必要的辅助检查，以明确诊断（图 3-2-3、图 3-2-4、表 3-2-11）。

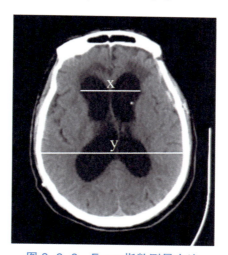

图 3-2-3 Evan 指数测量方法

注：Evan 指数 = 侧脑室前角外侧缘最大距离（x=47.7mm）/ 同一层面颅骨内板最大距离（y=132.5mm）=0.36。

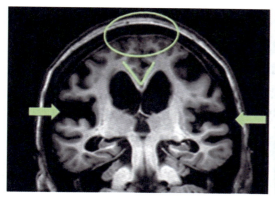 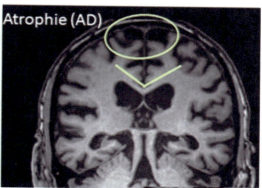

图 3-2-4 正常压力脑积水侧脑室前角夹角变小及 DESH 征

注：MRI 冠状位见侧脑室前角的夹角 < 90°；侧裂池以上及中线两侧脑沟及蛛网膜下腔变窄，而侧裂池以下及腹侧脑沟、脑池增宽，及脑脊液在蛛网膜下腔的上、下部不均匀分布。

表 3-2-11　脑积水与脑萎缩在影像学鉴别

	脑积水	脑萎缩
萎缩部位	侧裂池以下皮层萎缩明显	皮层广泛萎缩
脑室扩大	侧脑室明显扩大，第三脑室球形扩大	侧脑室扩大，第三脑室非球形扩大
Evan 氏指数	> 0.3	< 0.3
冠状位侧脑室前角夹角	锐角，< 90°	钝角，> 90°
脑室周围低密度影	明显	无，或轻微

1. 无创检查

1）神经心理检查

iNPH 患者多存在明显额叶执行功能缺损，视空间结构障碍是 iNPH 患者另一突出的认知损害表现。iNPH 患者的记忆缺陷模式是额叶型，其中回忆不成比例地受累，而再认相对保留，可作为与 AD 的鉴别点。

2）头颅 CT

脑室扩大是 iNPH 的重要诊断标准，Evan 氏指数（两侧侧脑室前角外侧缘的最大距离与同一层面颅骨内板最大距离）> 0.3；大脑侧裂池和基底池扩大；部分患者脑室旁白质可见低密度影。

3）头颅 MRI

MRI 冠状位呈现不成比例的蛛网膜下腔扩大型脑积水（DESH）征象，即侧裂池以上及中线两侧脑沟及蛛网膜下腔变窄而侧裂池、大脑凸面下部（侧裂池以下）及腹侧脑沟脑池增宽，脑脊液在蛛网膜下腔的上、下部不均匀分布，这一征象的出现，需高度怀疑 iNPH。海马体积缩小、海马旁裂扩大、冠状位测量胼胝体角度变小（≤ 90°）、中脑导水管末梢扩张、中脑直径变小亦可帮助 iNPH 的诊断。iNPH 患者脑室周围及深部脑白质损伤较同年龄段的正常老年人更严重，但并非是诊断 iNPH 的必需征象。采用磁共振相位对比电影成像检查，iNPH 患者脑脊液通过导水管时呈高动力学状态，其最大流速和平均流量均明显大于 AD、轻度认知功能障碍患者和健康者，对诊断有较好的敏感性，并可用于预测分流术的效果，但目前尚缺乏高级别证据。

4）脑血流测定

SPECT 乙酰唑胺负荷试验检查提示脑室周围灌注降低但非乙酰唑胺的改变所致，这一发现有助于 iNPH 的诊断及预测术后反应性。研究显示大多数 iNPH

患者脑血流灌注量在额叶区域或整个脑部弥漫性减少；部分患者外侧裂和胼胝体周围区域血流灌注减少严重，这可能与侧脑室和外侧裂的扩大有关；而具有DESH征象的患者，由于顶叶、额叶中外侧、枕叶皮质密度增大，局部脑血流量则相对有所增加，这两点有助于与AD鉴别。但这些结果尚缺乏证据充分的高级别证据。

2. 有创或微创检查

1）Tap 试验

指通过腰椎穿刺放出 30~50mL 的脑脊液，脑脊液释放不足以达到以上标准时，则腰椎穿刺终压 0mm H_2O（1mmH_2O=9.806Pa，全书同）为终止，观察患者在放液试验前、后 4h、8h、24h、72h 的步态改变。常用的观察参数包括步态速度、步幅，以及旋转 180°或 360°所需的步数。由于该方法具有操作简便、创伤小、安全等优点，可作为 iNPH 患者诊断的关键方法。但特异性较低，对阴性者不排除分流手术有效的可能。

2）持续腰大池放液试验（ELD）

作为脑脊液 Tap 试验的另一种替代方案，即以 5~10mL/h 的速度持续引流脑脊液，每天排出脑脊液 150~200mL，连续引流 2~7d（多为 3d），于 4h、8h、24h、72h 后观察患者的临床反应性。对于 Tap 试验阴性，但高度怀疑 iNPH 患者可以行 ELD，可显著提高诊断敏感性和准确率。但患者需住院，可能发生感染、导管脱落、神经根刺激等并发症。

3）脑脊液动力学测试

是将生理盐水、乳酸林格氏液、人造脑脊液以恒定的速度（1.6~2.0mL/min）注射入脑脊液腔内，主要监测脑脊液流出的抵抗力（Rout）、脑脊液流出的传导力（Cout）等参数。Rout 值升高可判断术后的反应性，与 Tap 试验结合后可进一步提高预测率。目前，该方法在我国运用并不广泛，但风险收益分析提示，该方法与前 2 种方法相当。Rout 值异常升高亦可见于正常人。对已有某种程度痴呆的老年患者，行长时间的蛛网膜下腔压力/颅硬膜外压力监测，存在一定的创伤性，而且 Rout 及 Cout 测定缺乏标准化数值。因此，此方法为非强制性试验方法。

4）颅内压（ICP）持续监测

ICP 连续监测一般持续 12~48h，主要应在夜间进行测定，大部分研究监测腰椎蛛网膜下腔压力，也有对脑室内压力、硬膜外压力的监测研究。监测指标主要包括基础压、压力波、脉冲压。有研究表明 B 波［振幅 >5mmHg（1mmHg=0.133kPa，全书同），0.5~2次/min]的出现率越高，提示分流术后有效的可能性越大，然而也有针对B波的研究得出阴性结果。该方法对诊断及选择手术患者有一定价值，但对患者的侵入性较大，目前临床使用较少。

5）脑脊液检查

腰穿或脑室内压力≤200 mmH$_2$O，脑脊液常规及生化检查正常。目前尚无特异性的标记物来界定iNPH。有研究发现，淀粉样前体蛋白（APP）片段（如Aβ42、sAPPα）、总微管相关蛋白（T-tau）、磷酸化微管相关蛋白（P-tau）、神经丝轻链蛋白、促炎细胞因子等标记物可用于iNPH的诊断、与其他痴呆类型相鉴别及分流效果的预测，但目前仍无定论。

6）脑池造影术

研究发现，放射性同位素或CT脑池造影检查在脑积水患者中表现为脑室返流及大脑凸面核素活性存在时间延长。但由于该方法在iNPH诊断及疗效预测上无肯定关系，且为有创检查，较少使用。

3. 诊断标准

iNPH诊断标准最早由日本iNPH协会于2004年提出，并于2012年进行了更新。国际iNPH诊断标准于2005年由Relkin等提出。由于目前尚无公认的iNPH病理学诊断标准，因此，各种诊断标准的准确性还难以评估，但是国际iNPH诊断标准操作性良好，与脑脊液分流手术后的疗效一致性较高（Ⅰ）。脑脊液引流试验对于iNPH诊断及预测脑脊液分流手术的疗效有一定帮助（6~8）（Ⅰ）。一次性引流较大量脑脊液（引流30~50mL）后步态改善可提示iNPH，但敏感性仅26%~61%，不能作为排除iNPH的依据（Ⅰ）。但其阳性反应，可准确预测脑脊液分流手术后的疗效（Ⅰ）。延长的脑脊液引流试验（持续3d，引流300mL以上）预测手术疗效的敏感性为50%~100%，阳性预测值为80%~100%（Ⅰ）。腰大池置管测定脑脊液流出阻力，预测脑脊液分流手术疗效的敏感性为57%~100%，阳性预测值为75%~92%（Ⅱ）。2016年中华医学会神经外科学分会、中华医学会神经病学分会、中国神经外科重症管理协作组共同制定了iNPH的中国诊断标准。临床表现和影像学所见是诊断iNPH的必备条件。并将iNPH分为3个诊断级别：临床可疑、临床诊断和临床确诊。

4. iNPH鉴别诊断

iNPH"三联征"可见于多种疾病（表3-2-12），因此，在临床诊断中需要与多种疾病进行鉴别。需要鉴别的常见疾病及鉴别要点表3-2-13。此外，iNPH亦可同时合并其他神经系统疾病，如PD、AD、脑血管病等，需要仔细甄别。

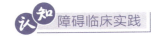

表 3-2-12　可表现为"三联征"的常见疾病

	步态	认知	失禁
可能出现三联征的疾病			
iNPH，伴或不伴合并症	√	√	√
帕金森病	√	√	√
路易体痴呆	√	√	√
皮质基底节变性	√	√	√
进行性核上性眼肌麻痹	√	√	√
多系统萎缩	√	√	√
血管性痴呆	√	√	√
神经梅毒	√	√	√
药物副作用	√	√	√
多因素——任何诊断的组合，伴或不伴 iNPH	√	√	√
可能出现 2 种症状的疾病			
多因素——任何诊断的组合，伴或不伴 iNPH	√	√	√
iNPH，伴或不伴合并症	√	√	√
维生素 B_{12} 缺乏	√	√	
颈椎管狭窄和脊髓病	√		√
腰骶管狭窄	√		√
周围神经病	√		√
可能仅出现 1 种症状的疾病			
iNPH	√		
髋部、膝盖、脚踝的退化性关节炎	√		
脊髓小脑变性	√		
外周血管疾病（间歇性跛行）	√		
阿尔茨海默痴呆		√	
额颞叶痴呆		√	
抑郁症		√	
甲状腺功能减退		√	
睡眠呼吸暂停		√	
前列腺肥大/阻塞性尿路病			√
盆底异常			√
间质性膀胱炎			√
能够加重其他症状的疾病			
视力缺损	√	√	
听力缺损		√	
肥胖	√		
心血管疾病	√		
呼吸系统疾病	√		
慢性腰痛	√		
前庭障碍	√		

表 3-2-13　iNPH 的鉴别诊断

	需要鉴别的疾病	鉴别要点
步态障碍	PD	iNPH 患者一般无冻结现象、静止性震颤；外源性暗示疗法改善不明显；抗 PD 药物（如左旋多巴）疗效欠佳
认知障碍		
皮质型痴呆	AD	iNPH 患者一般不具有失语、失认与失用证；iNPH 患者回忆不成比例地受累，再认相对保留，AD 两者均受累；分子影像学检查如 PET-CT 及脑脊液生物标记可提供帮助
	额颞叶痴呆	iNPH 患者很少出现人格改变、行为去抑制（如个人卫生差、随处大小便）、易激惹
皮质下型痴呆	路易体痴呆	iNPH 患者很少出现视幻觉、妄想、明显波动性认知功能障碍
	进行性核上性眼肌麻痹	iNPH 患者很少出现假性球麻痹、核上性凝视麻痹
	皮质基底节变性	iNPH 患者很少出现不对称性症状、"异己手"、核上性眼球运动障碍性、皮质性感觉缺损等症状
混合型痴呆	血管性痴呆	血管性痴呆多有明确的脑血管病史，影像学有助于鉴别
尿失禁		男性患者需考虑前列腺疾病；女性患者需考虑压力性尿失禁或慢性尿路感染
影像学（脑室扩大）		
sNPH		有引起脑积水的原因，脑脊液检测异常，影像学有助于鉴别
梗阻性脑积水		导水管是否狭窄
脑萎缩		DESH 征

七、HIV 相关认知障碍的诊断

随着 HIV 感染患者数量增加及存活时间延长，HIV 相关认知障碍呈逐年增加趋势。尽管强效抗反转录病毒治疗后HIV相关的痴呆从20%降至5%以下，但是HIV相关的无症状性神经认知障碍和轻度认知损害的发病率仍高达20%~50%。1991年美国神经病学分会AIDS工作组将HIV相关认知障碍分为HIV相关的痴呆和轻度认知运动障碍，并提出了相应的诊断标准。2006年美国加州大学San Diego分校HIV神经行为研究中心制定了HIV相关神经认知障碍的研究性标准，将HIV相关认知障碍分为3型：无症状性神经认知损害、轻度神经认知损害和HIV相关的痴呆。Cherner等以尸体解剖发现脑炎性改变作为判断标准，显示San Diego分校HIV神经行为研究中心的标准阳性预测值（95% vs. 88%）、敏感性（67% vs. 56%）和特异性均较高（92% vs. 83%），均超过美国神经病学分会的标准，可能是由于HNRC标准包含了无症状性神经认知减退（Ⅰ）。

2007年美国神经病学分会AIDS工作组重新修订HIV相关神经认知障碍的诊断标准。强调了使用统一的HAND诊断标准的重要性。目前推荐至少对以下认知功能领域进行评估，包括语言、注意力、抽象思维、记忆力、理解力、感觉功能和运动技能。推荐的单个神经心理测验包括霍普金斯词语学习测验、简明视觉记忆测验、数字符号测验、符号搜寻测验、连线测验（A和B）、颜色连线测验、空间记忆广度测验、定步调听觉连续加法测验、词语流畅测验、斯特鲁色词测验、威斯康星卡片分类测验及沟槽钉板测验；推荐的成套神经心理测验有国际HIV痴呆量表（international HIV dementia scale，IHDS）和蒙特利尔认知评估（Montreal cognitive assessment，MoCA）。由于评估的结果受年龄、教育、性别、种族以及文化等多种因素的影响，指南还强调了在HIV阴性人群建立常模，以低于正常人群平均值的标准差作为判断依据。美国国立精神卫生研究所（National Institute of Mental Health，NIMH）给出了HAND诊断分期的详细标准。诊断无症状神经认知功能障碍要求患者有≥2个认知领域评估结果低于常模的1个标准差以上，但未影响日常生活能力；HIV相关性轻度认知功能障碍需要有≥2个上述认知领域评估结果低于常模的1个标准差以上，日常生活受到轻度影响；而诊断HIV相关性痴呆的患者，需要有≥2个上述认知领域评估结果低于常模的2个标准差以上，日常生活受到严重影响。诊断前应注意排除其他可能造成认知障碍的疾病，如血管性神经认知障碍、帕金森病所致神经认知障碍、梅毒所致神经认知障碍、隐球菌或结核性脑膜炎、中枢神经系统淋巴瘤，以及进展性多灶性脑白质病变等。在中国，HIV与丙型肝炎病毒合并感染率很高，诊断时也需排除此混淆因素。研究证明，该诊断标准具有更好的敏感性和特异性（Ⅰ）。

DSM-Ⅴ关于HIV相关神经认知障碍的诊断标准尚需临床评价。在多种HIV

相关认知损害筛查工具中，许多研究支持使用 HIV 痴呆评分。该评分一般可在 3~5min 完成，以 14 分作为筛查痴呆的分界值（最高得分 16 分），具有较高的特异性和敏感性（Ⅰ），并且可准确监测病情恶化。

八、神经梅毒的诊断

神经梅毒的诊断要求有梅毒感染的确切证据，同时有中枢神经系统损害的证据，包括临床证据和实验室证据（表 3-2-14）。

由于神经梅毒临床表现极有模拟性，容易误诊漏诊。诊断需要根据患者病史、性接触史、输血史、生育史、临床表现、配偶及性伴侣有否梅毒史综合考虑，再结合梅毒血清学、脑脊液检查及神经系统影像学结果，综合分析。

1. 实验室检查

（1）脑脊液常规：感染后数周 CSF 细胞数和蛋白增加，出现于血清学检查阳性之前。CSF 细胞数通常在 $5 \times 10^9/L$ 以上，可高达 $100~300 \times 10^9/L$，以淋巴细胞为主，有少量浆细胞和单核细胞。蛋白轻度升高（40~200mg/dL），球蛋白升高为主，糖及氯化物正常，IgG 升高。

（2）血清及脑脊液免疫学检查：可分为非特异性螺旋体检测（VDRL、RPR）和特异性螺旋体检测（FTA-ABS、MHA-TP）。其中非特异性螺旋体检测对于一些非梅毒性疾病有较高的假阳性率。特异性检测中 FTA-ABS 用于检测各个时期体内的特异性 IgG 抗体，血清学阳性只表示以前接触过梅毒螺旋体，不一定是神经梅毒，CSF 检查阳性则对神经梅毒的诊断有重要意义。目前认为 CSF-TPHA 指数诊断神经梅毒的特异性为 100%，CSF-TPHA 阴性可排除神经梅毒。最新研究表明，联合 5 种梅毒试验：脑脊液 FTA-ABS，血清 FTA-ABS，脑脊液 TPHA，血清 TPHA，脑脊液细胞学计数，预测神经梅毒的平均特异性和敏感性分别为 94% 和 87%。CDC 通过统计 CSF-VDRL 试验用于诊断神经梅毒的特异性可达 100%，但其敏感性只有 27%，并且在无症状神经梅毒中敏感性为 10%。因此若诊断为梅毒只需 VDRL 试验阳性即可。

神经梅毒的脑脊液特异性检测主要依靠 VDRL 试验（特异度高，灵敏度低），FTA-ABS（灵敏度高，特异度低）可在必要时考虑检测。解读时需要结合临床与其他检查。

表 3-2-14 梅毒实验室检测结果判断

脑脊液	神经梅毒症状及体征	排除血液污染后	诊断神经梅毒
脑脊液 VDRL（-）	有神经梅毒症状和体征	血清学检查异常、脑脊液细胞或蛋白异常	诊断神经梅毒
脑脊液 FTA-ABS（-）	无神经梅毒症状及体征		不考虑神经梅毒
脑脊液检出梅毒螺旋体			确诊神经梅毒（包括无症状者）
RPR 及 TPPA，TPHA 或 FFA-ABS 等确诊试验阴性	脑脊液常规检查无异常		排除神经梅毒
RPR、TPPA 均阳性	脑脊液常规检测符合神经梅毒改变		可诊断神经梅毒

2. 影像学检查

头颅 CT 和 MRI 可见脑萎缩，以额叶和颞叶为主。部分病例 MRI 可见额叶、颞叶、海马等部位的高信号。合并脑膜血管梅毒的病人，可见相应血管供应区的脑梗死病灶。部分病例可见脑膜强化。脑血管检查可见脑血管广泛、不规则狭窄，狭窄动脉近端瘤样扩张，呈串珠样或腊肠状，狭窄远端小动脉梗死。

神经梅毒的影像学表现：

（1）脑实质型神经梅毒影像学可见多发性大小不一的病灶，CT 表现为低密度，MRI T2WI 表现为高信号。

（2）脑血管性神经梅毒可见脑膜血管增多，大动脉弥漫性狭窄，可呈串珠样改变。

（3）晚期神经梅毒可伴有脑萎缩、脑沟增宽等。

（4）麻痹性痴呆可表现为多发性病灶，也可有类似于边缘叶脑炎的表现，但多伴有脑萎缩（图 3-2-5）。

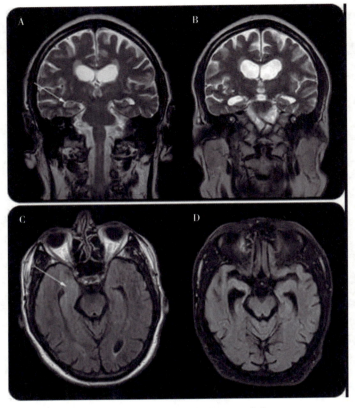

图 3-2-5　麻痹性痴呆 MRI 改变

注：MRI 显示双侧颞叶萎缩，右侧颞叶、海马高信号。

九、外伤性认知障碍的诊断

慢性创伤性脑病（CTE）是一种神经系统变性疾病，常见于反复颅脑外伤的患者，如拳击运动员、橄榄球运动员等，多有反复脑外伤病史，缓慢出现进行性认知障碍，临床表现缺乏特异性，诊断存在一定困难。

2013 年 Jordan B.D. 和 Victoroff J. 分别提出了 CTE 的诊断标准。Jordan 标准主要聚焦于 CTE 的神经病理改变，诊断的特异性较高。Victoroff 标准主要依据临床症状和体征出现的频率，虽然敏感性较高，但是存在诸多缺陷，如要求外伤后至少 2 年后发病、无临床分型、未推荐辅助检查等（Ⅱ）。2014 年 Montenigro P.H. 等将 CTE 的概念扩大为创伤性脑病综合征（TES），并分为 4 个亚型：行为/情绪变异型、认知变异型、混合变异型和 TES 痴呆，并提出了很可能 CTE 和可能 CTE 的研究性诊断标准，但其时间较短，临床应用价值尚待验证（表 3-2-15）。

表 3-2-15　CTE 诊断标准

分类	定义	临床检查
确诊 CTE	与 CTE 一致的临床特征，且经病理学证实（tau 病理 ± 弥漫性 Aβ 沉积 ±TDP-43 沉积）	认知、行为和 / 或运动功能
很可能 CTE	下列 2 项以上临床特征：认知和 / 或行为障碍；小脑功能障碍；锥体束征或锥体外征；与 CTE 临床表现一致、与其他已知疾病不同的临床特征	认知障碍和提示帕金森症的锥体外系功能障碍，小脑功能障碍
可能 CTE	与 CTE 临床表现一致神经系统特征，但是可用无关的神经疾病解释	AD 或其他原发性痴呆、帕金森病、原发性小脑变性、Wernicke-Korsakoff 综合征、肌萎缩侧索硬化
不可能 CTE	与 CTE 临床表现不一致神经系统特征，且可用与脑外伤无关的病理生理过程解释	脑血管病、多发性硬化、脑肿瘤、其他遗传性神经疾病

十、CJD 的诊断

是快速进展性痴呆的重要原因，CJD 的诊断主要依据临床表现及实验室检查，临床特征为快速进展性认知障碍、小脑性共济失调、肌阵挛发作。由于 CJD 患者首发症状特异性不强，可表现为头晕、行走不稳，认知功能下降，视觉症状、精神障碍、言语障碍、失眠等，需注意早期鉴别诊断，随病程进展可出现快速进行性痴呆、肌阵挛、无动性缄默等典型临床症状。CSF 14-3-3 蛋白及 EEG PWSCs 敏感性可随病程的进展增高，DWI 异常信号随病程进展累及范围扩大，因此，需动态监测（表 3-2-16、图 3-2-6）。

根据 1998 年世界卫生组织（WHO）公布的 CJD 诊断标准。①确定 CJD：具备神经组织病理学特征；免疫细胞化学和 / 或 Western-blotting 检测显示存在具有蛋白酶抗性病理性异常羊瘙痒病朊蛋白（PrP^{Sc}）；电子显微镜观察可见羊瘙痒病相关纤维。②可能 CJD：进行性痴呆并有下列临床表现之中的 2 项：肌阵挛；视觉或小脑症状；锥体束或锥体外系表现；无动性缄默和典型的周期性脑电图或脑脊液 14-3-3 蛋白阳性。③可疑 CJD：进行性痴呆且病程 < 2 年，以及上述 4 项临床特征中的 2 项。

鉴别诊断：DWI 出现大脑皮质或基底节、丘脑区域高信号的病变还有病毒性脑炎、肝豆状核变性、Wernicke 脑病、线粒体脑病、低血糖脑病、静脉性梗死、一氧化碳中毒等疾病，应注意与 CJD 鉴别。但上述疾病的发病机制、病史、临床表现和脑电、脑脊液检测与 CJD 明显不同，相对容易鉴别。

表 3-2-16　散发型 CJD 典型影像表现

部位	特点	扫描序列
大脑皮质	局灶性或弥漫性 对称或非对称性 通常不累及中央沟附近	DWI/ADC（为主）及 FLAIR 图像可见异常信号
基底节	对称或非对称，常累及尾状核及壳核，前-后呈梯度改变	随病情进展，DWI/ADC（为主）及 FLAIR 图像上病灶范围扩大、信号强度升高
小脑	萎缩	通常图像信号无明显异常，少数文献报道 DWI 可呈高信号

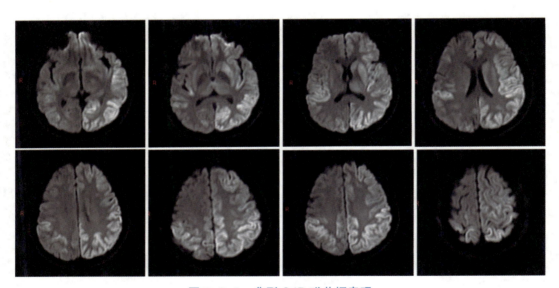

图 3-2-6　典型 CJD 磁共振表现

注：MRI DWI 序列可见双侧大脑皮层广泛高信号，呈"花边征"，双侧豆状核、尾状核、丘脑高信号，左侧明显。

十一、代谢性疾病所致认知障碍

1. 甲状腺功能减退

甲状腺功能减退可引起全身代谢减慢和紊乱，可导致一系列继发性损害，包括神经系统损害，常表现为记忆力差、反应迟钝、注意力不集中、淡漠等。老年甲状腺功能减退患者，全身表现如毛发脱落、黏液性水肿等可能不明显，而认知障碍较突出，需要常规予以排除。进行甲功检查可发现 T3 与 T4 水平下降，TSH 水平升高，补充甲状腺素后认知障碍症状明显改善，即可确诊。

2. 维生素 B_1 缺乏

主要见于长期进食较差，尤其频繁呕吐患者。由于摄取的维生素 B_1 缺乏，引起神经病性脚气病、Wernicke 脑病（图 3-2-7）及 Wernicke-Korsakoff 综合征，表现为中脑及下丘脑损害表现，如眼外肌麻痹及眼球震颤、共济失调、自主神经系统表现、意识及精神障碍，以及 Korsakoff 综合征，表现为顺行性遗忘（遗忘刚发生的事情，记忆保留通常不超过 1min），且虚构明显。MRI 可见中脑导水管周围及双侧丘脑对称性 T2 高信号病灶。通过病史询问及详细的体格检查，结合特征性 MRI 检查，多可诊断。大剂量补充维生素 B_1 可迅速改善症状。

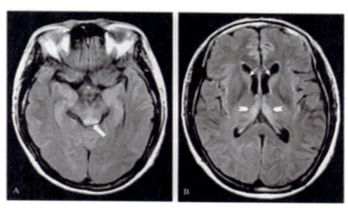

图 3-2-7 Wernicke 脑病 MRI 改变

注：MRI T2-FLAIR 序列显示，中脑导水管周围、四叠体及双侧丘脑对称性高信号病灶。

3. 维生素 B_{12} 缺乏

维生素 B_{12} 缺乏可源于进食不足或吸收障碍，可导致脊髓、脑、视神经及周围神经的广泛受累，脊髓病变出现早且明显，引起亚急性脊髓联合变性，严重时也可出现精神错乱、谵妄、幻觉、认知功能减退等表现。维生素 B_{12} 缺乏引起的认知障碍缺乏特异性，有时与 AD 表现非常相似，应注意鉴别。临床鉴别点为该病多合并深感觉障碍、肢体麻木或针刺感，结合神经电生理及脊髓 MRI 检查。早期应用大剂量维生素 B_{12} 治疗可改善预后。

4. 慢性酒精中毒

长期酗酒及慢性酒精患者，可出现明显认知功能减退。其突出表现是近事遗忘和虚构，甚至幻觉、妄想，酒精戒断后症状常明显加重。

常见认知障碍的鉴别见表 3-2-17。

表 3-2-17 常见认知障碍的鉴别

	AD	VaD	DLB	FTD	iNPH
认知障碍	近记忆力减退	执行功能	注意缺陷、视空间能力下降	执行功能、语言障碍	执行功能
精神病症状	中晚期出现	情感失禁	早期出现视幻觉	明显	不明显
局灶定位征	无	明显	无	可有	无
PD 综合征	晚期出现	双下肢	早期	可有	双下肢
病程经过	缓慢进展	急性起病			
阶梯进展	症状波动	缓慢进展	缓慢进展		
好发年龄	65 岁以后	任何年龄	65 岁以后	65 岁以前	各种年龄
MRI 特征	海马或顶枕叶萎缩	脑梗死、脑白质脱髓鞘	弥漫脑萎缩	不对称的额颞叶萎缩，后部皮层大致正常	脑室均匀扩大，皮层萎缩较轻

第三节　慢性认知障碍的病因诊断

高　玲　屈秋民

对于慢性认知障碍没有确切定义，顾名思义，是指认知障碍缓慢起病，逐渐加重，是认知障碍最常见的形式，其病因诊断遵循认知障碍病因诊断的基本原则。

一、慢性认知障碍常见原因

1. 神经系统变性疾病

是慢性认知障碍的主要原因，包括 AD、DLB、PDD、FTD、慢性创伤性脑病等。理论上，所有神经系统变性疾病均是隐匿起病，缓慢进行性加重的过程，但是在临床上，有些患者病史不明确，或者因为某种诱因导致病情突然加重，可能误诊为急性起病。

2. 神经系统遗传疾病

较少见，包括 Huntington 舞蹈病、唐氏综合征、家族性 AD、额颞叶变性、遗传性共济失调等。认知障碍常隐匿起病，缓慢进行性加重。

3. 脑小血管病

脑小血管病，尤其以脑白质脱髓鞘为主的脑小血管病（如 CADASIL、CARASIL、Binswanger 病等），患者可没有卒中病史，表现为缓慢起病，逐渐加重的认知障碍。

4. 营养代谢障碍

如甲状腺功能减退、维生素 B_{12} 缺乏等引起的认知功能障碍，常为慢性起病，缓慢加重，临床表现可能类似神经系统变性疾病。

5. 其他原因

正常压力脑积水、神经梅毒、HIV 相关认知障碍等，也可表现为慢性认知障碍。

二、慢性认知障碍病因诊断思路

慢性认知障碍病因诊断应遵循认知障碍诊断的基本原则。首先详细询问病史，确定患者的认知障碍缓慢起病，逐渐加重。进行神经心理评估，证明患者的认知功能下降，并依据认知障碍对日常生活能力的影响，判断认知障碍属于 MCI 或痴呆。

与其他类型的认知障碍不同，慢性认知障碍起病隐匿，缓慢进行性加重，大多数为不可逆性过程，一般都会经过无症状期、MCI 期，逐渐发展为痴呆。由于起病隐匿，与正常增龄性改变之间并无明显界限，早期认知障碍症状表现不明显或者不典型，有时与正常增龄性认知功能下降难以区别，需要仔细询问病史，纵向对比和横向对比认知功能变化。诊断难以确定时，应该定期随访，动态观察认知功能变化。增龄性记忆减退与 MCI 的鉴别见本书第二章第二节中的表 2-2-2。

明确诊断 MCI 或痴呆的慢性认知障碍患者，确定其病因，首先应进行常规辅助检查，寻找有无可治疗性疾病，如维生素 B_{12} 缺乏、甲状腺功能减退等营养代谢性疾病，判断其与认知障碍的关系。必要时，进行相应治疗，观察、随访认知功能变化。其次，应常规进行颅脑 MRI 检查，了解有无脑结构及信号异常，判断病变的性质。如果脑内病灶能够解释患者的认知障碍表现，排除其他原因之后，则可确定为认知障碍的原因。如果颅脑 MRI 正常或轻微病变（如少数小腔梗、少量硬膜下积液等），不能解释患者认知障碍症状时，可考虑神经系统变性疾病。

既往神经系统变性疾病诊断主要为排除性诊断，必须首先排除可以引起认知障碍的其他原因。近年来，随着疾病认识及检测技术的快速发展，生物标志物已成为神经系统变性疾病诊断的重要依据，被国内外指南广泛推荐，如脑脊液 Aβ 1-42 降低、磷酸化 tau 蛋白增高，PET 显示脑内 Aβ 及 tau 蛋白沉积帮助 AD 诊断；多巴胺转运体显像、心肌 MIBG 显像、多导睡眠图等帮助 DLB 或 PDD 诊断，条件许可时，应尽可能使用。MRI 是诊断脑小血管病认知障碍的重要依据。其他神经系统变性疾病尚缺乏简便、易行、广泛认可的生物标志物，临床特征和 MRI 改变将提供重要帮助。

常见慢性认知障碍临床特征比较见表 3-3-1。慢性认知障碍病因诊断流程如图 3-3-1 所示。

表 3-3-1　常见慢性认知障碍临床特征比较

	AD	DLB	FTD	脑小血管病
发病年龄	多65岁以上	多65岁以上	相对年轻	相对年轻
家族史	大多数无	无	可能	少数可能有
首发症状	近事遗忘	视空间障碍、视幻觉、帕金森症	人格行为异常	执行功能障碍及步态障碍
帕金森症	痴呆晚期出现	早期出现	无，或偏侧帕金森症	双下肢
精神行为异常特点	早期可能有被盗妄想，视幻觉出现晚	早期出现明显视幻觉	人格行为异常早，很少有幻觉	情感失禁为主
锥体束征	无	无	无	常有
MRI改变	对称性海马及颞叶内侧萎缩	全脑均匀萎缩	不对称性颞叶、额叶萎缩	广泛脑白质脱髓鞘及腔隙性梗死

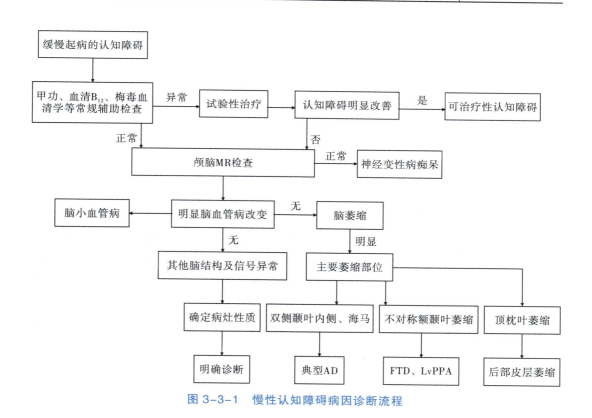

图 3-3-1　慢性认知障碍病因诊断流程

第四节 急性认知障碍的病因诊断

屈秋民　陈　晨

尽管大多数认知障碍，尤其神经变性疾病引起的认知障碍常隐匿起病或缓慢起病，但是有些认知障碍可能急性起病，称之为急性认知障碍。认知障碍急性起病之后，至少持续3个月以上，符合认知障碍的诊断标准。与慢性起病的认知障碍不同，急性起病的认知障碍的病因、临床表现、预后及转归等方面存在显著特点，对于病因诊断具有重要帮助。

一、急性认知障碍的常见原因

1. 脑血管病

是急性认知障碍最常见的原因。各种急性脑血管病均可引起急性认知障碍，为早发性卒中后认知障碍。认知障碍可以伴随急性脑血管病的躯体功能障碍出现，也可单纯表现为急性认知障碍。根据脑血管病变的部位、大小和范围不同，其认知障碍表现存在很大差异，可以表现为记忆减退、语言障碍、执行功能障碍、视空间功能障碍、失用、理解及思维障碍等（图3-4-1）。

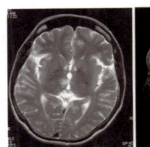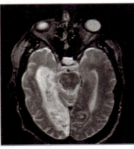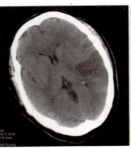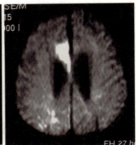

图3-4-1　急性脑梗死引起急性认知障碍

2. 代谢性疾病

全身代谢紊乱及营养障碍，如电解质紊乱，尤其低钠血症、维生素B_1缺乏、急性缺血缺氧性脑病、线粒体脑病等也可引起急性认知障碍（图3-4-2至图3-4-4）。

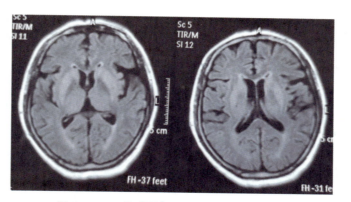

图 3-4-2　代谢性脑病引起急性认知障碍

注：低钠血症患者，MRI T2-FLAIR 序列可见双侧尾状核、豆状核、丘脑对称性稍高信号，伴额颞叶脑萎缩。

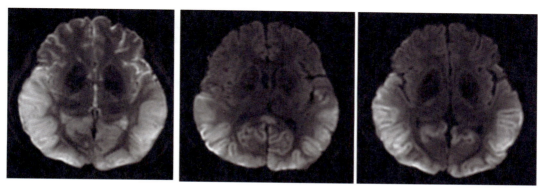

图 3-4-3　线粒体脑病引起急性认知障碍

注：MR-DWI 显示双侧颞枕叶皮层对称性高信号，"花边征"。

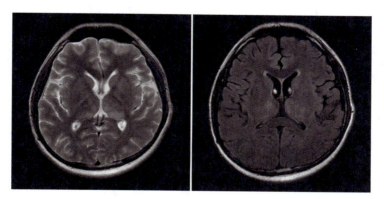

图 3-4-4　Wernicke 脑病引起急性认知障碍

注：MRI T2 加权像及 T2-FLAIR 序列可见双侧丘脑对称性高信号。

3. 中枢神经系统感染

各种类型中枢神经系统感染，包括病毒性脑炎，尤其单纯疱疹病毒性脑炎、结核性脑膜脑炎、自身免疫性疾脑炎、CJD 等，均可引起急性认知障碍（图 3-4-5）。

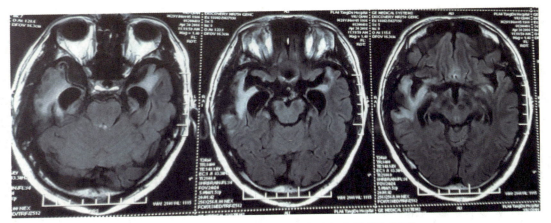

图 3-4-5　单纯疱疹病毒性脑炎引起急性认知障碍

注：MRI T2-FLAIR 序列可见双侧颞叶明显萎缩，侧脑室颞角扩大，双侧颞极可见高信号，右侧明显。

4. 脑外伤

严重脑外伤，尤其脑挫裂伤、弥漫性轴索损伤等，早期常有明显意识障碍。患者清醒后，可能遗留明显认知障碍。

5. 中毒及物质滥用

一氧化碳中毒迟发性脑病、药物中毒、酒精中毒等，可引起急性认知障碍（图 3-4-6）。

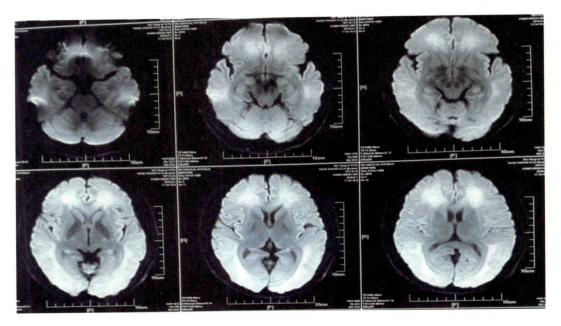

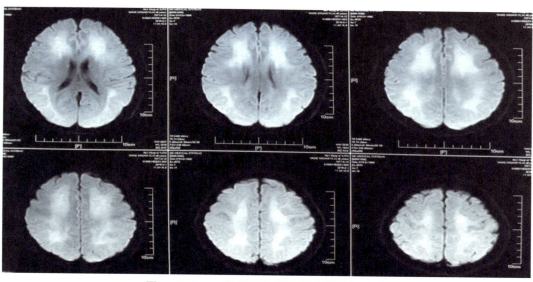

图 3-4-6 一氧化碳中毒引起急性认知障碍

注：MRI T2-FLAIR 序列可见双侧大脑皮层下广泛、对称性白质高信号。

6. 其他

脑转移瘤、自身免疫性脑炎、脑积水等，也可引起急性认知障碍。

二、急性认知障碍临床特点

与慢性认知障碍相比，急性认知障碍有以下特点：

（1）认知障碍起病急：可以急性或亚急性起病，如脑梗死引起的认知障碍可能突然起病，而代谢性脑病引起的认知障碍可能在数天内加重。认知障碍的程度可从 MCI 到痴呆不等。依据病因不同，部分患者认知功能早期可有一定恢复，但是常常遗留明显的认知障碍，且至少持续 3 个月以上。

（2）早期可能合并意识障碍，尤其谵妄，应注意鉴别。谵妄为一过性神经认知障碍，以复杂注意障碍为核心，表现为时间、地点、人物定向障碍，症状波动较大，常伴有意识水平及清晰度下降、大小便失禁等。通过定期随访，如果认知功能迅速恢复正常，则很可能为谵妄或一过性认知功能紊乱。

（3）急性认知障碍绝大多数为继发性，常有明确的全身因素或脑部器质性疾病。

（4）依据脑损害的病因和部位不同，急性认知障碍的临床表现存在较大差异。局灶性脑损害可表现为某一项认知功能明显损害，而其他认知功能相对正常，如丘脑脑梗死或出血，可以引起明显记忆减退；优势半球梗死或出血可引起明显语言障碍（失语）；顶枕叶梗死或出血可以引起失用、失认、视空间功能障碍等。

（5）认知障碍大多逐步恢复或保持稳定：由于急性认知障碍的病因不同，可能有多种转归，但是与慢性认知障碍相比，大多数急性认知障碍在病情稳定后认知功能保持稳定，或常有一定恢复，如脑梗死引起的急性认知障碍，在急性期后，随着脑梗死病情稳定和恢复，认知障碍也常保持稳定或有一定恢复。

三、急性认知障碍病因诊断思路

急性认知障碍病因诊断应遵循认知障碍诊断的基本原则，首先确定患者存在认知障碍，可根据知情者提供的病史，提示认知功能较前明显下降，符合认知障碍（MCI或痴呆）诊断标准，并排除其他原因引起的一过性神经功能障碍。

确定认知障碍的原因，主要依据病史特点及辅助检查。大多数急性认知障碍为脑部疾病或全身疾病引起的急性脑损害所致，其病因诊断主要是确定急性脑损害的原因，判断认知障碍与急性脑损害的关系，可以遵循以下思路。

1. 首先排除意识障碍

急性脑损害患者，早期可能合并意识障碍，尤其谵妄，而有意识障碍患者无法准确判断是否存在认知障碍。因此，诊断急性认知障碍之前，一定要先排除意识障碍，尤其谵妄。二者鉴别见本书第二章第二节中的表2-2-4。

2. 排除急性精神疾病

如应激性精神病、重型抑郁、木僵及亚木僵、癔病、重型精神病等可能急性起病，类似于急性认知障碍，但是其认知功能正常，应注意鉴别（表3-4-1）。

表3-4-1　急性精神障碍与急性认知障碍的鉴别

	急性精神障碍	急性认知障碍
认知功能	正常	明显减退
精神症状	明显	不一定明显
器质性脑损害	无	有
病程经过	间歇性，或明显波动	多持续性

3. 遵循神经系统疾病诊断的基本原则

急性脑损害诊断应遵循神经系统疾病诊断的基本原则，即先定位，后定性，定位和定性相结合的原则。首先确定脑损害是全身因素所致，还是脑部疾病引起；确定脑部病变为弥漫性、多灶性或局灶性；确定脑部病变的主要部位。全身因素引起的急性认知障碍大多数有明确的病史（如发热、营养不良、恶心呕吐、应用药物、饮酒、心肺肝肾等疾病），血液学检查或相关检查有明显异常。脑部疾病引起的急性认知障碍，大多数可发现脑器质性损害的证据，如脑部局灶定位体征、病理反射、额叶释放症状等，可结合神经影像学改变及脑脊液检查等，确定脑部病变的性质，判断其与急性认知障碍的关系。

4. 确定急性脑损害与认知障碍的关系

急性认知障碍患者，发现急性脑损害的证据时，应仔细分析急性脑损害与认知障碍的关系，确定急性脑损害是否为认知障碍的原因，可从以下方面考虑：

（1）脑损害是否可以解释认知障碍：根据脑损害的部位、大小、范围、继发性改变等，判断其能否解释患者的认知障碍。如果脑损害可以解释患者的临床表现，则认知障碍可能由急性脑损害所致。如果不能解释患者的认知障碍，应寻找认知障碍的其他原因。

（2）脑损害与认知障碍的发生顺序：如果脑损害与认知障碍同时发生，或认知障碍发生于脑损害之后，则急性脑损害可能是认知障碍的原因。如果急性脑损害之前就存在认知障碍，则急性脑损害不一定是认知障碍的原因。

（3）能否排除其他原因引起的认知障碍。急性认知障碍患者，检查发现急性脑损害的证据时，应注意排除全身因素、药物等对认知功能的影响。

四、急性认知障碍病因诊断流程

急性认知障碍病因诊断流程如图 3-4-7 所示。

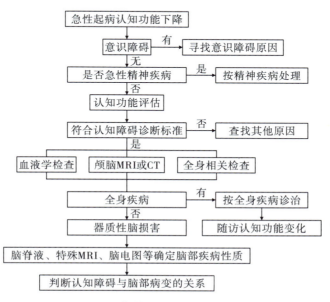

图 3-4-7 急性认知障碍病因诊断流程

第五节 快速进展性认知障碍的病因诊断

张 虹 屈秋民

快速进展性认知障碍（rapidly progressive cognitive impairment，RPCI）是指认知障碍进展较快，在起病数周至数月内认知障碍迅速加重，甚至达到重度痴呆。该定义主要强调认知障碍进展速度比较快。目前对于"快"没有一个具体的时间界限，"快"是一个相对的概念，是与神经变性疾病，尤其典型 AD 引起的慢性认知障碍在数年内缓慢进展相比较而言。总体认为在"数月、数周甚至数天内"认知障碍明显加重。临床上多由家属叙述，患者的认知功能在较短时间内迅速下降（患者自己极少主诉）。

一、快速进展性认知障碍的原因

RPCI 病因复杂，任何可以导致脑结构及功能损害快速发展的疾病均可引起 RPCI，其病因包括血管性疾病（Vascular）、感染性疾病（Infectious）、中毒/代谢性疾病（Toxic-Metabolic）、自身免疫性疾病（Autoimmune）、肿瘤性疾病（Malignancy）、医源性/先天性代谢异常（Iatrogenic/Inborn error of metabolism）、神经变性疾病（Neurodegenerative）和系统性疾病/癫痫（Systemic/Seizure）等，取每个单词的首字母，即为"VITAMINS"。

1. 血管性疾病（Vascular）

包括各种原因、各种类型的脑血管病，如多发性脑梗死、关键部位脑梗死、炎症相关脑淀粉样血管病、原发性中枢神经系统血管炎、脑静脉窦血栓形成、缺血缺氧性脑病等。

2. 感染性疾病（infectious）

包括各种中枢神经系统感染，如克-雅病（CJD）、神经梅毒、单纯疱疹性脑炎、莱姆病、HIV 相关痴呆、Whipple 病等。

3. 中毒/代谢性疾病（Toxic-Metabolic）

包括重金属中毒、Wernicke 脑病、脑桥中央髓鞘溶解症、维生素 B_{12} 缺乏、获得性肝性脑病、急性间歇性卟啉病、戒酒后谵妄等。

4. 自身免疫性疾病（Autoimmune）

主要包括边缘叶脑炎（副肿瘤性）、非副肿瘤性边缘性脑炎、NMDA 受体脑病、急性脱髓鞘性脑脊髓炎、VGKC- 复合体（LGI1 和 Caspr）抗体相关性脑病等。

5. 肿瘤性疾病（Malignancy）

包括原发性中枢神经系统淋巴瘤、大脑胶质瘤病、脑转移瘤等。

6. 医源性/先天性代谢异常（Latrogenic/Lnborn error of metabolism）

包括药物引起的认知损害甚至痴呆，如中枢性抗胆碱能药物、抗精神病药物等。

7. 神经变性疾病（Neurodegenerative）

包括非典型阿尔茨海默病、路易体痴呆、额颞叶痴呆、皮质基底节变性、慢性创伤性脑病等。

8. 系统性疾病/癫痫（Systemic/Seizures）

包括高血压脑病、非惊厥性癫痫持续状态、结缔组织病、全身各种感染导致脑病等。

在上述病因中，克-雅病（Creutzfeldt-Jakob disease，CJD）最常见，约占 59%，其次为神经变性疾病占 22%，其他继发性原因占 19%。在继发性原因中，自身免疫性疾病占 31%，血管性疾病占 23%，中毒/代谢性疾病占 15%，肿瘤占 11%，精神疾病占 9%，感染占 7%，NPH 占 4%（图 3-5-1、图 3-5-2）。

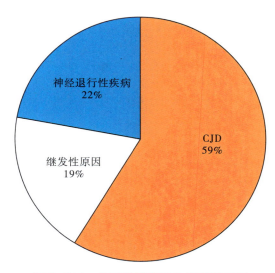

图 3-5-1　快速进展性认知障碍的原因

注：CJD，克-雅病。

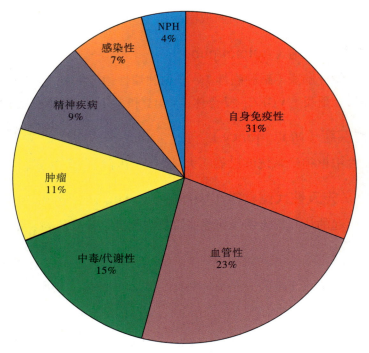

图 3-5-2 快速进展性认知障碍的继发性原因

注：NPH，正常压力脑积水。

不同原因引起的认知障碍，进展速度及可逆性存在很大差别，其中感染性疾病、自身免疫性疾病、中毒/代谢性疾病进展最快，但是治疗效果一般较好，而神经变性疾病、NPH 进展缓慢，治疗效果不明显（图 3-5-3）。

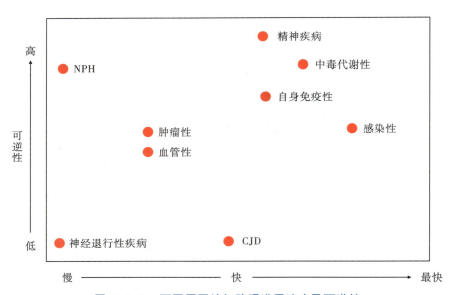

图 3-5-3 不同原因认知障碍进展速度及可逆性

注：CJD，克-雅病；NPH，正常压力脑积水。

二、常见快速进展性认知障碍的临床特点

RPCI 可以急性起病或亚急性起病，认知障碍快速进展。也可以缓慢起病，快速进行性加重。由于引起 RPCI 的原因不同，其临床表现也存在较大差异。与神经变性疾病引起的慢性进展性认知障碍不同，RPCI 具有下列特点：

（1）认知障碍快速进展：绝大多数 RPCI 患者起病相对较快，认知损害范围广，常累及多个认知域，且认知障碍的症状常常迅速加重。

（2）大多数 RPCI 为继发性，除了认知障碍之外，常伴有全身或脑部疾病的表现，如共济失调、锥体束征、额叶释放症状、癫痫发作等。

（3）绝大多数 RPCI 可以发现全身或神经系统辅助检查异常。

三、快速进展性认知障碍诊断思路

RPCI 原因很多，大多数为继发性疾病，也可能为可逆性或可治疗性疾病，及早明确诊断，给予合理治疗，认知障碍可能迅速好转，甚至完全恢复，而延误诊治，可能导致不可逆性认知障碍。

对于 RPCI 患者，应首先排除谵妄状态或其他原因导致的慢性认知障碍快速加重。谵妄诊断和鉴别诊断见本书第二章第二节中的表 2-2-4。导致谵妄和认知障碍迅速加重的原因很多，常见有：应用镇静剂及抗精神病药物、全身代谢性疾病（电解质紊乱、低氧血症、感染、营养不良等），需要详细询问病史，进行必要的辅助检查，排除这些原因导致的认知障碍快速进展。

确定 RPCI 的原因，应遵循认知障碍诊断原则，首先确定认知障碍是由全身系统性疾病引起还是由中枢神经系统疾病引起。其次，确定全身疾病或神经系统疾病的性质。依据病史特点、体格检查、辅助检查，提出初步的诊断，通过正向推断，判断哪一种疾病的可能性最大，再参照"VITAMINS"原则，逐一排除其他原因，最后确定认知障碍的原因。

1. 病史

病史是判断认知障碍快速进展的主要依据，也是判断 RPCI 病因的主要依据。应该遵循神经系统疾病和认知障碍疾病病史询问的基本原则，详细向知情者了解患者起病形式、首发症状、病情经过、伴随症状，加重或减轻的因素，初步提示 RPCI 的可能原因。

2. 体格检查

1) 全身体格检查要点及意义

（1）有无发热。如有发热，应首先考虑感染性疾病，包括全身感染及神经系统感染。

（2）有无面色苍白、睑结膜苍白、甲床苍白等贫血表现。如有贫血，应首先进行血常规检查，确定贫血的类型、是否有血液性疾病。

（3）有无水肿。如有水肿，提示甲减、心肾功能衰竭等。

（4）有无心肺功能不全。如有则提示代谢性疾病可能。

2) 神经系统体格检查要点及意义

（1）脑膜刺激征——感染、蛛网膜下腔出血、脑膜转移瘤等。

（2）局灶定位体征——占位性疾病。

（3）弥漫性——代谢、中毒、炎症等疾病。

（4）癫痫——CJD、自身免疫性脑病等。

（5）额叶释放症状——额叶皮层损伤。

3. 常规辅助检查

所有 RPCI 患者，均应进行常规检查，包括血常规、血沉、肝肾功及电解质、甲状腺功能、血清维生素 B_{12} 测定、传染指标和颅脑 MRI 平扫等。常规检查若发现异常，应判断其临床意义，提示可能病因，并结合患者病情，进一步选择针对性辅助检查（表 3-5-1）。

表 3-5-1　RPCI 患者常规检查结果及其临床意义

检查项目	结果	提示病因
血常规	白细胞增高 贫血	感染性疾病 营养不良、维生素 B_{12} 缺乏、血液疾病等
肝肾功及电解质	低钠	代谢性脑病
传染指标	梅毒血清学阳性 HIV 阳性	神经梅毒 艾滋病相关
甲状腺功能	T3、T4 降低	甲状腺功能减退
颅脑 MRI	信号及结构异常	炎症、肿瘤等
血清 B_{12} 测定	降低	维生素 B_{12} 缺乏、营养不良

4. 特殊检查

对于常规检查难以明确诊断的 RPCI 患者，应根据患者的临床特点和初步诊断，进一步选择特殊检查，明确诊断（表 3-5-2）。

表 3-5-2 根据疑诊疾病选择特殊检查

疑诊疾病	选择检查
CNS 感染	脑脊液检查、病原学
CJD	脑电图、脑脊液 14-3-3 蛋白、磁共振 DWI
自身免疫性脑炎	血清及脑脊液自身免疫性脑炎
副肿瘤综合征	肿瘤标志物、副肿瘤抗体、PET
免疫性疾病	结缔组织全套、免疫系列
肿瘤及炎症	MRI 增强、磁共振波谱

四、快速进展性认知障碍的病因诊断原则

RPCI 绝大多数为全身系统性疾病或脑部疾病引起的继发性认知障碍，病因诊断遵循认知障碍的基本原则，即：

（1）先定位，再定性。是神经系统疾病诊断的基本原则，首先应确定认知障碍是由全身疾病所致，还是由脑部疾病引起。

（2）一元论原则。尽可能用 1 种疾病解释患者的认知障碍，只有 1 种疾病难以解释时，再考虑是否有 2 种及以上疾病。

（3）神经系统与全身相统一。神经系统是全身的一部分，全身检查和神经系统检查均有异常时，应将二者联合考虑。神经系统损伤可能是全身疾病的一部分，或者继发于全身系统性疾病，比如维生素 B_{12} 和 B_6 缺乏、副肿瘤综合征、脑转移瘤、代谢性脑病。当神经系统疾病的性质难以确定时，检查全身系统性疾病。

（4）三个"优先"。判断 RPCI 的原因，应优先考虑常见病、多发病和可治性疾病，只有排除常见病、多发病之后，再考虑比较少见的疾病。在诊断不可治疗的疾病之前，必须完全排除可以治疗的疾病。

病因推断仍可采用正向推断和逐一排除相结合的方法。其中正向推断，适用于临床表现比较典型的患者，根据患者的临床特点，提示可能的疾病，进一步通过辅助检查证明，即可明确诊断。逐一排除，适用于临床表现不典型的患者，针对临床表现、辅助检查发现的异常，列出可能的原因，通过辅助检查及分析，逐一排除可能性较小的疾病，推断出最可能的疾病。

五、快速进展性认知障碍病因诊断流程

RPCI 诊断遵循认知障碍诊断的基本原则，其病因诊断分为 3 步：第一，是否为 RPCI；第二，确定有无全身系统性疾病或脑部疾病；第三，确定全身系统性疾病或脑部疾病是否是认知障碍的原因。遇到 RPCI 患者，应首先详细询问病史，排除谵妄和其他类型的意识障碍，其次要注意排除可以加重认知障碍的全身因素，包括镇静及抗精神病药物、全身系统性疾病、电解质紊乱、缺氧、感染等。如有这些全身因素，可以给予相应处理，随访观察认知功能变化。如果认知障碍迅速改善，则 RPCI 可能与这些因素导致的认知障碍加重有关。

其次，应该进行全面体格检查，包括全身体格检查和神经系统检查。对于所有 RPCI 患者，应进行常规辅助检查，包括血常规、肝肾功、电解质、甲状腺功能、维生素 B_{12} 水平、传染性指标、颅脑 MRI 平扫。常规辅助检查发现异常时，应分析、明确其原因和意义；分析其与认知障碍的关系。常规检查异常，不能解释患者临床表现时，可以根据病情选择特殊检查，比如脑脊液、脑电图、磁共振增强、自身抗体、自身免疫性脑炎抗体等。如果仍不能明确诊断，可以试验性应用甲基强的松龙或丙种球蛋白冲击治疗观察。

快速进展性认知障碍病因诊断流程如图 3-5-4 所示。

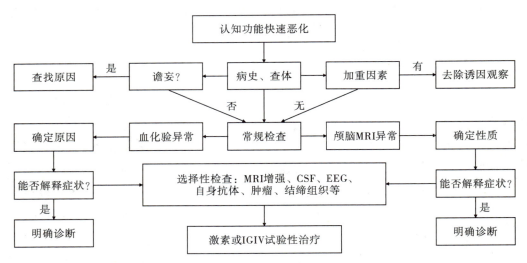

图 3-5-4　快速进展性认知障碍病因诊断流程

注：MRI——磁共振成像；CSF——脑脊液；EEG——脑电图；IGIV——免疫球蛋白静脉注射。

第六节 波动性认知障碍的病因诊断

曹红梅 屈秋民

波动性认知障碍是指病程中认知障碍明显波动。对于认知功能的波动程度、持续及间隔时间没有明确界定，主要依据知情者提供的病史，提示患者的认知功能在短时间内有明显波动，症状时轻时重。由于波动性认知障碍症状表现特殊，对病因诊断也有一定帮助。

一、波动性认知障碍常见原因

1. 路易体痴呆

认知功能波动是 DLB 的特征性临床表现，患者的认知功能可在数日、数小时内明显波动，主要表现为注意力和警觉性随时间显著变化，症状最轻和恶化时存在显著差异。

2. 帕金森病痴呆

中晚期帕金森病患者，可能伴有认知障碍，其临床表现与路易体痴呆相似，认知障碍也常存在明显波动。

3. 认知障碍伴谵妄

认知障碍患者容易发生谵妄，而谵妄可表现为注意缺陷、定向障碍等认知功能障碍，导致原有认知障碍明显加重。由于谵妄症状波动明显，也可导致为认知障碍明显波动。

4. 药物性认知障碍

有些药物会加重认知障碍，引起认知障碍时轻时重，常见药物有：镇静安眠药物、抗精神病药（奥氮平、利培酮等）、具有中枢抗胆碱能作用的药物（如苯海索、金刚烷胺）等。

5. 酒精相关认知障碍

慢性酒精中毒常引起认知障碍，是青年起病认知障碍的重要原因，其机制与慢性酒精中毒、维生素 B 缺乏等有关，少数患者与慢性酒精中毒引起肝硬化有关。

6. 认知障碍伴明显精神行为异常

精神行为症状（BPSD）是痴呆的重要表现，尤其中重度痴呆患者 BPSD 发生率更高。痴呆"ABC"症状常相互影响，相互加重。而 BPSD 容易受内外环境等多种因素影响发生波动。BPSD 加重，可导致认知障碍加重；BPSD 减轻，认知障碍也减轻，表现为波动性认知障碍。

二、波动性认知障碍病因诊断思路

当家属或照料者提示患者的认知障碍有明显波动时，应详细询问病史，确定认知功能波动的具体表现、持续时间、间隔时间、有无其他伴随症状、加重或减轻的因素等，其诊断思路如下：

1. 排除谵妄

谵妄是以复杂注意缺陷为核心的认知障碍，常有明显波动性。认知障碍患者脑功能减退，更容易发生谵妄。谵妄期间，患者的认知障碍常明显加重。谵妄好转后，认知障碍常明显减轻。所以，遇到波动性认知障碍患者，应首先排除谵妄。谵妄与认知障碍的区别见本书第二章第二节中的表 2-2-4。

2. 排除 BPSD 波动

BPSD 是痴呆的重要表现，尤其在中重度痴呆患者更加常见。与认知功能相比，BPSD 更容易受内外环境影响而发生波动，应注意鉴别。BPSD 波动常有一定诱因，认知功能并无明显变化。

3. 检查有无引起认知波动的诱因

许多因素可以引起一过性认知障碍加重，这些因素去除或缓解后认知障碍有一定恢复，导致认知障碍波动。可以通过详细的病史、体格检查及必要的辅助检查，确定引起认知障碍一过性加重或减轻的因素。引起认知障碍一过性加重的常见原因如下：

（1）感染：全身系统性感染，如呼吸道感染、泌尿系统感染、牙龈炎等可引起认知障碍一过性加重或波动。

（2）水、电解质平衡紊乱：常见低钠血症、低氧血症、二氧化碳潴留、酸碱平衡紊乱、贫血等可导致认知障碍一过性加重或波动。

（3）药物：各种镇静安眠药物（苯二氮䓬类、非苯二氮䓬类）、抗精神病药物（奥氮平、利培酮等）、具有中枢抗胆碱能作用的药物、三环类抗抑郁药（阿米替林、多塞平等）等，均可引起认知障碍一过性加重，药效消失后认知障碍可有明显恢复，表现为波动性认知障碍。

（4）全身系统性疾病：包括慢性酒精中毒、心肺功能不全、营养不良、贫血等可引起认知障碍一过性加重，随着病情变化，表现为波动性认知障碍。

（5）脑血管病：短暂性脑缺血发作、小的脑梗死可引起认知障碍一过性加重，随着病情稳定或好转，认知功能明显好转，表现为认知波动。

4. 评估认知障碍波动

评估有无认知波动，主要依据照料者提供的病史，提示患者认知功能存在明显波动，时轻时重。此外，一些临床工具对于识别认知波动也有一定帮助。用于鉴别DLB和其他原因引起的认知波动的工具有：临床波动评估量表、梅奥波动评分、一天波动评估量表、痴呆认知波动评分等，大多数也是由家庭成员或照料者提供信息，在5~10min内即可完成，但是其准确性及分界值尚不统一。

5. 确定认知障碍的原因

排除谵妄、BPSD及其他原因导致的认知障碍一过性加重后，病史提示明确认知障碍波动时，应首先考虑是否为DLB或帕金森病痴呆。可以结合患者的临床特点，对照DLB或帕金森病痴呆的诊断标准，必要时进行相关辅助检查，如多导睡眠图、DAT显像等，寻找DLB或帕金森病痴呆的生物标志物。如果不符合DLB和PDD诊断标准，再考虑是否其他原因引起的认知障碍波动。

三、波动性认知障碍病因诊断流程

波动性认知障碍病因诊断流程如图3-6-1所示。

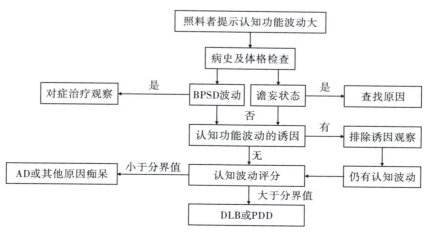

图3-6-1 波动性认知障碍病因诊断流程

第七节　认知障碍伴帕金森症的病因诊断

邓永宁　屈秋民

帕金森症与认知障碍常相互伴随，许多认知障碍疾病可伴有帕金森症，而许多帕金森症常合并认知障碍。仔细分析帕金森症与认知障碍的关系，对于明确认知障碍的病因有重要帮助。

一、帕金森症的常见原因及分类

帕金森症是以运动迟缓、静止性震颤、肌张力增高和姿势平衡障碍等运动障碍为主要表现的综合征，按照病因可分为三大类：原发性帕金森病、继发性帕金森综合征、非典型帕金森症（表3-7-1、表3-7-2）。

1. 原发性帕金森病（Parkinson's disease, PD）

是帕金森症最常见的原因，占全部帕金森症的80%左右。绝大多数为中老年期起病，50~65岁之间发病较多，少数为青年期起病，可能与遗传因素相关。

2. 继发性帕金森综合征（secondary Parkinsonism）

是由明确原因引起的帕金森症表现，常见原因包括：药物、脑血管病、一氧化碳中毒、正常压力脑积水、病毒性脑炎及自身免疫性脑炎等，这些原因引起的继发性帕金森症，可能同时伴有认知障碍。

3. 非典型帕金森症（atypical Parkinsonism）

或称帕金森叠加综合征（Parkinsonism plus），是一大类病因不明的神经系统退行性疾病，帕金森症是其主要表现，常见有4种疾病：进行性核上性麻痹（PSP）、多系统萎缩（MSA）、路易体痴呆（DLB）和皮层基底节变性（CBD）。认知障碍可与帕金森症同时或先后发生，常常随着帕金森症进展，认知障碍逐渐明显。

表 3-7-1 继发性帕金森综合征常见原因及临床特点

	临床特点
药物	帕金森症之前有明确服药史，常见药物有：氟桂利嗪、抗精神病药（氟哌啶醇、奥氮平、利培酮）、丙戊酸钠、止吐药、免疫抑制剂等。逐渐出现静止性或伴有姿势性震颤、铅管样肌张力增高、动作迟缓，可能同时伴有认知障碍，以思维反应迟缓、记忆减退等为主要表现
脑血管病	常见于脑小血管病、反复多次小卒中发作患者，肢体瘫痪较轻，主要表现为双下肢动作迟缓，站起困难，起步困难，似粘在地上，小碎步，转身困难，而上肢症状较轻或接近正常，表现为"双下肢帕金森症"，常同时伴有双侧锥体束征、假性球麻痹、强哭强笑等，认知障碍以执行功能障碍为主要表现
一氧化碳中毒	大多数为一氧化碳中毒迟发性脑病，急性中毒引起意识障碍，意识清醒1~7d后，逐渐出现认知障碍和帕金森症表现。帕金森症以四肢肌张力增高和动作迟缓为主，常伴有锥体束征，大多数同时可有多项认知功能障碍，包括记忆减退、执行功能障碍等
正常颅压脑积水	表现为步态障碍、尿失禁、认知障碍"三联征"。步态障碍表现为双下肢肌张力增高，动作迟缓、起步困难、犹豫、小碎步、步幅小，双足似粘在地上，转身困难。认知障碍常表现为思维反应迟钝，执行功能障碍等
肝豆状核变性	多于青少年期发病，以肢体震颤为主，可伴有小脑性共济失调、锥体束征等，角膜边缘可见 K-F 环，MRI 双侧豆状核、尾状核、丘脑等对称性高信号。认知障碍以执行功能障碍为主，表现为反应迟钝，思维迟缓及判断障碍
病毒性脑炎	多急性起病，早期可能有发热、精神症状、意识障碍、癫痫发作、偏瘫等表现，意识清醒后，可能遗留认知障碍，表现为记忆减退，思维、理解障碍等
自身免疫性脑炎	急性或亚急性起病，以精神行为异常、癫痫发作等为主，可伴有肌张力增高，动作迟缓等帕金森症表现，同时出现认知障碍，反应迟钝，理解、判断等障碍
其他	代谢性脑病，尤其低钠血症、糖尿病性脑病，也可引起帕金森症及认知障碍；脑外伤，包括弥漫性轴索损伤、广泛脑挫裂伤等，患者意识清醒后，也可合并帕金森症及认知障碍

表 3-7-2 常见非典型帕金森症的临床特点

	临床特点	认知障碍特点
路易体痴呆	认知障碍和帕金森症在 1 年内先后出现，认知障碍有明显波动性	认知障碍呈波动性，注意缺陷及视空间障碍为主，记忆减退不一定明显，视幻觉早，且明显
进行性核上性麻痹	双眼垂直性注视麻痹，早期出现步态障碍，颈项肌张力高，锥体束征阳性	认知障碍发生比较晚，不突出。执行功能障碍为主

表 3-7-2（续）

	临床特点	认知障碍特点
多系统萎缩	早期出现自主神经障碍，表现为直立性低血压、尿失禁或尿潴留，可伴有小脑性共济失调	认知障碍常不明显
皮层基底节变性	偏侧帕金森症，动作迟缓为主，少有震颤	可有偏侧性失用、异己手、语言障碍等

二、认知障碍伴帕金森症的常见疾病

1. 路易体痴呆

帕金森症是 DLB 的核心症状之一，可发生于认知障碍之前，或者与认知障碍同时发生，或者在认知障碍 1 年之内发生。

2. 帕金森病

早期 PD 患者认知功能正常，但是中晚期 PD 患者常伴有不同程度的认知障碍，可以从 MCI 到痴呆不等，称之为 PD-MCI 或 PD 痴呆。

3. 继发性帕金森综合征

包括血管性帕金森综合征、正常压力脑积水、一氧化碳中毒迟发性脑病、肝豆状核变性、自身免疫性脑炎、药物性帕金森综合征等，在出现帕金森综合征的同时，常伴有认知障碍。根据引起帕金森综合征的原因不同，认知障碍的表现存在一定差异，其中执行功能障碍，思维反应迟缓，情感失禁等最常见。

4. 进行性核上性麻痹

是一大类具有共同病理改变的神经系统变性疾病，以脑内微管相关蛋白 tau 聚集为病理特征，主要为 4 个微管蛋白结合重复（4R-tau）异构体在神经原纤维缠结、少突胶质神经细胞线圈，特别是星形胶质细胞丛等聚集。均表现为散发性，40 岁以后发病，PSP 相关症状进行性加重。根据主要的病变部位不同，临床表现存在较大差异，2017 年 MDS 将 PSP 分为 8 型，不同类型的认知障碍表现存在很大差异，如 Richardson 综合征，可表现为额叶功能障碍，以执行功能障碍为主；口语/语言障碍型，主要表现为原发性进行性非流畅性失语；额叶功能障碍型表现为淡漠、精神反应迟钝、执行功能障碍、口语流畅性降低、冲动、脱抑制或强迫症等（表 3-7-3）。

表 3-7-3 进行性核上性麻痹不同亚型的临床特征

分型	临床特点
PSP-Richardson 综合征	即经典 PSP。慢性起病，进行性加重，两侧对称，以起病 2 年内出现步态不稳和频繁跌倒为主要症状，随后出现垂直性核上性眼肌麻痹、额叶执行功能障碍
PSP-帕金森症型	以帕金森症为主要表现，常对左旋多巴反应不良
PSP-口语/语言障碍型	以口语、语言障碍为主，可表现为进行性失语、口语失用
PSP-额叶功能障碍型	以淡漠、执行功能障碍、精神反应迟钝等为主
PSP-CBS 型	表现为偏侧失用、失认、异己手综合征等认知障碍，部分患者可能合并帕金森症，常表现为偏侧帕金森综合征
PSP-姿势不稳型	以姿势不稳为主要表现
PSP-眼球运动障碍型	以眼球活动障碍，尤其注视障碍为主
PSP-进行性冻结步态型	以进行性冻结步态为主

5. 皮层基底节变性

除了表现为人格行为异常、语言障碍、失用、失认、异己手综合征等认知障碍之外，部分患者可能合并帕金森症，常表现为偏侧帕金森综合征。

6. 阿尔茨海默病晚期

AD 早期主要表现为认知障碍，而晚期 AD 常合并帕金森症，表现为肌张力增高、动作迟缓、姿势及步态障碍等，一般少有静止性震颤，可表现为姿势性震颤或动作性震颤。

7. Huntington 病

除了表现舞蹈样症状之外，部分患者可能表现为帕金森症。认知障碍是 Huntington 病的常见表现，可早期出现，以执行功能障碍为主等。

三、有帕金森症患者认知障碍病因诊断思路

伴有帕金森症的认知障碍患者，其认知障碍大多与帕金森症有密切关系，仔细分析二者的关系，对于判断认知障碍的原因有重要帮助。

1. 确认是否存在帕金森症

诊断帕金森症主要依据临床表现，患者必须具备运动迟缓，同时伴有静止性震颤和/或肌张力增高。运动迟缓可表现为动作启动慢、动作迟缓、重复动作的速度和幅度逐渐降低、无意识的自发动作减少（包括走路摆臂、瞬目、表情、吞咽动作）等。肌张力增高呈铅管样或齿轮样。静止性震颤在肢体放松时明显，如安静卧床时手足震颤、行走时手震颤等。

2. 明确帕金森症的类型和原因

依据病史、体格检查及辅助检查，明确帕金森症为原发性帕金森病、非典型帕金森症（DLB、PSP、MSA、CBS）或继发性帕金森综合征（表3-7-4）。

表3-7-4 帕金森病、非典型帕金森症、继发性帕金森综合征的鉴别

	原发性帕金森病	非典型帕金森症	继发性帕金森综合征
病因	不明	不明	有明确原因
锥体束征	无	可能有	常有
自主神经障碍	晚期出现	早期出现尿失禁或潴留、直立性低血压	较少
姿势步态异常	发病3年后出现	早期出现	早期步态障碍，或下肢帕金森症
静止性震颤	典型，搓丸样震颤	少，或不典型，或姿势性震颤、下颌震颤	少，或不典型，或姿势性震颤
左旋多巴疗效	良好	差，或短时间有效	无效或较差

1）提示原发性帕金森病的特点

（1）多见于中老年期。

（2）单侧起病，从一侧肢体开始，逐渐累及对侧肢体，"N"字型缓慢进展。

（3）左右两侧的症状不对称。

（4）有典型的"搓丸样"静止性震颤，伴齿轮样或铅管样肌张力增高。

（5）早期姿势及步态正常，自主神经障碍不明显，无锥体束征及共济失调。

（6）左旋多巴反应良好。

（7）头颅MRI正常。

原发性PD诊断标准可使用2015年国际运动障碍协会（MDS）提出的标准。第一步，诊断是否帕金森症；第二步，判断是否很可能或可能PD。其诊断标准如下：

支持标准：

（1）典型静止性震颤。

（2）嗅觉减退。

（3）MIBG 显示心脏去交感神经支配。

（4）左旋多巴治疗反应良好。

（5）左旋多巴诱发的异动症。

警示征：

（1）步态障碍进展较快，5 年内需要轮椅。

（2）5 年以上完全不进展。

（3）早期出现球麻痹。

（4）吸气性呼吸困难。

（5）5 年内无任何非运动症状。

（6）帕金森症双侧对称。

（7）3 年内出现平衡障碍，并反复跌倒。

（8）10 年内出现明显手足挛缩。

（9）不可解释的锥体束征。

（10）发病 5 年内出现严重自主神经障碍：①直立性低血压；②严重尿潴留或尿失禁。

绝对排除标准：

（1）明显的小脑体征。

（2）核上性垂直注视麻痹。

（3）帕金森症局限于下肢 3 年以上。

（4）皮层感觉丧失、肢体观念运动性失用。

（5）使用多巴胺受体阻断剂或多巴胺耗竭剂病史。

（6）5 年内诊断为行为变异型 FTD 或原发性进行性失语。

（7）突触前多巴胺转运体（DAT）显像正常。

（8）中重度帕金森症对高剂量左旋多巴无明显效果。

（9）存在可引起帕金森症的其他疾病。

很可能 PD：

（1）无绝对排除标准。

（2）至少 2 项支持标准。

（3）无警示征。

可能 PD：

（1）无绝对排除标准。

（2）如有警示证，则应有支持标准：①如有 1 项警示证，则应有 1 项以上支持标准；②有 2 项警示证，则应有 2 项以上支持标准。

（3）警示证不能超过 2 项。

2）提示继发性帕金森综合征的特点

（1）有引起帕金森症的明确病史，如药物使用史、脑炎或自身免疫性脑炎、一氧化碳中毒、脑血管病等病史。

（2）帕金森症起病较快，甚至急性起病。

（3）常常有原发病的表现，如球麻痹、锥体束征、尿失禁等。

（4）颅脑影像学可见双侧豆状核、基底节、脑室周围白质及皮层下白质异常信号及脑室扩大，病灶常为双侧对称性、弥漫性、多发性改变，可以解释帕金森症及认知障碍症状（图 3-7-1、图 3-7-2）。

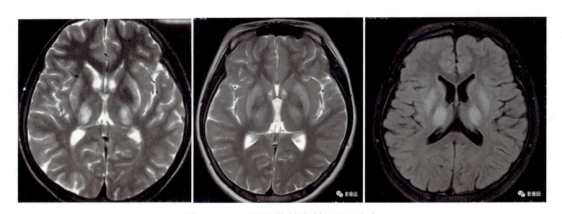

图 3-7-1　肝豆状核变性 MRI 改变

注：MRI T2 加权像及 T2-FLARI 序列，可见双侧豆状核、丘脑对称性高信号。

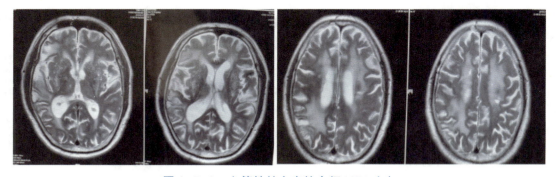

图 3-7-2　血管性帕金森综合征 MRI 改变

注：MRI 显示双侧基底节区密集腔隙性梗死，侧脑室周围及皮层下脑白质片状脱髓鞘改变。

（5）较大剂量左旋多巴治疗（如复方左旋多巴 250mg/ 次，3 次 /d）运动迟缓、步态障碍等无明显改善，或者仅有轻微改善，或短暂性改善。

（6）去除病因，或者针对病因进行治疗（如停用引起帕金森症的药物，治疗脑积水，驱铜治疗，改善脑循环等），帕金森症可能减轻。

3）提示非典型帕金森症的特点

（1）早期出现明显的语言不清、步态障碍及姿势不稳。

（2）早期、明显的自主神经功能障碍，如阳痿、尿潴留、尿失禁，直立性低血压等。

（3）躯干强直较四肢明显。

（4）无典型静止性震颤。

（5）重症帕金森症，对于左旋多巴治疗反应不良或短时间有效。

（6）颅脑 MRI 主要表现为脑萎缩，或有特征性改变（图 3-7-3、图 3-7-4）。

具有这些临床特点的患者，应结合病史、辅助检查，并参照相应的诊断标准，诊断是否 DLB、PSP、MSA 或 CBS（图 3-7-5）。其中 DLB 诊断见本书第三章第二节"常见认知障碍疾病的诊断"的相关内容。

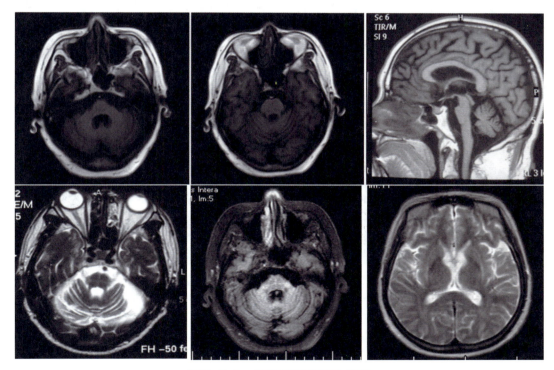

图 3-7-3　多系统萎缩 MRI 改变

注：MRI 显示脑桥、小脑明显萎缩，第四脑室显著扩大，桥臂变薄，T2 加权像及 T2-FLAIR 可见脑桥"十字征"，桥臂可见高信号，矢状位可见脑桥基底部萎缩，前后径缩小，T2 加权像双侧壳核外侧缘可见缝隙样高信号（裂隙征）。

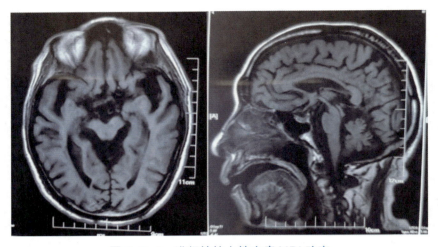

图 3-7-4　进行性核上性麻痹 MRI 改变

注：MRI 显示中脑明显萎缩，水平位可见"牵牛花征"，矢状位可见"蜂鸟征"。

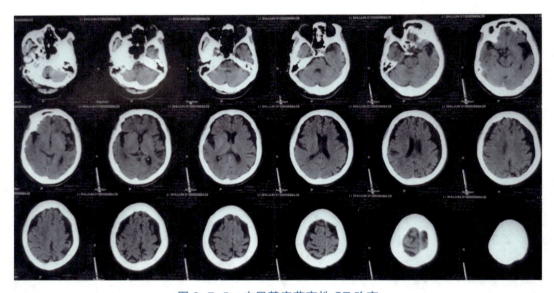

图 3-7-5　皮层基底节变性 CT 改变

注：CT 显示双侧颞叶、额叶、顶叶不对称性萎缩，左侧额顶叶萎缩更明显。

3. 判断认知障碍与帕金森症的关系

通过病史、体格检查及辅助检查确定帕金森症的类型之后，应仔细确定帕金森症与认知障碍发生的先后顺序，对于判断认知障碍的原因具有重要帮助。临床诊断原发性帕金森病，多年（3~5 年）以后出现认知障碍，可考虑帕金森病认知障碍。认知障碍与帕金森症在 1 年内先后发生时，可考虑 DLB。临床诊断继发性帕金森症或非典型帕金森症时，应注意能否解释认知障碍。而 AD 患者，帕金森症常发生于痴呆晚期。

4. 是否符合帕金森症相关认知障碍诊断标准

合并帕金森症的认知障碍，应判断其认知障碍是否符合国内外相关标准，如 PD-MCI 标准、PDD 标准、DLB 标准等。可参考本书附录 1 的相关内容。

5. 排除其他原因引起的认知障碍

伴有帕金森症的认知障碍患者，其认知障碍可能与帕金森症相关，也可能由于其他原因所致，比如帕金森症合并脑血管病、维生素 B_{12} 缺乏、贫血、电解质紊乱、感染、药物等引起认知障碍，应注意排除。

四、帕金森症患者认知障碍病因诊断流程

帕金森症患者认知障碍病因诊断流程如图 3-7-6 所示。

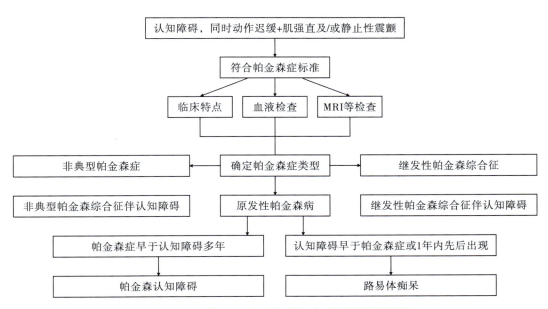

图 3-7-6 帕金森症患者认知障碍病因诊断流程

第八节 认知障碍伴明显精神行为症状的病因诊断

刘 洁 屈秋民

精神行为症状（BPSD）是认知障碍的重要表现，与认知障碍（C）、日常生活能力减退（A）一起组成痴呆的"ABC"三大类症状。虽然大多数情况下BPSD常作为认知障碍的伴随症状，但是有些类型的认知障碍患者，BPSD出现较早，甚至发生于认知功能下降之前，是首发症状和主要表现，对于认知障碍的病因诊断具有重要帮助。

BPSD表现复杂多样，可分为四大类：情感异常、精神病性症状、行为异常和睡眠障碍。尽管BPSD容易受患者的社会及心理因素影响，但是每个BPSD症状均有其相应的神经生物基础，与脑组织病理改变、神经递质缺失等密切相关。不同疾病，其好发部位不同，BPSD常存在显著差异。仔细分析BPSD的特点，对于认知障碍病因诊断有很大帮助。

一、精神行为症状明显的常见认知障碍疾病

1. 额颞叶痴呆

精神行为异常是行为变异型额颞叶痴呆的首发症状和主要表现，常以人格行为改变、社会不适应为主，而记忆减退、视空间功能障碍等并不明显。

2. 路易体痴呆

视幻觉是最常见的表现，甚至可发生于认知障碍早期，通常表现为反复发作的、形象、具体、生动的视幻觉，看到不存在的人、动物、图像等。少数患者，可表现为听幻觉，听到不存在的声音。除此之外，路易体痴呆患者常发生抑郁、焦虑症状，睡眠行为紊乱比较常见。

3. 额叶变异型阿尔茨海默病

是非典型AD最常见的类型，以额叶萎缩为主，临床表现与行为变异型额颞叶痴呆相似，早期出现明显的行为异常，包括：进行性淡漠、行为脱抑制和刻板行为，或伴有明显的执行功能障碍，而记忆减退并不明显。

4. 血管性认知障碍

依据脑血管病损害的部位和范围不同，BPSD表现可能存在较大差异，如颞叶

损害可表现为精神行为异常，思维混乱；而额叶损害可表现为淡漠、反应迟钝、执行功能障碍等，但是 VCI 早期引起幻觉、妄想比较少见。

5. 脑炎

包括病毒性脑炎、自身免疫性脑炎、边缘叶脑炎等，均可表现为明显的精神行为异常，常与认知障碍同时发生。

二、精神行为症状明显患者的病因诊断思路

1. 首先应排除谵妄

谵妄常伴有明显精神行为异常，包括视幻觉、听幻觉、被害妄想等，但是谵妄常有明显诱因，以注意障碍为核心表现，症状波动大，傍晚及夜间明显，常同时有意识水平下降。对于精神行为症状明显的患者，应首先排除谵妄。

2. 寻找有无加重 BPSD 因素

许多因素可加重 BPSD，常见药物（如抗胆碱能药物、金刚烷胺等）、电解质紊乱、全身感染等，尤其认知障碍患者，药物更容易诱发精神行为症状或使精神行为症状加重，应仔细分析精神行为症状与药物使用的关系，尤其近期开始使用的药物、增加剂量的药物可能是 BPSD 的诱因。

3. 确定 BPSD 的类型和发生时间

明确 BPSD 的类型、症状发生的时间等，对于认知障碍病因诊断有重要帮助。如早期反复出现明显、生动的视幻觉，高度提示 DLB。早期出现人格行为改变、社会不适应等，FTD 可能性较大；AD 患者视幻觉出现较晚，但是早期常发生被盗妄想。情感失禁明显时，应注意是否 VaD 患者（表 3-8-1、表 3-8-2）。

表 3-8-1 常见认知障碍 BPSD 比较

	AD	DLB	FTD	VaD
幻觉	晚	早，明显	很少	少见
情感障碍	较轻	常见，明显	欣快或淡漠	情感失禁
行为异常	出现晚，藏东西和收集废品常见	可有	早而明显，社会不适应，刻板行为	反应迟钝
激越攻击	较多	常见	少见	常见
RBD	可有	常见	少见	少见

表 3-8-2　精神行为症状提示认知障碍的原因

	可能疾病
早期视幻觉	DLB、PDD
人格行为异常	行为变异型 FTD、额叶变异型 AD
RBD	DLB、PDD
情感失禁	VaD
被盗妄想	AD

4. 额叶变异型 AD 与行为变异型 FTD 的差异

二者均以额叶损害为主，但是病理机制不同，临床表现也有一定差异（表3-8-3）。

表 3-8-3　额叶变异型 AD 与行为变异型 FTD 的比较

首发症状	额叶变异型 AD	行为变异型 FTD
激越、攻击行为	76.28%	44.6%
严重激越	55.5%	12.9%
幻觉	33.3%	8.1%
妄想	38.1%	14.9%
记忆减退	38.1%	13.5%
人格改变	4.7%	28.4%
判断及解决问题能力减退	23.8%	59.5%
MRI 双侧额叶萎缩	比较对称	大多明显不对称

三、精神行为症状明显患者诊断流程

伴明显精神行为异常患者认知障碍病因诊断流程如图 3-8-1 所示。

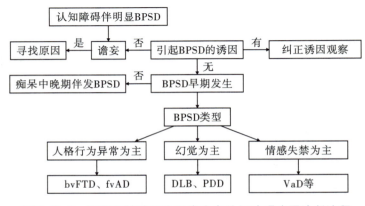

图 3-8-1　伴明显精神行为异常患者认知障碍病因诊断流程

第九节 认知障碍伴明显语言障碍的病因诊断

王 瑾 屈秋民

语言是认知功能的重要组成部分,是人利用声音、文字进行交流的能力,包括自发言语、复述、命名、理解、阅读、书写等一系列相互联系的过程,其他认知功能也常通过语言进行表达和实现。

一、语言中枢的组成

语言的解剖基础是大脑皮层相关区域(即语言中枢)及其神经纤维连接,其中右利手的语言中枢位于左侧大脑半球,而左利手的语言中枢可能位于右侧大脑半球。大脑皮层语言中枢及其联络纤维损害,可表现为语言障碍,即失语(Aphasia)。不同语言中枢损害,表现为不同类型的失语。因此,根据失语的类型,可推测损害的语言中枢,对于脑损伤的定位具有重要帮助。主要语言中枢的位置及损伤后的表现见表3-9-1。

表 3-9-1 语言中枢的部位及分区

语言中枢	Brodman 分区	部位
运动性语言中枢(语言表达中枢)	44、45	额下回后部(Broca 区)
听觉性语言中枢(语言理解中枢)	22	颞上回后部(Wernicke 区)
视运动性语言中枢(书写中枢)	8	额中回后部
视觉性语言中枢(阅读中枢)	39	角回
命名性语言中枢	37	左侧颞中回及颞下回后部

二、失语症的临床表现及分类

对于失语症目前还没有统一分类方法,其中解剖-临床为基础的分类最常用:

1. 按照临床表现分类

（1）运动性失语，又叫表达性失语或 Broca 失语，表现为非流畅性失语，患者口语表达困难，但是语言理解正常。

（2）感觉性失语，又叫听觉性失语或 Wernicke 失语，表现为语言理解困难，患者听力正常，但是听不懂别人的语言或自己的语言。

（3）命名性失语，又叫遗忘性失语，不能叫出物品的名字。

（4）失写，又叫书写不能。

（5）失读，视力正常，但是不能正确阅读。

（6）混合性失语：患者同时存在多种类型失语，包括运动性、感觉性失语。

2. 按病变部位分类

（1）外侧裂周围失语，也叫皮层性失语。

（2）经皮质性失语。

（3）皮质下失语（丘脑性失语、基底节性失语）。

3. 解剖-临床为基础的分类

1）外侧裂周围失语综合征

（1）Broca 失语。

（2）Wernicke 失语。

（3）传导性失语。

2）经皮质性失语综合征

（1）经皮质运动性失语。

（2）经皮质感觉性失语。

（3）经皮质混合性失语。

3）完全性失语

又称为混合性失语（mixed aphasia），是所有失语症类型中最严重的一种，表现为听、说、读、写各种语言能力的全面缺失。

4）命名性失语

患者不能叫出熟悉物品的名字，但是其他语言功能基本正常。

5）皮质下失语

（1）丘脑性失语。

（2）内囊、基底核损害所致失语。

三、语言障碍突出的认知障碍疾病

语言是认知功能的重要组成部分,语言障碍是认知障碍的常见表现之一,可见于多种认知障碍疾病,甚至是某些认知障碍疾病的首发症状和主要表现,分析语言障碍的特点,对于确定认知障碍的病因具有重要帮助。

1. 非流畅性原发性进行性失语(nfvPPA)

是额颞叶痴呆的重要类型,以进行性非流畅性语言表达障碍为主要表现。

2. 语义性原发性进行性失语(svPPA)

是额颞叶痴呆的重要类型,以进行性语义记忆障碍为主要表现,常伴有语言理解障碍,又称为语义性痴呆(SD)。

3. Logopenic 变异型进行性失语(LvPPA)

以自发语言和命名过程中单个词语的取词困难和句子的复述理解能力损害为特征,运动语言能力保留,而且语法无明显异常。"Logopenic"来自希腊语"少词",描述此类患者词语输出能力减退。由于存在语音损害,故又称为语音变异型失语。

4. 血管性认知障碍(VCI)

缺血性或出血性脑血管病损害语言中枢及其联络纤维,常表现为急性起病的失语,根据脑梗死或出血部位不同,可为运动性失语、感觉性失语、失读、命名障碍,甚至完全性失语等。

四、语言障碍突出的认知障碍病因诊断思路

1. 首先确定是否失语

对于语言障碍患者,首先应确定患者的语言障碍是失语还是构音障碍。失语是语言中枢及其连接纤维损害引起的语言表达或/和理解障碍,而构音障碍是发音器官(咽喉肌肉、舌、声带等)的结构或功能障碍引起的声音大小、语调高低、音律异常,二者的鉴别见本书第二章第四节"认知障碍体格检查"的相关内容。

2. 确定失语的类型

根据自发语言、复述、命名、理解、表达、书写 6 个方面的表现,确定失语的类型(表 3-9-2)。

表 3-9-2　常见失语症临床特点

失语类型	临床特点	病变部位
Broca 失语	非流畅性口语，言语缺乏，语法缺失，电报式语言	额下回后部病变
Wernicke 失语	流利性失语，口语理解严重障碍，语法完好，有新语、错语和词语堆砌	颞上回后部病变
传导性失语	复述不能，理解和表达完好	缘上回皮质或深部白质内弓状纤维束受损
经皮层性失语	复述不成比例地保存	TCMA-Broca 区前上部 TCSA- 颞顶叶分水岭区 TMA- 分水岭区大病灶
完全性失语	所有语言功能明显障碍	大脑半球大范围病变
命名性失语	命名不能	颞中回后部或颞枕交界区病变

注：TCMA，经皮层运动性失语；TCSA，经皮层感觉性失语；TMA，经皮层混合性失语。

3. 确定失语的病因

根据起病形式、失语类型、伴随症状、颅脑影像学改变等，综合判断失语的原因。突发运动性失语、感觉性失语或完全性失语，可能是脑血管病所致。缓慢起病，进行性加重的语言障碍可能是神经系统变性疾病引起。nfvPPA 言语费力或不流利，找词困难和语法错误导致语言衔接缺陷，以运动性语言受损为主，语言简单，韵律破坏，言语失用症，失语法症。SD 表现为持续性、选择性语义记忆受损，以命名困难和表达障碍为主要特征，如叫不出熟人的名字，不知道镜子、狗等名称。单词理解能力丧失，进行性命名能力丧失。LvPPA 以自发语言和命名过程中单个词语的取词困难和句子的复述能力损害为特征，而语义、句法、运动语言能力保留，无明显失语法，语言理解功能正常进行性失语中，Logopenic 变异型失语与 AD 病理改变（老年斑形成和神经原纤维缠结）关系最大，其次常见的病理改变为额颞叶变性（FTLD），表现为 tau 阴性，而含有泛素包涵体。nfvPPA 常为 tau 突变，而 svPPA 常为泛素染色阳性或 TAR-DNA 突变。可进一步结合 MRI 及生物标志物检查，明确失语的病因（表 3-9-3、表 3-9-4）。

MRI 上，非流畅性原发性进行性失语（nfvPPA）表现为不对称的（左侧明显）额下回、岛叶和前 - 颞上回萎缩，而语义性原发性进行性失语（svPPA）表现为不对称（左侧明显）的前下和内侧颞叶萎缩，Logopenic 型原发性进行性失语（lvPPA）表现为左侧颞 - 顶叶连接区（后、上颞叶和顶下皮质）区萎缩（图 3-9-1）。

表 3-9-3　常见原发性进行性失语语言障碍特征比较

口语流畅性	nfvPPA < lvPPA < svPPA
复述	nfvPPA < lvPPA < svPPA
命名	svPPA < lvPPA < nfvPPA
单词理解	svPPA < lvPPA < nfvPPA
句子理解	lvPPA < nfvPPA < svPPA
阅读	lvPPA = nfvPPA = svPPA

注：nfvPPA，非流畅性原发性进行性失语；lvPPA，Logopenic 变异型进行性失语；svPPA，语义性原发性进行性失语。

表 3-9-4　常见原发性进行性失语的比较

	lvPPA	PNFA	svPPA
主要病理	AD 病理改变	FTD 病理改变，常为 tau 突变	FTD 病理改变，常为泛素染色阳性，或 TAR-DNA 突变
主要萎缩部位	左侧颞上回后部，顶叶下部	左侧额叶及岛叶	优势半球颞极
语言障碍特点	单词提取困难，句子复述困难，不伴口语失用和语法缺失，理解通常较好	Broca 样失语，语言表达犹豫、探索语言，音素产生困难	语义记忆困难，记不住单词的语义，常有命名能力丧失

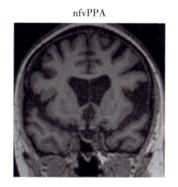
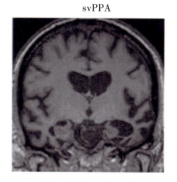
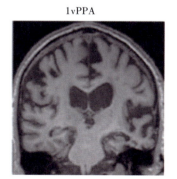

nfvPPA　　　　svPPA　　　　lvPPA

图 3-9-1　原发性进行性失语脑萎缩部位

注：nfvPPA，非流畅性原发性进行性失语；svPPA，语义性原发性进行性失语；lvPPA，Logopenic 型原发性进行性失语。

4. 语言障碍明显的认知障碍病因诊断流程

语言障碍明显的认知障碍病因诊断流程如图 3-9-2、图 3-9-3 所示。

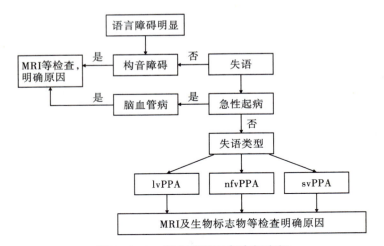

图 3-9-2 语言障碍患者诊断流程

注：lvPPA，Logopenic 型原发性进行性失语；nfvPPA，非流畅性原发性进行性失语；svPPA，语义性原发性进行性失语；MRI，磁共振成像。

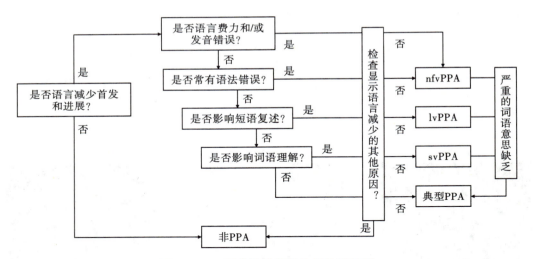

图 3-9-3 原发性进行性失语诊断流程

注：lvPPA，Logopenic 变异型原发性进行性失语；nfvPPA，非流畅性原发性进行性失语；svPPA，语义变异型原发性进行性失语；PPA，原发性进行性失语。

第十节　认知障碍伴癫痫发作的病因诊断

商苏杭　屈秋民

癫痫是神经内科最常见疾病之一，我国癫痫患病率为4‰~7‰。癫痫是一种由多种病因引起的慢性脑部疾病，以脑神经元异常过度放电导致反复发作的短暂性脑功能失常为特征。任何年龄、任何地区和种族的人群中都有发病，但以儿童和青少年发病率较高。近年来随着我国人口老龄化，脑血管病和神经系统退行性疾病的发病率增加，老年人群癫痫发病率已明显上升。

癫痫患者除了发作性脑功能失常之外，也可伴有认知障碍，其原因可能与癫痫发作有关，也可能与抗癫痫药物有关。而原发性认知障碍患者，随着病情进展，也可能继发癫痫发作，或者治疗认知障碍的药物也可诱发癫痫发作。因此，癫痫与认知障碍的关系非常密切，又比较复杂，需要认真分析。

一、癫痫与认知障碍的关系

认知障碍伴癫痫类型、原因多种多样，大体上可以包括下列类型：

1. 神经系统疾病同时表现为癫痫和认知障碍

癫痫和认知障碍是同一疾病的两种表现，常见原因包括克-雅病（Creutzfeldt-Jakob disease，CJD）、自身免疫性脑炎、病毒性脑炎、海马硬化等，患者在表现认知障碍的同时，伴有癫痫发作。

2. 癫痫引起认知障碍

癫痫反复频繁发作，或癫痫发作持续时间较长可继发认知障碍。常常于癫痫反复发作或严重发作以后发生，与癫痫发作频率、程度密切相关，无引起认知障碍的其他原因。其机制与癫痫发作引起脑组织缺氧、神经元线粒体功能障碍、神经元坏死及突触连接异常、神经递质异常，尤其兴奋性氨基酸释放等有关。

3. 抗癫痫药物引起认知障碍

癫痫是一种慢性疾病，绝大多数患者需要长期药物治疗，甚至需要终身服药，而许多抗癫痫药物会损害认知功能，需要高度重视（表3-10-1至表3-10-3）。

表 3-10-1　抗癫痫药物对认知功能的影响

抗癫痫药物	对认知功能的影响	损害的认知域
苯巴比妥	---	记忆和注意力
苯妥英	-	高剂量：心理速度
丙戊酸钠	0	警告：高氨血症
卡马西平	0/-	仅高剂量有作用
奥卡西平	0/+	改善注意力
托吡酯	---	注意力、记忆及语言功能
左乙拉西坦	0	
拉莫三嗪	+	注意力

注：- 轻度受损；-- 中度受损；--- 严重受损；+ 轻度改善；0：无改善或获益。

表 3-10-2　抗癫痫药物对儿童认知功能的影响

抗癫痫药物	警惕对认知的影响	无结论/缺少数据	对认知有中性影响	对认知有积极作用
传统 AEDs	苯巴比妥 苯妥英钠	乙琥胺 氯巴占	丙戊酸钠 卡马西平	
新型 AEDs	托吡酯	氨己烯酸 非氨酯 普瑞巴林	加巴喷丁 奥卡西平	拉莫三嗪 左乙拉西坦
最新 AEDs	唑尼沙胺	拉科胺瑞 司替戊醇 卢非酰胺 替加滨		

注：AEDs——抗癫痫药物。

表 3-10-3　抗癫痫药物引起认知障碍的机制

抗癫痫药物	对认知的影响	作用机制
苯巴比妥	有害	与 GABAA/苯二氮䓬类受体复合物直接结合，宫内暴露可导致广泛的神经退行性疾病和细胞凋亡
苯二氮䓬类	有害	与 GABA/Cl⁻ 通道复合物直接结合，为强效 GABA 激动剂，宫内暴露可导致广泛的神经退行性疾病和细胞凋亡
苯妥英	轻度有害	钠通道阻断，控制兴奋性突触传递，宫内暴露可导致广泛的神经退行性疾病和细胞凋亡

表 3-10-3（续）

抗癫痫药物	对认知的影响	作用机制
卡马西平	轻度有害	钠通道阻断，控制兴奋性突触传递，未检测到宫内暴露造成的影响
奥卡西平	中度有害	过度激活离子型谷氨酸受体，引起神经退行性疾病
丙戊酸钠	中度有害	①间接调节 GABA 神经传递；②受体介导的超极化反应增强，会抑制 NMDA 受体激活，并导致 LTP 和 LTD 损害；③可阻断钠通道活性。宫内暴露导致受损的神经元迁移
加巴喷丁	很少或极少负面影响	间接调节 GABA 神经传递。提高脑内 GABA 水平，并降低脑内谷氨酸浓度，包括 GABA 酶调剂，谷氨酸脱羧酶（GAD）和谷氨酸合成酶、氨基酸转移酶支链的调节
托吡酯	严重有害	①增加脑内 GABA 活性抑制；②对碳酸酐酶同工酶 II 和 IV 的抑制效应，导致 Mg^{2+} 依赖性 NMDA 受体抑制和细胞凋亡；③对谷氨酸受体 AMPA 和 KA 亚型的负调节作用；④具有钠通道阻滞活性。宫内暴露未观察到负面影响
拉莫三嗪	极少负面影响	未知。宫内暴露未观察到负面影响
左乙拉西坦	极少负面影响	未知

注：GABA，γ-氨基丁酸；NMDA，N-甲基-D-天冬氨酸；AMPA，α-氨基-3-羟-5-甲基-4-异恶唑丙酸；LTP，长时程增强；LTD，长时程抑制。

4. 原发性认知障碍疾病继发癫痫

原发性认知障碍是指以认知障碍为主要表现的神经系统退行性疾病，包括阿尔茨海默病、额颞叶痴呆、路易体痴呆、皮层基底节变性等。随着病情发展，这些神经系统退行性疾病脑萎缩逐渐加重，认知障碍更加明显，可能继发癫痫发作，可以表现为单纯部分性发作或复杂部分性发作。

5. 治疗认知障碍药物诱发癫痫

胆碱酯酶抑制剂（多奈哌齐、卡巴拉汀、加兰他敏）和 NMDA 受体拮抗剂（美金刚）是最常用的治疗认知障碍药物。说明书中明确写道，盐酸美金刚可以诱发癫痫发作或导致癫痫发作加重。胆碱酯酶抑制剂对癫痫患者无禁忌证，但是也有诱发癫痫的报道，应该慎用。

6. 癫痫和认知障碍共病

患者同时患有癫痫和原发性认知障碍疾病，二者并无因果关系。

二、伴癫痫发作患者认知障碍的诊断流程

癫痫患者,长期药物治疗过程中,自觉认知功能较前下降,或者知情者提示认知功能下降时,应高度重视有无认知障碍。应遵循认知障碍诊断流程,首先判断患者有无认知障碍,其次,判断认知障碍的原因。

详细询问知情者或照料者,确定患者认知功能较前明显下降,在记忆、语言、执行功能、视空间功能、复杂注意、社会认知6项认知功能中至少1项或多项较前明显下降。通过神经心理测查,证实患者整体认知功能或1项以上认知功能得分低于相同年龄、相同文化程度正常人分界值。在排除其他原因(如正常增龄性记忆减退、谵妄、抑郁等)之后,可参照国内外MCI或痴呆诊断标准,确定患者存在认知障碍(图3-10-1)。

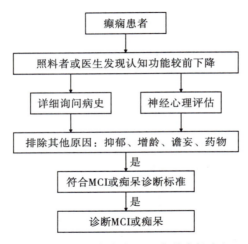

图3-10-1 癫痫伴认知障碍诊断流程

三、伴癫痫发作患者认知障碍病因诊断流程

明确存在认知障碍的癫痫患者,首先应排除抗癫痫药物引起的一过性意识障碍或谵妄。第二,要仔细询问认知障碍与癫痫发生的先后顺序。如果认知障碍与癫痫几乎同时发生,应首先考虑癫痫和认知障碍共病,即癫痫和认知障碍是同一疾病的两种表现。可通过视频脑电图、颅脑磁共振成像、脑脊液检查、自身抗体检查等明确癫痫和认知障碍的原因,判断认知障碍与癫痫的关系,常见共病有CJD、自身免疫性脑炎、病毒性脑炎、海马硬化等。如果癫痫反复发作或者每次发作持续时间较

长时，应注意是否癫痫继发认知障碍。如果癫痫控制良好，在长期使用抗癫痫药物后出现的认知障碍，尤其儿童及青少年癫痫患者长期服用抗癫痫药物后出现的认知障碍，应高度注意是否抗癫痫药物引起的认知障碍。如果患者既往诊断神经变性疾病，包括阿尔茨海默病、额颞叶痴呆、路易体痴呆、皮层基底节变性等，在病情发展过程中发生癫痫，则可能是神经变性疾病继发癫痫。如果是加用美金刚，或增加美金刚剂量后发生的癫痫，应注意美金刚诱发的癫痫。胆碱酯酶抑制剂较少诱发癫痫，但是也应注意（图 3-10-2）。

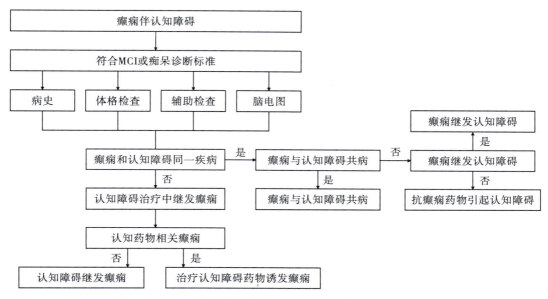

图 3-10-2　伴癫痫发作患者认知障碍病因诊断流程

第十一节　青年认知障碍的病因诊断

商苏杭　屈秋民

青年起病的认知障碍尚无统一年龄界定，一般指65岁之前起病的认知障碍。也有文献将45岁之前起病的认知障碍定义为早发性认知障碍。与老年期（65岁以后）起病的认知障碍不同，青年起病的认知障碍病因构成存在明显差异，诊断思路也有不同。

一、青年认知障碍的常见原因

青年起病的认知障碍病因复杂多样，与老年期起病的认知障碍相比，神经系统变性疾病引起的认知障碍明显减少，而家族遗传性疾病、继发性疾病引起的认知障碍显著增加（图3-11-1）。常见原因如下：

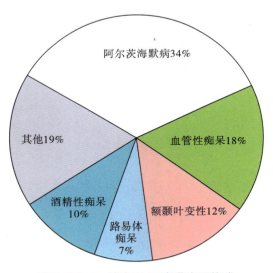

图3-11-1　青年认知障碍病因构成

1. **脑血管病**

是青年认知障碍的常见原因。近年来，青年卒中患者发病率有增加趋势，导致青年认知障碍有所增加。与中老年期脑血管病不同，青年期脑血管病中，血管炎、心源性脑栓塞、不明原因脑栓塞、脑血管畸形、烟雾病（Moyamoya）、遗传性脑血管病（CADASIL、CARASIL）、静脉性脑血管病等占比显著增加，而动脉粥样硬化引起的脑血管病比例减少。

2. 中枢神经系统感染

病毒性脑炎、结核性脑膜炎、神经梅毒、HIV 感染等也是青年认知障碍的常见原因。

3. 中枢神经系统免疫相关疾病

包括多发性硬化、视神经脊髓炎、同心圆硬化、自身免疫性脑炎等，可能是青年认知障碍的重要原因。

4. 脑外伤

是青年期认知障碍的重要原因。各种类型的脑外伤均可引起认知障碍，尤其导致意识障碍的脑外伤患者，意识清醒后可能存在认知障碍。

5. 代谢中毒

长期酗酒及酒精依赖、吸毒及药物滥用也可导致青年认知障碍。长期进食不良，或全身代谢性疾病，维生素 B_1 缺乏、维生素 B_{12} 缺乏、各种原因引起的电解质紊乱等，均可引起认知障碍。

6. 全身系统性疾病

自身免疫性疾病，包括系统性红斑狼疮、干燥综合征、血管炎等结缔组织病；慢性肾病及尿毒症；慢性肝病及肝硬化等。

7. 神经系统遗传性疾病

如 Huntington 舞蹈病，大多数青年期起病，常伴有明显认知障碍；遗传性小脑性共济失调也可伴有认知障碍；遗传性阿尔茨海默病、21-三体综合征、额颞叶痴呆、线粒体脑病等神经系统遗传性疾病均可引起青年认知障碍。

8. 其他脑部疾病

如各种交通性脑积水、梗阻性脑积水；脱髓鞘疾病；寄生虫病；脑胶质瘤，淋巴瘤等。

9. 神经系统变性疾病

尽管绝大多数神经系统变性疾病好发于老年人，但是有些患者起病较早，尤其有痴呆家族史的患者。在神经系统变性疾病中，FTD 所占比例增加，而 AD 所占比例减少。

二、青年认知障碍病因诊断注意事项

（1）青年期起病的认知障碍与老年期起病的认知障碍病因构成不同。所以，病因诊断时，应优先考虑青年认知障碍的常见原因，如脑血管病、中枢神经系统感染、脱髓鞘疾病、自身免疫性脑炎、血管炎、FTD等。

（2）青年认知障碍中，家族遗传性疾病比例增加。所以，对于青年期起病的认知障碍，一定要详细询问家族中、直系亲属中有无类似病史及其他遗传性疾病史；条件许可时，应该进行相关基因检测。

（3）青年认知障碍中，继发性原因明显增多。所以，应结合患者的临床特点，进行全面、详细的辅助检查，明确有无可引起认知障碍的继发性疾病，尤其注意排查有无药物及毒物滥用、全身营养代谢性疾病、结缔组织疾病、中枢神经系统免疫相关性疾病、感染性疾病等。

（4）青年期也是重型精神疾病的好发年龄，对于青年起病的认知障碍，应首先排除精神疾病，如精神分裂症、重度抑郁等。可以通过详细地询问病史及精神检查明确病因。

三、青年认知障碍病因诊断思路

对于青年起病的认知障碍，应首先排除重型精神病，如精神分裂症、重度抑郁。第二，要仔细询问有无可引起认知障碍的原因，如颅脑外伤、神经系统疾病或全身疾病、药物或毒物滥用等。第三，要详细询问有无认知障碍家族史，家族中有无类似疾病或遗传性疾病。如果有家族史，应仔细绘制家系图，初步确定遗传方式，进行基因检测，明确是否遗传性疾病。第四，对于没有家族史及特殊病史的青年起病的认知障碍患者，要进行常规辅助检查，包括血常规、肝肾功、电解质、梅毒血清学、甲状腺功能、血沉、C反应蛋白及颅脑MRI等，检查有无可引起认知障碍的继发性原因。如果常规检查发现异常，应进一步确定异常的原因，明确其与认知障碍的关系。必要时，可追加检查结缔组织全套、血清铜、铜蓝蛋白、脑脊液检查、自身免疫性脑炎抗体、免疫全套等，确定颅内病灶的性质。如果常规辅助检查及颅脑MRI均无明显异常，基因检测也无异常，应进行脑脊液Aβ、tau蛋白检查，确定是否AD或其他神经变性疾病。

四、青年认知障碍病因诊断流程

青年认知障碍病因诊断流程如图 3-11-2 所示。

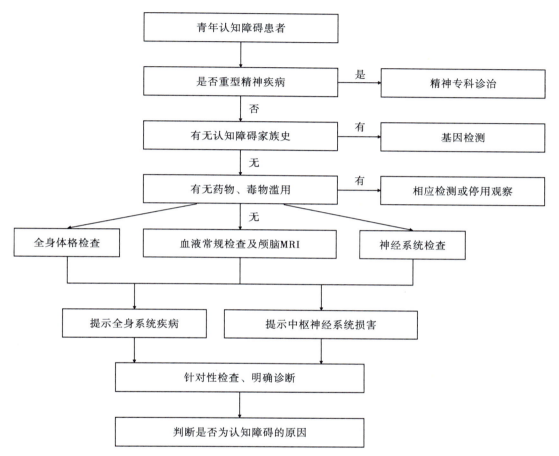

图 3-11-2　青年认知障碍病因诊断流程

参考文献

[1] Bruno Dubois, Nicolas Villain, Giovanni B Frisoni, et al. Clinical diagnosis of Alzheimer's disease: recommendations of the International Working Group[J]. Lancet Neurol, 2021, 20: 484-296.

[2] Mendez M F. Early-onset Alzheimer Disease and Its Variants[J]. Continuum (Minneap Minn), 2019, 25(1): 34-51.

[3] 章军建，贾建平，中国医师协会神经内科分会认知障碍专业委员会.2019 年中国血管性认知障碍诊治指南 [J]. 中华医学杂志 , 2019, 99(35): 2737- 2744.

[4] Biesbroek J M, Biessels G J. Diagnosing vascular cognitive impairment: Current challenges and future perspectives[J]. Int J Stroke, 2023, 18(1): 36-43.

[5] Olivia A Skrobot, Sandra E Black, Christopher Chen, et al. Progress toward standardized diagnosis of vascular cognitive impairment: Guidelines from the Vascular Impairment of Cognition Classification Consensus Study[J]. Alzheimer's & Dementia, 2018, 14: 280-292.

[6] Gavrilov G V, Gaydar B V, Svistov D V, et al. Idiopathic Normal Pressure Hydrocephalus (Hakim-Adams Syndrome): Clinical Symptoms, Diagnosis and Treatment[J]. Psychiatr Danub, 2019, 31(Suppl 5): 737-744.

[7] Rossor M N, Fox NC, Mummery CJ, et al. The diagnosis of young-onset dementia[J]. Lancet Neurol, 2010, 9: 793-806.

[8] Day G S, Tang-Wai D F. When dementia progresses quickly: a practical approach to the diagnosis and management of rapidly progressive dementia[J]. Neurodegener Dis Manag, 2014, 4(1): 41-56.

[9] Day G S. Rapidly Progressive Dementia[J]. Continuum (Minneap Minn), 2022, 28(3): 901-936.

[10] Hermann P, Zerr I. Rapidly progressive dementias- aetiologies, diagnosis and management[J]. Nat Rev Neurol, 2022 Jun, 18(6): 363-376.

[11] 王鸿雁，曹云鹏 . 快速进展性痴呆 [J]. 国际神经病学神经外科学杂志 , 2016, 43(1): 65-68.

[12] Victoroff J. Traumatic encephalopathy: review and provisional research diagnostic criteria[J]. NeuroRehabilitation, 2013, 32(2): 211-224.

[13] Charles R Marshall, Chris J D Hardy, Anna Volkmer, et al. Primary progressive aphasia: a clinical approach[J]. J Neurol, 2018, 265(6): 1474-1790.

[14] Skrobot O A, O'Brien J, Black S, et al. The Vascular Impairment of Cognition Classification Consensus Study[J]. Alzheimers Dement, 2017, 13(6): 624-633.

[15] Ian G McKeith, Tanis J Ferman, Alan J Thomas, et al. Research criteria for the diagnosis of prodromal dementia with Lewy bodies[J]. Neurology, 2020, 94: 743-755.

[16] Ian G McKeith, Bradley F Boeve, Dennis W Dickson, et al. Diagnosis and management of dementia with Lewy bodies: Fourth consensus report of the DLB Consortium[J]. Neurology, 2017, 89: 88-100.

[17] Irene Litvan, Jennifer G Goldman, Alexander I Tröster, et al. Diagnostic Criteria for Mild Cognitive Impairment in Parkinson's Disease: Movement Disorder Society Task Force Guidelines[J]. Movement Disorders, 2012, 27(3): 349-356.

[18] Murat Emre, Dag Aarsland, Richard Brown, et al. Clinical Diagnostic Criteria for Dementia Associated with Parkinson's Disease[J]. Movement Disorders, 2007, 22(12): 1689-1707.

[19] Uysal-Cantürk P, Hanağasi HA, Bilgiç B, et al. An assessment of Movement Disorder Society Task Force diagnostic criteria for mild cognitive impairment in Parkinson's disease[J]. European Journal of Neurology, 2018, 25: 148-153.

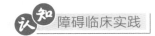

第四章

认知障碍治疗

- 第一节 认知障碍的治疗原则
- 第二节 改善认知功能治疗
- 第三节 精神行为症状的处理
- 第四节 认知障碍非药物治疗
- 第五节 阿尔茨海默病的治疗
- 第六节 血管性认知障碍的治疗
- 第七节 路易体痴呆及帕金森病痴呆的治疗
- 第八节 额颞叶变性的治疗
- 第九节 正常压力脑积水的治疗
- 第十节 轻度认知障碍的治疗

第一节 认知障碍的治疗原则

屈秋民

认知障碍是多种原因引起的综合征，其中阿尔茨海默病（AD）和血管性认知障碍（VCI）是最主要的原因。目前国内外已出版多个痴呆及轻度认知障碍诊治指南及专家共识，对于指导和规范认知障碍的诊治具有重要帮助，临床工作中可参考相关指南或专家共识处理不同类型的认知障碍患者。

根据认知障碍的临床特点及国内外指南、共识，认知障碍的处理应遵循以下原则。

一、预防为主

认知障碍是多种原因引起脑结构和/或功能异常，导致认知功能较前下降。由于中枢神经系统神经元的再生能力十分有限，中枢神经系统损伤后很难完全恢复正常，常常遗留不同程度的后遗症。因此，积极控制危险因素，预防脑结构和/或功能损伤，对于延缓认知障碍的发生显得尤为重要。

VCI的发生、发展与脑血管病密切相关，积极控制心脑血管病危险因素，预防脑血管病的发生、发展，对于减少VCI发生，延缓VCI进展具有重要意义。AD的病因和发病机制还不完全清楚。研究显示，高血压、糖尿病、高脂血症、吸烟、酗酒、高同型半胱氨酸血症、睡眠障碍等心脑血管病危险因素也是AD的危险因素，控制这些危险因素，纠正不良的生活方式，健康用脑，加强认知功能训练等，可以有效降低AD风险，延缓AD发生，已经被世界卫生组织推荐用于认知障碍预防。

二、明确病因，对因治疗

认知障碍是多种原因引起的综合征，绝大多数认知障碍由神经系统退行性疾病引起，至今病因不明，但是少数认知障碍患者有明确的原因。对于有明确原因的认知障碍，尽早进行合理的病因治疗是最有效的策略。早期发现，早期进行病因治疗，认知障碍可显著改善或完全恢复，而延误诊治，可能导致不可逆性认知障碍。因此，对于所有认知障碍患者，均应积极寻找可治疗的原因，并及时进行合理治疗。引起认知障碍的可治疗原因包括：维生素 B_{12} 缺乏、甲状腺功能减退、神经梅毒、正常压力脑积水、中枢神经系统感染、自身免疫性脑炎等。

VCI 主要与脑血管病密切相关，积极治疗脑血管病对于降低 VCI 的发生，延缓 VCI 进展具有重要价值。AD 的病因和发病机制尚不完全明确，但是大量研究显示，Aβ 沉积是 AD 发病的关键环节，"Aβ 级联反应"和 tau 蛋白过度磷酸化是 AD 发病的重要机制，而血管因素、炎症反应、氧化应激和自由基损伤、线粒体功能障碍、肠道菌群紊乱等均参与 AD 的病理过程。因此，针对 Aβ 的免疫治疗、抑制 tau 蛋白过度磷酸化、抗炎及保护线粒体、纠正肠道菌群紊乱等是 AD 重要的病因治疗，有望显著延缓 AD 进展。

三、早期诊断，早期治疗

对于可治性认知障碍，尽早明确病因，及时进行病因治疗，认知功能障碍可以完全恢复或显著改善，而延误诊治，则可能导致不可逆性认知功能损害。尽管目前对于神经系统退行性疾病尚无根本治疗措施，但是大量证据表明，早期发现和早期治疗，不仅可以显著改善症状，还可在一定程度上延缓病情进展，改善患者预后。而延误治疗，不仅疗效减退，而且预后不良。因此，对于所有认知障碍患者均应强调早诊断和早治疗。

四、综合治疗，全面、全程管理

认知障碍病因复杂，可表现为"ABC"三大类症状。随着病情进展，认知障碍逐渐加重，BPSD 症状更多、更重，日常生活能力减退更加明显，而且"ABC"症状相互影响，相互加重，甚至形成恶性循环。认知功能障碍可加重精神行为症状，而精神行为症状又可加重认知功能障碍；日常生活能力减退可导致精神行为症状加重，而精神行为症状又可加重日常生活能力减退。因此，单纯针对认知功能障碍或 BPSD 的对症治疗并不能满足 AD 治疗的要求，需要对患者的"ABC"症状全面管理。

对于绝大多数认知障碍，目前缺乏特异性治疗药物，单纯药物治疗效果比较有限，而非药物治疗和认知训练可以显著延缓认知功能衰退，改善患者情绪及精神状态，提高日常生活能力，减轻照料者负担。因此，对于认知障碍患者，应该将药物治疗、非药物治疗、认知训练、社会支持等结合起来，进行综合治疗。

绝大多数认知障碍是一个进行性加重的过程，但是不同阶段的主要矛盾和主要问题不同，需要区别对待。如 MCI 患者，生活尚可自理，重点是进行病因治疗和控制危险因素，加强认知功能训练，延缓认知功能衰退；轻度痴呆患者，应该在改善认知功能的同时，鼓励患者从事力所能及的日常活动，加强认知训练，延缓病情进展；中重度痴呆患者，自知力和生活能力显著减退，甚至不能独立生活，容易发生意外、走失、外伤等事件，需要家人及看护者精心照料，除了改善认知功能之外，应该加强照料，防治并发症。因此，对于所有认知障碍患者，均需要制定长期的管理计划，进行全程管理。

五、明确目的，选准靶点，合理用药

认知障碍是综合征，临床表现复杂多样，症状轻重不一，不同阶段的患者主要表现不同。不同症状的发生机制不同，治疗选择也不同。所以，针对不同病因、不同程度的认知障碍患者，应和家属充分沟通，确定患者当前的主要矛盾和突出问题，明确治疗的主要目的。精神行为症状是重度认知障碍的常见表现，给家人及照料者带来极大痛苦和负担，及时对症治疗，控制睡眠障碍、精神症状等，不仅有助于改善认知功能，还可极大地减轻照料者负担。不同类型的精神症状，其机制不同，使用的药物也不同。比如，对于焦虑、抑郁症状，优先选择 SSRI 类抗抑郁药物，而对于幻觉、妄想等精神病性症状，优先选择非典型抗精神病药物；对于睡眠障碍，优先选择苯二氮䓬类镇静安眠药物。

六、遵循指南，个体化治疗

目前国内外已发表多个认知障碍诊治指南和专家共识，临床医师应严格遵循相关指南或专家共识，制定合理的诊疗计划。但是由于每个患者的基本情况、身体状况、病因、发病机制、临床特征、病情程度、伴发疾病等不尽相同，对药物的反应和耐受性也不尽相同，临床医师必须结合患者的具体情况，制定个体化诊疗方案，包括日常生活及护理模式、非药物治疗、药物选择等均应因人而异。例如指南推荐轻中度 AD 首选胆碱酯酶抑制剂，中重度 AD 推荐 NMDA 受体拮抗剂美金刚，但是幻觉、妄想、激越等精神行为症状较明显的患者，可早期选择 NMDA 受体拮抗剂美金刚；血管性痴呆推荐使用胆碱酯酶抑制剂，但是精神行为症状明显时，也可选择 NMDA 受体拮抗剂美金刚；额颞叶痴呆首选 SSRI 类药物，精神行为症状明显时，可以加用非典型抗精神病药。因此，对于所有认知障碍患者，均应在遵循指南的基础上，制定个体化诊疗方案。

第二节　改善认知功能治疗

高　玲　屈秋民

认知功能减退是认知障碍的核心症状，也是导致日常生活能力减退和精神行为症状的主要原因。因此，改善认知功能是治疗认知障碍的重要措施。目前，国内外指南推荐的改善认知功能的药物主要为两大类：中枢性胆碱酯酶抑制剂（ChEIs），常用药物有多奈哌齐、卡巴拉汀、加兰他敏；兴奋性氨基酸（NMDA）受体拮抗剂（盐酸美金刚）。

一、胆碱酯酶抑制剂

由于中枢神经系统（CNS）胆碱能损害与认知功能障碍、精神行为紊乱等密切相关，因此，改善CNS胆碱系统功能是目前改善认知功能最有效的措施之一。这些途径包括：补充乙酰胆碱（ACh）的前体物质（胆碱、卵磷脂等）、抑制突触间隙ACh的降解（胆碱酯酶抑制剂）、直接刺激突触后膜胆碱能受体（胆碱能受体激动剂）等，但是目前仅有胆碱酯酶抑制剂（ChEIs）治疗痴呆的疗效得到证明。

1. 胆碱酯酶抑制剂作用机制

CNS的ACh是在突触前神经末梢由胆碱和乙酰辅酶A通过胆碱乙酰基转移酶（胆碱乙酰化酶）催化合成的。合成的ACh储存在突触末梢的囊泡中，当囊泡与突触前膜结合时，储存在囊泡中的ACh释放到突触间隙，并与突触后膜或突触前膜的ACh受体（烟碱型受体或毒蕈碱型受体）结合，发挥神经递质作用。未与受体结合的ACh可通过胆碱酯酶降解为胆碱和乙酸，而胆碱又可通过突触前膜重吸收，参与ACh的再合成（图4-2-1）。

胆碱酯酶是突触间隙降解ACh的关键酶。该酶在胆碱能神经元突触间隙降解ACh，终止ACh对突触后膜的兴奋作用，保证神经信号在生物体内正常传递。ChEIs可选择性抑制胆碱酯酶的活性，延缓胆碱能神经元对突触间隙ACh的降解，提高突触间隙ACh含量，促进胆碱能神经传导，达到增高胆碱能活性之目的（图4-2-1）。

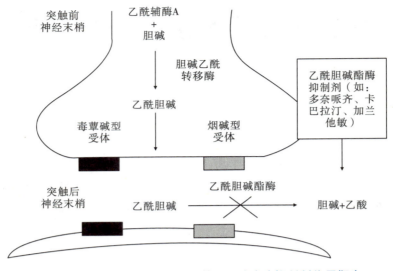

图 4-2-1　乙酰胆碱合成、代谢及胆碱酯酶抑制剂作用靶点

人体内胆碱酯酶有 2 种：乙酰胆碱酯酶（AChE）和丁酰胆碱酯酶（BuChE），其中 AChE 可选择性水解 ACh，而 BuChE 可水解 ACh 和其他胆碱。在健康人脑内，AChE 的活性约占 80%，为 BuChE 的 10 倍，而在外周（尤其肠道、肝脏、心脏和肺），则 BuChE 活性占优势。在脑内，AChE 主要位于突触内，而 BuChE 主要位于突触外、胶质细胞、血浆和组织液中。尽管在健康人脑内 BuChE 活性仅占 10% 左右，但是在 AD 患者脑内，由于神经元及突触减少，导致 AChE 活性降低（可达 45%），而胶质细胞激活及 BuChE 在神经炎斑中聚集，可导致 BuChE 活性增高（可达 40%~90%），且 BuChE 活性增高在海马最为明显。因此，随着 AD 病情进展，BuChE 在 ACh 降解中越来越发挥重要作用。BuChE 与 AChE 的比值可从正常的 0.5 增高至 11，最终 BuChE 成为降解 ACh 的主要活性物质。

人体内 AChE 主要以 2 种形式存在：由四个球形蛋白组成的 G4 型和由一个亚单位组成的 G1 型。在健康人脑内，G4 型是所有脑区 AChE 活性的主要形式（约占 80%），而 G1 型仅占少数。但是不同脑区 G1 型与 G4 型的比例不同。例如，G4 型与 G1 型的比值在尾状核为 21，在海马为 6，在 Meynert 基底核为 5。AD 患者皮层和海马区 G4 型 AChE 水平降低，而 G1 型 AChE 水平无变化。由于 G4 型减少，使 G1 型成为 AChE 的主要亚型。因此，对 G1 型具有选择性抑制作用的 ChEIs 可能对改善痴呆症状更有意义。

BuChE 有一个功能性的点突变（K 变构体）减少了其 1/3 的血清分子浓度，可作为 BuChE 活性降低的模型。这种等位基因广泛存在，尤其在高加索地区。有 K 型变构体的患者，血浆 BuChE 活性较低，对琥珀酰胆碱亲和力较低；tau 蛋白磷酸化减少，皮层 tau 蛋白磷酸化程度较轻，AD 发病率较低。且 K 变构体的存在与认知功能降低的平均速度相关，但是仅表现在中－重度损害的患者。这种相关性是否存在因果关系尚不能确定，但是 K 点突变的存在使卡巴拉丁的治疗效果可能比预期的要差，但其对多奈哌齐或加兰他敏的临床效果无影响。

2. 常用胆碱酯酶抑制剂药理特点

目前美国 FDA 批准用于治疗 AD 的 ChEIs 共有 4 个：他克林（Tacrine）、多奈哌齐（Donepezil，商品名：安理申）、卡巴拉汀（Rivastigmine，利斯的明，商品名：艾斯能）、加兰他敏（Galantamine）。由于严重的肝毒性作用，以及半衰期短，剂量滴定麻烦等缺点，他克林已很少临床应用。石杉碱甲是从千层塔中提取的，具有抑制胆碱酯酶活性作用，治疗 AD 及血管性痴呆取得一定疗效，但是仅在国内应用，尚缺少有力的临床研究证据。

1）多奈哌齐（盐酸多奈哌齐，安理申）

多奈哌齐是一种六氢吡啶衍生物，分子式为 $C_{24}H_{29}NO_3HCl$，相对分子质量为 415.96，其成品以盐酸盐的形式存在。该药为白色结晶粉末，易溶于氯仿，可溶于水和冰醋酸，微溶于乙醇和乙腈，几乎不溶于乙酸乙酯和 n－乙烷中，在 271nm 和 315nm 处有较强的紫外吸收。多奈哌齐为手性分子，存在 R－和 S－两种异构体，其中 R 型异构体对体外小鼠脑内 AChE 的抑制作用更强。

多奈哌齐可与游离的以及乙酰化的 AChE 结合，阻止 AChE 催化 ACh 的去乙酰化过程。多奈哌齐可使大鼠整个脑组织中 ACh 浓度显著增加，尤其是大脑皮层、海马和纹状体部位，可部分逆转东莨菪碱引起的认知障碍。多奈哌齐还可显著增加烟碱型受体的密度，进而加强突触功能，改善认知功能。但是多奈哌齐不会抑制胆碱乙酰转移酶的活性及高亲和力胆碱的摄取。多奈哌齐易通过血脑屏障，且对 CNS 的 AChE 具有高度的选择性，对 AChE 的亲和作用超过 BuChE 的 1000 倍。所以，没有明显的外周胆碱能作用，副作用较小。

多奈哌齐由日本卫材公司开发，于 1997 年获美国 FDA 批准上市，是一种高选择性可逆性中枢性 ChEI，1999 年批准在我国上市。该药作用温和，疗效较好，具有剂量小、半衰期长、不良反应小等优点。可用于 AD 的各个阶段，尤其对于轻、中度 AD 患者临床症状改善作用较好。

2）重酒石酸卡巴拉汀（利斯的明、艾斯能）

是一种中枢选择性、假性、不可逆性 ChEI，由瑞士 Novartis 公司研制，于 1997 年首先在瑞士上市，后在美国、加拿大、中国等许多国家上市。卡巴拉汀属于氨基甲酸酯类化合物，为毒扁豆碱衍生物。主要用于治疗轻－中度痴呆患者，可改善 AD 患者的认知功能、日常生活能力和精神行为症状。有报道显示，卡巴拉汀的疗效可持续 2 年以上，不但改善 AD 的症状，而且能对 AD 患者的大脑提供持续的神经保护。不良反应一般为轻至中度，恶心、呕吐持续时间短，多可自行消失。

与其他 ChEIs 相比，卡巴拉汀具有以下独特的药理作用。

（1）对 AChE 的"假性不可逆性"抑制：卡巴拉汀与 ACh 结构类似，可作为底物与 AChE 结合，形成氨基甲酰化复合物，此时 AChE 处于被抑制状态，直到 AChE 酯位上的甲酰基部分被羟基取代才恢复其活性，即产生所谓的"假性不可逆性"（非常慢的可逆性）抑制。其半衰期虽短（约 2h），但对 AChE 的抑制作用可长达 10h，从而促进胆碱能神经传导。

AD 模型大鼠实验表明，卡巴拉汀可明显抑制 AChE，从而改善前脑损伤大鼠的记忆力下降，也可逆转东莨菪碱诱发的工作记忆力下降。人服用卡巴拉汀 3mg 后约 1.5h，脑脊液中 AChE 活性下降 40%。药物达到最大抑制作用后，AChE 活性恢复至基础水平约需 9h。检测服用卡巴拉汀的 AD 患者脑脊液中 AChE 证实，卡巴拉汀对 AChE 的抑制作用呈剂量依赖性，每天 2mg、6mg、10mg、12mg 的卡巴拉汀平均抑制 AChE 活性 20%、46%、55.6% 和 61.7%，而平均抑制 BuChE 活性 23.9%、76.6%、54.9% 和 61%，最高试验剂量（12mg/d）时抑制作用最大。

（2）高选择性抑制中枢神经系统 AChE：卡巴拉汀血浆蛋白结合力较低，容易通过血脑屏障，能选择性抑制 CNS 的 AChE，具有高度的脑选择性。动物实验和健康志愿者试验均显示，卡巴拉汀对中枢神经系统 AChE 的抑制作用明显强于外周。卡巴拉汀对健康志愿者脑内 AChE 的抑制比例为 40%，而对外周 AChE 的抑制比例仅为 4%，卡巴拉汀对脑内 AChE 的亲和力是对外周的 10 倍，外周红细胞及血浆中的 AChE 几乎不受卡巴拉汀的影响，提示卡巴拉汀在产生中枢神经系统 AChE 抑制及疗效的同时，能够减少外周胆碱能副作用（如肌肉痉挛和心血管系统不良反应）。

（3）选择性抑制大脑皮质及海马区 AChE：动物实验显示，卡巴拉汀能选择性抑制大脑皮层和海马的 AChE，对皮质和海马区 AChE 的抑制作用明显高于其他脑区，从而增强 AD 患者在这些最常受累区域 ACh 的效应，而对纹状体、脑桥、延髓、心脏等部位 AChE 的抑制作用很小。这种部位选择性不仅能改善 AD 患者胆碱能缺乏引起的认知功能障碍，增强学习能力和记忆力，同时对皮层－小脑通路和纹状体通路的影响较小。因而，可避免抑制呼吸中枢和产生锥体外系症状，可以使锥体束症状和失眠（由于非选择抑制尾状核 G4 型）减少到最低。

卡巴拉汀脑区的选择性抑制作用与其对 G1 型 AChE 的选择性抑制有关。AD 患者大脑皮层和海马区 G4 型 AChE 显著减少，而 G1 型 AChE 显著增加，使 G1 型成为大脑皮层和海马区 AChE 的主要亚型。研究显示，卡巴拉汀对 G1 型 AChE 的抑制作用是 G4 型的 6 倍。因此，卡巴拉汀对大脑皮层和海马区 AChE 的抑制作用最强。另外，由于 G4 型 AChE 在神经－肌肉接头处占优势，而卡巴拉汀对 G4 型 AChE 抑制作用较弱，也减少了肌肉痉挛和无力等副作用的发生。

（4）不依赖肝细胞色素 P450 酶系代谢：卡巴拉汀不经过肝脏及 P450 酶代谢，

而主要受其靶酶的控制。卡巴拉汀最终被胆碱酯酶降解，其降解产物（−）3−[（1−二甲氨基）乙基]−酚 [（−）3−（1-dimethylamino）ethyl-phenol] 迅速从肾脏清除，不受肝脏微粒体酶的影响。提示卡巴拉汀与通过肝脏细胞色素 P450 酶代谢的药物不产生明显的相互作用，故可以安全地与多种药物合并应用。由于老年 AD 患者通常合并多种疾病而需同时服用不同种类的药物，因此，卡巴拉汀的这一特点使其使用更加方便。

（5）对 AChE 和 BuChE 的双重抑制作用：卡巴拉汀不仅能够抑制 AChE，同时还能抑制脑内 BuChE。尽管正常人脑内 BuChE 含量很少，但是在 AD 患者脑内，主要由神经元产生的 AChE 活性显著降低，而主要由胶质细胞产生的 BuChE 活性明显增加，且 BuChE 主要存在于 AD 病理改变明显的区域（如大脑皮层、海马等）。随着 AD 病情进展，BuChE 的作用更加明显，最终成为降解 ACh 的主要活性物质。卡巴拉汀通过对 AChE 和 BuChE 的双重抑制，可以提高 AD 患者脑内胆碱能功能，尤其对于晚期 AD 患者，通过抑制 BuChE 发挥重要作用。研究证实，AD 患者脑及脑脊液中 BuChE 水平增高，而 AChE 水平降低，服用卡巴拉汀后，脑脊液中 BuChE 与认知功能改善的相关程度高于 AChE，提示卡巴拉汀可在 AD 整个病程中维持有效的胆碱能作用，显示良好的临床疗效。

3）加兰他敏

为可逆性、选择性和竞争性第二代 AChEI，同时具有调节烟碱型乙酰胆碱受体（nAChR）的作用，对 AChE 的抑制作用稍弱于茛菪碱，副作用小，作用时间长，耐受性好。1952 年由苏联学者发现，原用于治疗神经肌肉阻滞、重症肌无力和小儿麻痹后遗症等，2003 年获美国 FDA 批准，用于治疗 AD。

加兰他敏是一种天然的菲啶类生物碱，分子式为 $C_{17}H_{22}ClNO_3$。是从高加索雪花莲（snow-drop）和不同种类的石蒜科植物的茎提取的自然产物，可竞争性与 AChE 结合，阻止 AChE 催化 ACh 的去乙酰化过程。同时加兰他敏是一种较强的 nAChR 的配体，可结合在 nAChR 的变构活性位点上，作为 nAChRs 的变构增强配体，加大 ACh 信号传递。

研究发现，加兰他敏显著抑制脑内 AChE，导致低温和东莨菪碱诱导的大鼠被动回避障碍，可长时间逆转东莨菪碱引起的中枢胆碱能症状。由于 AD 患者除了胆碱能神经联系减少外，还存在 nAChRs 的严重丢失，且 nAChRs 丢失与 AD 病情严重程度相关。因此，加兰他敏可能对于早期患者效果更好。

另外，加兰他敏可激发体外培养的大鼠海马神经元的 α-蛇毒素不敏感 α4β2 型 nAChRs 产生单一通道电流，促进其他神经递质的释放。Santos 等对大鼠海马切片进行电生理研究发现，1μmol/L 的加兰他敏能够通过非胆碱酯酶机制增加谷氨酸和 GABA 的释放，且加兰他敏诱导的谷氨酸能递质增加呈钟形浓度相关。

高浓度的加兰他敏引起谷氨酸释放减少,是由于高浓度加兰他敏对 AChE 的烟碱能受体的抑制作用。

4)3 种常用胆碱酯酶抑制剂药理特性比较

多奈哌齐、卡巴拉汀、加兰他敏是最常用的 3 种 ChEIs,均可选择性抑制中枢神经系统 AChE,提高突触间隙 ACh 含量,改善胆碱能神经元的功能,但是 3 种药物各有特点,可能在痴呆治疗中发挥不同作用(表 4-2-1)。

表 4-2-1 多奈哌齐、卡巴拉汀、加兰他敏药理机制比较

	多奈哌齐	加兰他敏	卡巴拉汀
化学成分	六氢吡啶衍生物	天然菲啶类生物碱	氨基甲酸酯类化合物
作用模式	选择性、可逆性 AChE 抑制	选择性、可逆性 AChE 抑制及 nAChR 调节	选择性、假性不可逆性 AChE 和 BuChE 双重抑制
AChE 抑制机制	与游离的以及乙酰化的 AChE 结合,阻止 AChE 催化 ACh 去乙酰化过程	竞争性与 AChE 结合,阻止 AChE 催化 ACh 去乙酰化	与 AChE 结合,引起该酶的氨基甲酰化,产生无活性代谢产物
对 G1 型和 G4 型 AChE 的抑制活性	对 G1 型和 G4 型抑制作用相等	对 AChE 亚型的抑制效能数据很少	对 G1 型的亲和力是 G4 的 6 倍
对 AChE 和 BuChE 的抑制活性	对 AChE 的亲和力超过 BuChE 的 1000 倍	对 AChE 的亲和力是 BuChE 的 50 倍	对 AChE 和 BuChE 具有相同的抑制活性
代谢途径及 CYP450 代谢	肝脏 CYP2D6 和 CYP3A4	肝脏 CYP2D6 和 CYP3A4	肾脏 无,酯酶水解
血浆蛋白结合率	96%	18%	40%
血浆半衰期	70h	7~8h	1~2h

研究显示,多奈哌齐、卡巴拉汀、加兰他敏治疗轻中度 AD 的疗效相似(Ⅰ类证据,A 级推荐),但是多奈哌齐的耐受性更好(Ⅱ类证据,B 级推荐)。一种 ChEI 疗效不佳时,换用另一种 ChEI 仍可获益(Ⅲ类证据,CV 级推荐)

3. 胆碱酯酶抑制剂的其他作用

除了抑制 ChE 和调节胆碱能受体之外,近年研究发现,ChEIs 还可能通过其他机制,延缓 AD 的病理过程和病情进展。

1）神经保护作用

研究发现，ChEIs 具有明显的神经保护作用，可拮抗 Aβ42 的神经毒性，抑制钾离子通道，激活多巴胺受体，并可通过抑制后超极化、干预代谢等保护中枢神经元，延缓脑细胞的衰老。还可抑制兴奋性毒性损伤，减少前炎症因子，增加神经可塑性。通过 α7- 烟碱型受体和 PI3K/Akt 途径激活抗凋亡蛋白（如 Bcl-2 和 Bcl-XL）的合成，发挥抗凋亡作用。

2）调节 APP 代谢，抑制 Aβ 生成

Aβ 沉积和老年斑形成是 AD 发病的关键环节。AChE 可聚集在 Aβ 斑块中，可作为核化因子促进 Aβ 沉积，影响 Aβ 的毒性和聚集状态。因此，AChE 与 Aβ 斑块的密度及致病性密切相关。ChEIs 可通过抑制 AChE，减少 Aβ 生成与沉积，从而延缓 AD 进程；可通过突触后膜毒蕈碱型 ACh 受体介导的信号转导通路激活 PKC 和丝裂原 MAPK 依赖途径，促进 α 分泌酶裂解淀粉样前体蛋白（APP）为可溶性 sAPPα，间接减少 Aβ 产生；同时抑制 GSK-3 介导的 tau 磷酸化。ChEIs 也可刺激 nAChRs 影响 APP 加工，使淀粉样蛋白 sAPPβ 产生减少。多奈哌齐可直接减少大脑 Aβ 生成，抵抗 Aβ 所致的 PC12 细胞毒作用，通过激活磷酸肌醇 3 激酶/Akt 和抑制 GSK-3，以及激活 nAChRs，防止 Aβ42 诱导的神经毒性；通过减轻氧化和能量代谢障碍降低 H_2O_2 产生，显著增加 AD 患者血小板中 APP 的比例。由于 BuChE 可能在 AD 早期 Aβ 聚集和老年斑形成阶段中具有重要作用，卡巴拉汀通过 AChE 和 BuChE 双重抑制，减少 APP 降解及 Aβ 形成。

3）调节 tau 蛋白及 tau 蛋白磷酸化水平

AChE 和 BuChE 均可聚集于老年斑及神经原纤维缠结中，而胆碱能受体在调节 tau 蛋白磷酸化过程中起重要作用。研究发现，ChEIs 处理可使 SH-SY5Y 细胞 tau 蛋白表达及 tau 蛋白磷酸化水平显著增加；卡巴拉汀治疗 1 年后，AD 患者脑脊液中 tau 水平无变化，而未治疗组 tau 水平明显增加，提示卡巴拉汀可以抑制神经元破坏及 tau 蛋白磷酸化。

4）改善脑血流及代谢

AChE 和 ACh 广泛表达于血管内皮细胞，胆碱能神经元可支配脑微血管，调节脑血流量。ACh 还可介导血管舒张和一氧化氮（NO）释放，调节血脑屏障的通透性及胆碱的跨血脑屏障运输。因此，胆碱能系统功能障碍可影响脑血管功能及内环境稳定。ChEIs 通过改善胆碱能的功能，增加局部脑血流量。研究发现，ChEIs 治疗的 AD 患者局部脑血流或糖代谢呈剂量依赖性增加，而未治疗者局部脑血流显著减少。PET 研究显示，他可林和卡巴拉汀可稳定或改善脑局部糖代谢，改善 AD 患者脑血流。同时，ChEIs 还可恢复或上调胆碱能系统功能，改善其他神经递质系统的功能，如谷氨酸、GABA、5- 羟色胺，从而改善脑组织代谢及功能。

4. 胆碱酯酶抑制剂的临床应用

1）胆碱酯酶抑制剂的疗效

（1）多奈哌齐：

2018年，13项研究荟萃分析发现，与安慰剂相比，多奈哌齐10mg/d治疗24~26周，具有较好的改善认知功能作用，ADAS-cog改善2.67（95% CI：-3.31 to -2.02）（1130名患者，5项研究），MMSE改善1.05（95% CI 0.73 to 1.37，1757名患者，7项研究），Severe Impairment Battery（SIB）改善5.92分（95% CI 4.53 to 7.31，1348名患者，5项研究）。

多奈哌齐也与良好功能预后相关。ADCS-ADL-sev改善1.03分（95% CI 0.21 to 1.85，733名患者，3项研究）。多奈哌齐治疗组临床整体印象评定量表评分改善的比例更高（OR=1.92，95% CI 1.54 to 2.39，1674名患者，6项研究）。多奈哌齐治疗组和安慰剂组精神症状评分（Neuropsychiatric Inventory，NPI）（MD -1.62，95% CI：-3.43 to 0.19，1035名患者，4项研究）或Behavioural Pathology in Alzheimer's Disease（BEHAVE-AD）评分（MD 0.4，95% CI：-1.28 to 2.08，194名患者，1项研究）均无显著性差异。生活质量评分（Quality of Life，QoL）也无显著性差异（MD -2.79，95% CI：-8.15 to 2.56，815名患者，2项研究）。接受多奈哌齐治疗患者，退出研究较多（24% vs. 20%，OR=1.25，95% CI 1.05 to 1.50，2846名患者，12项研究），或者副作用更多（72% vs. 65%，OR=1.59，95% CI 1.31 to 1.95，2500名患者，10项研究）。3项研究比较了多奈哌齐10 mg/d和多奈哌齐5mg/d治疗26周的疗效，结果发现每天5 mg组，以ADAS-Cog评分反映认知功能，结果认知功能恶化稍多，但是MMSE、SIB评分无显著性差异，且具有较好的QoL和较少的不良反应和退出研究。2项研究比较了10mg/d和23mg/d的疗效显示，其结果无显著性差异，但是10mg/d组不良反应和退出研究较少。

因此，作者认为，中等质量的证据表明，轻度、中度或重度AD痴呆患者，多奈哌齐治疗12周或24周，对于认知功能、日常生活能力和临床医师评定的总体功能均有小量获益。一些证据表明，与安慰剂相比，应用多奈哌齐并不增加总的健康照护负担。23mg/d的获益并未优于10mg/d；10mg/d的获益稍微优于5mg/d，但是剂量越大，退出及不良反应越多。

（2）利斯的明（卡巴拉汀）：

2015年Birks J.S.等荟萃分析显示，与安慰剂组相比，卡巴拉汀治疗26周，具有较好的认知功能评分，ADAS-Cog评分（MD -1.79，95%CI：-2.21 to -1.37，3232名患者，6项研究）、MMSE评分（MD 0.74，95% CI 0.52 to 0.97，3205名患者，6项研究）、ADL评分（SMD 0.20，95% CI 0.13 to 0.27，3230名患者，6项研究）均优于对照组，临床变化的整体印象评分无变化或恶化者较少（OR=-0.68，95%

CI 0.58 to 0.80，3338名患者，7项研究）。卡巴拉汀（6~12mg/d 口服，或 9.5mg/d 透皮贴）似乎对于轻中度 AD 有益。与安慰剂相比，尽管差异较小，临床意义不明确，但是可以看到认知功能和 ADL 下降较慢，且临床整体评估有益，但是卡巴拉汀组和安慰剂组的行为变化和照料负担无显著性差异。

2）胆碱酯酶抑制剂适应证

临床研究显示，ChEIs 可以改善轻、中度 AD 患者认知功能、日常生活能力和精神行为症状，延缓认知功能衰退。因此，国内外指南推荐轻、中度 AD 患者首选 ChEIs。对于血管性痴呆，已有研究显示，ChEIs 可以改善血管性痴呆患者认知功能。路易体痴呆和帕金森病痴呆，ChEIs 也可改善认知功能。额颞叶痴呆，可能无效（表 4-2-2）。

表 4-2-2 常用胆碱酯酶抑制剂推荐级别

	适应证	证据及推荐级别
多奈哌齐	轻中度 AD 中重度和重度 AD 轻中度 VaD DLB	Ⅰ类证据，A 级推荐 Ⅰ类证据，A 级推荐 Ⅰ类证据，A 级推荐 Ⅰ类证据，A 级推荐
卡巴拉汀	轻中度 AD 中重度和重度 AD 轻中度 VaD DLB	Ⅰ类证据，A 级推荐 Ⅰ类证据，A 级推荐 Ⅰ类证据，B 级推荐 Ⅰ类证据，A 级推荐
加兰他敏	轻中度 AD 中重度和重度 AD 轻中度 VaD DLB	Ⅰ类证据，A 级推荐 Ⅰ类证据，B 级推荐 Ⅰ类证据，A 级推荐 Ⅲ类证据，C 级推荐

3）胆碱酯酶抑制剂使用方法

（1）多奈哌齐：初始用量每次 5mg，每日 1 次，晚饭后口服。初始剂量维持 1 个月以上，可根据治疗效果增加至每次 10mg，每日 1 次，晚饭后口服，长期维持。对于初始剂量不良反应明显的患者，也可以从每日 2.5mg 开始，无不良反应时，一个月后加至每日 5mg。晚饭后服用引起失眠、夜间谵妄的患者，可以改成每天早饭后服用。

（2）卡巴拉汀：每日 2 次，与早、晚餐同服。起始剂量每次 1.5mg，每日 2 次。如患者服用 2 周以后对此剂量耐受良好，可将剂量增至 3mg，每日 2 次；当患者继续服用至少 2 周以后对此剂量耐受良好，可逐渐增加剂量至 4.5mg，以至 6mg，每日 2 次。若治疗中出现不良作用（如恶心、呕吐、腹痛或食欲减退等）或体重下降，应将每日剂量减至患者能够耐受的剂量为止。维持剂量：1.5~6mg，每日 2 次。获得疗效的患者应维持其耐受良好的剂量。推荐剂量：6mg，每日2次维持。肾功或肝功能减退患者不必调整剂量。

（3）加兰他敏：起始剂量：每次4mg，每日2次口服，建议与早餐及晚餐同时服用，连续服用4周后，可加至每次8mg，每日2次，至少维持4周。医师在对患者临床疗效及耐受性进行综合评价后，可以将剂量提高到推荐的最高剂量，每次12mg，每日2次。治疗过程中保证足够液体摄入。

4）使用胆碱酯酶抑制剂注意事项

（1）小剂量开始，缓慢滴定。比如多奈哌齐，一般从5mg/d，睡前服用开始。患者不能耐受时，也可从2.5mg/d开始缓慢加量。或者睡前服用后，出现失眠、夜间精神行为症状时，可以改为早饭后服用。卡巴拉汀一般从1.5mg，2次/d起始治疗，患者不能耐受时，可以从1.5mg，1次/d开始，逐渐加量（表4-2-3）。

表4-2-3 胆碱酯酶抑制剂滴定方法

	起始剂量	滴定间隔	维持剂量
多奈哌齐	2.5~5mg，1次/睡前	4~6周	10mg/d
卡巴拉汀	1.5mg，2次/d	2~4周	4.5~6mg，2次/d
加兰他敏	4mg，2次/d	4周	12mg，2次/d

（2）胆碱酯酶抑制剂具有一定的量-效关系。较大的剂量，具有较好的疗效，但是剂量越大，不良反应越大。在患者可以耐受的情况下，推荐使用较大剂量。

（3）换药时机：①患者不能耐受一种ChEI时，可以考虑换用另一种ChEI。比如，患者服用多奈哌齐后不良反应较大，难以耐受时，可以使用卡巴拉汀。反之亦然。②一种ChEI已达最大剂量，且维持1个月以上，临床症状仍无明显变化时；③一种ChEI治疗中患者症状明显加重，可以考虑换用另一种ChEI。

（4）换药方法：ChEI换药时，可以直接停用需要撤换的药物，同时缓慢滴定另一种ChEI，直至最佳有效剂量。

（5）停药：如果没有明显不良反应，所有ChEI均应坚持长期服用。服用ChEI后有不良反应时，可以直接停药。极重度痴呆患者，几乎不能进行任何言语表达和交流，无任何情感反应时，可以考虑停药。

二、盐酸美金刚

是FDA批准的第二类治疗AD药物，是一种新型、低中度亲和力、电压依赖、非竞争性 N-甲基-D-天冬氨酸（NMDA）受体拮抗药，可非竞争性阻滞 NMDA 受体，降低谷氨酸引起的 NMDA 受体过度兴奋，防止细胞凋亡，改善记忆，是新一代改善认知功能的药物。2002 年 2 月，欧洲专利药品委员会（CPMP）批准其用于中、重度 AD 治疗，同年 8 月在德国上市，2003 年 10 月 17 日被美国食品与药品监督管理局（FDA）批准用于治疗中、重度 AD。进一步的研究表明，盐酸美金刚对轻、中度 AD 患者也有效。

1. 美金刚作用机制

1）拮抗 NMDA，改善学习记忆

正常人在静息状态时，突触间隙中的谷氨酸被周围的星形胶质细胞迅速摄取而清除，进入星形胶质细胞的谷氨酸通过谷氨酸合成酶的作用被合成谷氨酰胺，转移到突触前神经元细胞，又在谷氨酰胺酶的作用下水解成谷氨酸，通过细胞内的囊泡膜转运体摄取和浓缩储存于囊泡中，等待下一次刺激。此时，由于没有残余的谷氨酸存在，突触后神经元处于极化状态，膜电位 -70mV，镁离子则结合于 NMDA 受体通道，阻断钙离子的进入。在生理性激活时（学习和记忆时），突触前神经元接受记忆信号，电流变化后，囊泡膜与突触前膜通过胞吐作用使兴奋性神经递质谷氨酸释放到突触间隙中，通过 NMDA 受体引发钙离子内流，继而触发突触后神经元的瀑布级联反应，在已存在的低背景噪声下清晰可见，最终完成学习和记忆过程。

AD 患者脑内存在病理性 Aβ 寡聚体蓄积，会导致一系列的细胞损伤和功能受累。静息状态下，由于神经胶质细胞转运蛋白的氧化性损伤及突触前细胞囊泡膜谷氨酸转运体的丢失或功能下降，导致突触间隙谷氨酸再摄取发生障碍，谷氨酸不能被正常清除，蓄积达到微摩尔水平，将令突触后膜发生轻微的去极化，静息膜电位由正常的 -70mV 上升为 -50mV，使结合在部分 NMDA 受体上的低电压依赖的镁离子脱离，引发钙离子内流产生静息时的异常钙离子流，即形成背景噪声。在生理激活时（学习和记忆时），有更多谷氨酸释放达到毫摩尔水平，引起更多受体开放，更多钙离子内流，但由于存在较高的背景噪声，同时因突触前谷氨酸储存减少和突触后膜 NMDA 受体病理性内陷引起了信号受损，导致信号噪声比降低，使钙离子浓度峰值无法被识别，导致学习、记忆功能受损，且长期暴露于高浓度钙离子中，还可引起慢性神经变性，使神经元受损。

美金刚在突触间隙与 NMDA 受体结合。在静息状态下，尽管神经元突触间隙存在病理性谷氨酸蓄积，但微摩尔水平谷氨酸引起的突触后膜去极化，膜电位为 -50mV，虽然足以使镁离子脱离，但尚未达到让美金刚从 NMDA 受体解离的阈值。突触后膜 NMDA 受体钙离子通道仍处于阻断状态，消除了静息状态时的钙离子异常内流，从而降低背景噪声。并防止突触因谷氨酸水平病理性升高导致的神经元功能损伤。当生理性激活时（学习和记忆时），更多谷氨酸释放达到毫摩尔水平，令

突触后膜进一步去极化，膜电位为 -20mV，达到美金刚从 NMDA 受体解离的阈值，使美金刚脱离 NMDA 受体，大量钙离子内流，同时美金刚可减少 NMDA 受体的病理性内陷，使得信号进一步加强，导致信号噪声比增加，使得信号易于识别，从而启动信号传导的瀑布级联反应，最终改善学习与记忆，缓解 AD 症状。

2）神经保护

美金刚增加糖原合成酶激酶 -3（GSK-3）磷酸化，令 GSK 失活，以平衡 AD 所致的蛋白磷酸酶 2 A（PP-2A）失活，降低 tau 蛋白过度磷酸化，减少神经原纤维缠结。

2. 美金刚的疗效

2017 年一项美金刚治疗 AD 的荟萃分析，共纳入 11 项 RCT，研究时长 28.4 周，平均年龄 75.5 岁。结果显示，美金刚单药治疗显著改善 AD 患者认知功能、精神行为症状、日常生活能力和整体印象。对于妄想、激越/攻击、脱抑制等 BPSD 症状疗效更佳。早期应用，也可以预防 BPSD 的发生。

3. 美金刚适应证

美金刚适应证及推荐级别见表 4-2-4。

表 4-2-4　美金刚适应证及推荐级别

病情	证据及推荐级别
中重度 AD	Ⅰ类证据，A 级推荐
轻中度 VaD	Ⅰ类证据，B 级推荐
DLB、PDD	Ⅱ类证据，B 级推荐
FTD	Ⅲ类证据，B 级推荐

4. 美金刚使用方法及注意事项

美金刚安全性较好，为了减少不良反应，一般推荐缓慢滴定。2 种滴定方案的疗效和不良反应相当，但是第二种方案每日服药 1 次，患者依从性较好。选择哪一种方案，由患者及照料者根据个人情况自行决定，也应结合患者服药后的不良反应调整方案。例如，早晨一次服药，患者白天睡眠较多时，可以分为早、晚 2 次服药（表 4-2-5）。

表 4-2-5　美金刚剂量滴定方法

时间	方案一	方案二
第一周	5mg/ 早饭后	5mg/ 早饭后
第二周	5mg/ 早饭后，5mg/ 晚饭后	10 mg/ 早饭后
第三周	10mg/ 早饭后，5mg/ 晚饭后	15 mg/ 早饭后
第四周	10mg/ 早饭后，10mg/ 晚饭后	20 mg/ 早饭后

美金刚使用注意事项：
（1）主要适用于中、重度 AD 患者，尤其 BPSD 阳性症状明显的患者。
（2）小剂量开始，缓慢滴定，达到有效剂量后维持。
（3）注意不良反应。

三、胆碱酯酶抑制剂与美金刚联合使用

ChEIs 和美金刚是治疗 AD 的基础药物，国内外指南广泛推荐美金刚单独或与 ChEIs 联合用于中、重度 AD 的治疗。许多研究提示，美金刚与 ChEIs 联合治疗具有多种优势，可以提高疗效，取得 1+1 > 2 的效果，同时可以减轻 ChEIs 的不良反应。

1. 联合治疗提高疗效

2004 年一项 RCT 研究显示，已经接受多奈哌齐治疗的中重度 AD 患者，联合使用美金刚治疗，其认知功能（SIB 评分）、日常生活能力均显著优于单用多奈哌齐治疗。美金刚与 ChEIs 联合治疗能够延缓老年 AD 患者认知功能衰退，预防激越和攻击行为。2017 年 Kishi 等总结 17 项 RCT 研究，平均时长 29.4 周，平均年龄 76.5 岁，发现 ChEIs 联合美金刚显著改善 AD 各领域症状。2019 年在 24 周和最终评价中，与多奈哌齐单独治疗相比，多奈哌齐和美金刚联合治疗显著改善中重度 AD 患者认知功能、BPSD 和整体功能。

其机制可能与美金刚联合 ChEIs 协同增加大鼠海马乙酰胆碱水平有关。同时，美金刚可阻断突触间隙谷氨酸盐水平升高导致的 NMDA 受体活化，降低背景噪声，使胆碱能神经传递更好地识别相关信号，协同增加乙酰胆碱的释放。

一项关于美金刚和多奈哌齐联合治疗 AD 的临床前研究显示，多奈哌齐单药促进海马中 Ach 释放可增加 73%，美金刚单药促进 Ach 释放可增加 167%，理论上多奈哌齐联合美金刚促进 Ach 释放可增加 240%，实际结果显示，两者联合促进 Ach 释放增加 583%。提示，与多奈哌齐单药治疗相比，多奈哌齐联合美金刚治疗可显著增加 Ach 释放，具有更多临床获益。

2. 联合治疗减轻副作用

ChEIs 常见恶心、呕吐等胃肠道不良反应，其发生机制与外周胆碱能活性增高有关。美金刚可以同时阻断中枢 5-HT3 受体，减轻 ChEIs 引起的胃肠道不良反应。

3. 胆碱酯酶抑制剂与美金刚联合治疗适用人群

（1）中–重度 AD 患者。

（2）激越、幻觉、妄想等 BPSD 症状明显的轻–中度 AD 患者。

（3）ChEIs 治疗中认知障碍加重的 AD 患者。

4. 胆碱酯酶抑制剂与美金刚联合治疗使用方法

已经使用 ChEIs 的中、重度 AD 患者，联合使用时，原来的 ChEIs 剂量维持不变，直接加用美金刚每日 5mg 起始，每周增加一次剂量，直至 20mg/d，维持治疗。未服用 ChEIs 的患者，可从美金刚开始滴定，达到治疗剂量 20mg/d 后，症状仍然明显的患者，可缓慢滴定 ChEIs，直至有效剂量，然后美金刚与 ChEIs 联合使用。

四、益智药物

奥拉西坦、吡拉西坦等药物对于认知障碍的价值尚不明确，有待进一步研究。

第三节 精神行为症状的处理

高成阁　高　玲

精神行为症状（behavioral and psychological symptoms of dementia, BPSD）是认知障碍的常见表现，几乎每位患者在病程中都可能出现。且随着疾病进展，BPSD 的发生率逐渐增加，症状逐渐加重。BPSD 是导致患者痛苦和照料者负担的主要原因，也可加重认知障碍及日常生活能力下降。因此，早期识别 BPSD，针对靶症状进行合理处理具有重要意义。

BPSD 表现复杂，大体上可分为四大类：①精神病性症状：如幻觉、妄想、身份识别障碍；②情感症状：如焦虑、抑郁、情感高涨、欣快；③行为异常：如异常运动行为、易激惹、激越/攻击行为、脱抑制、刻板行为、睡眠紊乱、食欲亢进、进食紊乱、性功能亢进等；④睡眠障碍：失眠、睡眠行为紊乱、夜间症状、日间嗜睡等。

一、BPSD 处理原则

BPSD 的治疗目的是减轻症状，减轻照料者负担，应该遵循以下原则：

1. 寻找并去除诱因

对于新近发生的 BPSD，或突然加重的 BPSD，应仔细询问，全面检查，寻找诱发或加重 BPSD 的因素。及时处理诱发或加重的因素，常可使 BPSD 明显减轻或消失。

诱发或加重 BPSD 的常见因素包括：躯体因素、环境因素、药物、疾病因素等，这些均可诱发或加重 BPSD。因此，必须仔细识别。由于重度认知障碍患者自知力缺乏，语言理解、表达等困难，不一定能够准确表达疼痛等躯体不适，需要仔细询问病史，仔细观察患者表现，细心揣摩躯体不适，必要时进行相应的辅助检查，确定有无躯体因素（表 4-3-1）。

2. 以改善认知为基础

BPSD 与认知障碍密切相关，认知障碍是 BPSD 的主要原因。因此，改善认知功能是治疗 BPSD 的基础。研究表明，胆碱酯酶抑制剂和谷氨酸受体拮抗剂美金刚在改善认知功能障碍的同时，可显著改善 BPSD。因此，对于痴呆患者发生 BPSD 时，应首先使用改善认知功能的药物，或者调整改善认知功能的药物。一般认为，美金刚对于 BPSD 阳性症状，如激越、幻觉、妄想、焦虑等疗效更佳，而胆碱酯酶抑制剂对于 BPSD 阴性症状，如淡漠、抑郁等疗效更佳，可依据患者 BPSD 特点选用。只有改善认知治疗效果不佳，BPSD 仍明显时，再考虑其他治疗。

表 4-3-1 诱发及加重 BPSD 的因素

因素	内容
躯体因素	肺部感染、泌尿系感染、牙齿感染；脱水；电解质紊乱、身体疼痛或不适；尿便排泄障碍等
疾病因素	语言理解及表达障碍引起焦虑、激越；近事遗忘引起被盗妄想；幻觉、妄想引起患者恐惧；认知障碍影响抑郁等表达；睡眠障碍
环境因素	居住环境：陌生环境、不良环境刺激。 照料者因素：不熟悉的照料者；沟通方式，尤其训斥患者，与患者争辩，纠正患者的行为和言语等
药物	抗胆碱能药物：如苯海索、阿托品、山莨菪碱等。 金刚烷胺、镇痛药物等。 精神药物：抗抑郁药物等。 改善认知药物：胆碱酯酶抑制剂或美金刚

3. 预防为主，早诊早治

BPSD 可以加重认知障碍和日常生活能力减退，而认知障碍和日常生活能力减退又可加重 BPSD，甚至形成恶性循环，随着时间延长，BPSD 更加明显，处理更加困难。而轻度 BPSD 常容易处理，效果较佳。因此，对于 BPSD 一定要注意预防，避免各种诱因。一旦发现 BPSD，一定要及时处理，避免症状进一步加重。

4. 综合处理，首选非药物治疗

BPSD 与多种因素有关，包括疾病的神经生物机制、患者的心理学因素、社会环境因素等。处理时应考虑患者因素、环境因素、照料者因素等，采取多种方法，从多个方面综合处理（图 4-3-1、图 4-3-2）。如改善环境及照料方式、非药物治疗、改善认知治疗、抗精神药物治疗等，需要将多种方法联合应用，综合处理。对于因人际关系、生活环境变化等心理社会因素诱发的 BPSD，可采取相应的治疗措施。非药物治疗无副作用，效果较好，推荐优先使用。只有非药物控制不佳时，再考虑药物治疗。

5. 准确评估，针对靶症状精准治疗

药物治疗的目的是减轻 BPSD，减轻照料者负担，但是不同药物的作用机制不同，针对的靶症状也不同，必须根据患者的靶症状选择合适的药物。

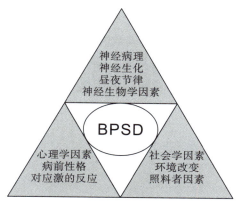

图 4-3-1 BPSD 的相关因素

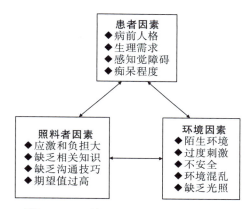

图 4-3-2 处理 BPSD 应考虑的因素

靶症状也是患者的核心症状,是指某一症状的存在与否决定着其他症状的存在与否,如睡眠节律紊乱常伴有行为异常,消除睡眠节律紊乱这一核心症状就可以显著减少其伴随的其他症状。突出症状是指对患者和看护者构成严重问题或巨大痛苦的症状。如冲动行为、自伤行为等。这些核心症状或突出症状应该成为治疗的"靶症状"。

为了明确每个患者的"靶症状",需要详细询问病史,进行全面、准确评估 BPSD,确定每个患者的核心症状,针对核心症状选择药物,进行精准治疗(表 4-3-2)。

表 4-3-2 BPSD 靶症状及其首选药物

靶症状	首选药物
幻觉、妄想、激越、攻击行为	非典型抗精神病药物
抑郁、焦虑	SSRI 类药物,或者 SNRI 类药物
夜间睡眠障碍	苯二氮䓬类或非苯二氮䓬类药物
RBD	氯硝西泮、褪黑素
日间嗜睡	咖啡因、利他林、莫达非尼

6. 严密观察，及时调整

BPSD 影响因素较多，每个人对于药物反应不同。痴呆患者大多数为老年人，常伴有多种全身疾病，可能使用多种药物，使用精神药物时容易发生药物相互作用和不良反应，对药物反应敏感，剂量滴定要缓慢，需要密切观察，及时调整。

二、BPSD 的非药物治疗

非药物治疗是 BPSD 一线选择，包括行为治疗、心理治疗、环境治疗、心理教育等方法。非药物治疗通常需要在专业人员的参与或指导下完成，教育照料者了解症状的特点，应对的技巧，加深照料者对疾病的理解。心理教育通过改变照料者的态度与行为来缓解患者的症状；对轻症 BPSD 患者，重点是加强支持性心理治疗和行为指导。鼓励病人适当地参加活动和锻炼，使病人尽可能较长时间坚持生活自理，进行简单的学习、工作以及人际间交往等认知功能和社会功能的锻炼，并辅以物理治疗（记忆、思维和语言训练，康复行为治疗）。对重症患者，重点是加强护理，注意安全，保护好病人，防止走失、跌伤及其他意外伤害，以及保持患者身体清洁卫生，预防疾病和感染。尚需注意患者的生活规律和饮食营养，尽可能多地让其与家人和社会接触，目的是希望能延缓痴呆的进展，改善生活质量。

指导患者尽量保持自我生活料理的能力，避免因患者动作不协调等原因而由家属代为照料，从而导致患者自身能力的丧失。丰富感知治疗是让患者处于相对丰富且有安抚作用的环境中，通常采用音乐、按摩理疗、光照治疗、芳香疗法；尽量让患者在安全和熟悉的环境内生活，晚上开灯减少他们的不安感。使患者保持社会接触，可采取养宠物、一对一交流、播放家庭录像尤其是患者喜闻乐见和感到骄傲的场景。

对于照料者，学习与病人相处的技巧。多给予患者鼓励、尊重和关爱，避免刺激性言语、动作。尽可能多地提供加强病人记忆力和定向力的提示，如、铃铛、大闹钟、记事本、记事专栏，以及为各功能房间（饭堂、卧室、厕所等）设置醒目的标志。对病人病情变化要保持警惕，若一旦发现病情变化，或出现严重的精神症状（如兴奋躁动、攻击、冲动等），严重躯体情况（如骨折、发热、咳嗽等），要及时请专科医生诊治。

改变环境是治疗 BPSD 最简单、最有效的方法之一。让患者处在一种熟悉的、安静的、安全的、能经常与亲友交往的、他愿意去的住所，切忌孤独、陌生和不良环境的刺激。只有当非药物治疗无效，或病人的行为威胁到自身和周围人的安全时才使用精神药物治疗。

让看护者与家属参与核心症状或突出症状的确定、评估，治疗计划的制定、实施及治疗效果的评价等活动。对有兴奋、冲动或攻击行为的患者，应给予适当约束和保护。

三、精神药物治疗

1. 使用原则

去除诱因、应用改善认知药物、非药物治疗等效果不佳，BPSD症状仍然明显时，可以考虑精神药物治疗。其使用原则如下：

（1）仅用于其他方法不能控制，且BPSD比较明显的患者。
（2）针对患者的"靶症状"选择合适药物。
（3）尽可能单药治疗。
（4）最小有效剂量，短疗程使用。
（5）严密观察药物不良反应和相互作用。

2. 精神药物分类及特点

治疗BPSD的精神药物包括五大类，不同药物各有其适应证，应根据患者的BPSD特点及突出表现，选择合适药物。

（1）抗精神病药物：适用于痴呆伴发幻觉、妄想以及严重的兴奋、躁动等精神病性症状患者。经典抗精神病药物如奋乃静、氯丙嗪、氟哌啶醇等用于痴呆治疗有一定疗效，但是容易引起难以耐受的副反应，包括帕金森症（震颤、运动迟缓、肌强直等）、静坐不能、急性肌张力异常，以及迟发性运动障碍等，所以老年患者应该慎用。推荐使用新一代非典型抗精神病药物，包括利培酮、奥氮平、氯氮平、喹硫平、阿立哌唑等。对于严重兴奋、躁动的病人，可临时肌肉注射氟哌啶醇2~5mg，或者口服利培酮0.5~1mg。

非典型抗精神病药物并未推荐治疗BPSD，但临床实践表明，非典型抗精神病药物能在一定程度上缓解BPSD。在充分告知患者与照料者治疗获益和风险，获得知情同意后谨慎使用非典型抗精神病药物，主要针对BPSD的"靶症状"进行治疗，并应定期评估调整治疗方案，以取得最大的治疗效果，而治疗风险最小。

（2）抗抑郁药物：主要用于伴发抑郁症状、焦虑症状、睡眠-觉醒节律紊乱等患者。三环类抗抑郁药如丙咪嗪、氯丙咪嗪、阿米替林等，副作用较大和耐受性较差，已不作为一线用药。常用选择性5-羟色胺再摄取抑制剂（Selective Serotonin Reuptake Inhibitor, SSRI）包括：氟西汀、帕罗西汀、舍曲林、西酞普兰等，可以改善患者的抑郁、焦虑、淡漠、易激惹等症状。由于SSRIs对肝脏细胞色素酶有抑制作用，治疗BPSD时应考虑药物相互作用，相对而言西酞普兰和舍曲林比较安全。

（3）抗焦虑药物：由于使用抗焦虑药物疗效不很理想或有较多不良反应，对于痴呆伴发的焦虑、激越、失眠等症状，主张以抗抑郁药物、抗精神病药物为主。若上述药物治疗效果不佳时，可考虑使用抗焦虑药物，如丁螺环酮和苯二氮䓬类药物（如：地西泮、阿普唑仑、艾司唑仑、氯硝西泮等），但是应该注意药物不良反应。如苯二氮䓬类药物可能产生过度镇定、意识障碍、跌倒、尿失禁、运动障碍等。可选用半衰期较短的苯二氮䓬类药物,并应遵循"小量、短期、间断使用"的原则,采用最低有效剂量。选择药物时,既要熟悉不同药物的特性,又要结合患者的特点。如患者有持续性焦虑和躯体症状,则以长半衰期的药物为宜,如地西泮。如患者焦虑呈波动形式,应选择短半衰期的药物,如奥沙西泮、劳拉西泮等。阿普唑仑具有抗抑郁作用,伴抑郁的患者可选用此药。对睡眠障碍常用氟西泮、硝西泮、艾司唑仑、氯硝西泮、咪达唑仑等。氯硝西泮对癫痫有较好的效果。缓解肌肉紧张可用劳拉西泮、地西泮、硝西泮。应当避免2种以上的苯二氮䓬类药物同时合用。对合并睡眠呼吸暂停综合征的病人,原则上不使用苯二氮䓬类药物。

（4）心境稳定剂：适用于有明显的激越或攻击行为的患者,可减轻或减少攻击行为。常用药物：碳酸锂、丙戊酸盐、卡马西平、拉莫三嗪等。锂盐的治疗窗狭窄,中毒剂量与治疗剂量接近,需要监测血锂浓度,可以据此调整剂量,确定有无中毒及中毒程度。使用其他心境稳定剂时,应注意白细胞和血小板减少及肝损害、药疹等不良反应。

（5）其他药物：仅有睡眠障碍的病人,可考虑使用非苯二氮䓬类镇定催眠药物,如唑吡坦、右佐匹克隆等；RBD可以考虑褪黑素或小剂量氯硝西泮；白天嗜睡可考虑咖啡因、哌甲酯等。

3. 精神药物使用方法

常用精神药物使用方法见表4-3-3。

表 4-3-3　常用精神药物使用方法

	药物	起始剂量/（mg/d）	维持剂量/（mg/d）
抗精神病药	利培酮	0.25	1.0
	奥氮平	1.25	5~10
	喹硫平	12.5	100~200
	氯氮平	6.25	25~50
	阿立哌唑	2.5	10
抗抑郁药	艾司西酞普兰	2.5	10~20
	舍曲林	12.5	50~100
	氟西汀	5	20~40
	帕罗西汀	10	20~40
	米氮平	7.5	15~30
	文拉法辛	37.5	37.5~150
	度洛西汀	30	60
	曲唑酮	25	50~200

4. 主要不良反应

（1）帕金森综合征：是抗精神病药物的常见不良反应，尤其经典抗精神病药物更容易引起帕金森综合征，患者表现为动作迟缓，肌张力增高，步态异常等，尽可能避免使用。新的非典型抗精神病药副作用减少，但是仍应注意，尤其奥氮平、利培酮较常见。

（2）加重认知障碍：经典和非经典抗精神病药物均可加重认知障碍。

（3）日间嗜睡、疲乏。

（4）体重增加。

（5）跌倒。

（6）增加糖尿病风险。

（7）增加卒中风险。

（8）增加死亡风险。

5. 使用抗精神病药物注意事项

（1）起始剂量小：建议从常用剂量的 1/4 起始。

（2）缓慢滴定：一般间隔 3~7d 调整一次剂量，直至有效剂量。

（3）微幅调整：每次调整药物剂量幅度要小，通常每次增加剂量和起始剂量相同，即常用剂量的 1/4。

（4）最小有效剂量：药物剂量滴定至症状减轻后即可观察，以最小有效剂量维持。

（5）短期使用：一般使用时间不超过 6 个月。

（6）缓慢减量：在症状平稳后 1~2 个月可考虑缓慢减量，每次减少所用剂量的 1/4，观察 1~2 个月，症状平稳时可进一步减量，直至停用。

四、BPSD 处理流程

对于 BPSD，首先进行详细评估，确定患者的核心症状或突出症状（靶症状），了解 BPSD 的诱发及加重因素，依次给予去除诱因、改善认知、非药物治疗及药物治疗等措施，处理流程可以参考中华医学会精神病学分会制定的 BPSD 处理流程。如图 4-3-3 所示。

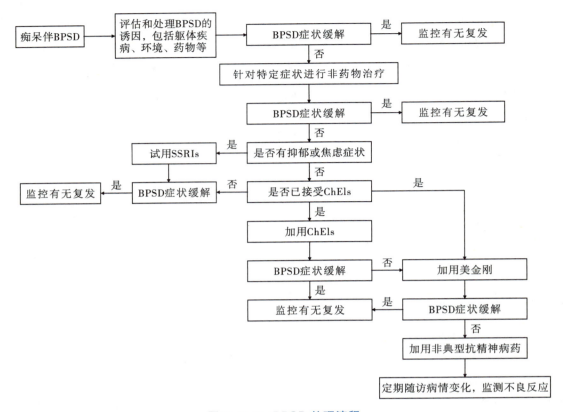

图 4-3-3 BPSD 处理流程

五、小结

（1）早期识别和及时处理 BPSD，对于减轻患者痛苦和照料者负担有重要意义，应高度重视。

（2）BPSD 应以预防为主，科学合理的照料会减少 BPSD 的发生。

（3）BPSD 治疗目的是减轻症状，增加患者、家属或照料者舒适和安全。需要去除诱因、改善认知、精神药物治疗及心理、行为治疗等综合处理。

（4）BPSD 治疗应在使用改善认知治疗的基础上，优先采用非药物治疗，症状无改善时酌情使用精神药物。

精神药物应低起始剂量、缓慢滴定、最小有效剂量治疗，并注意药物不良反应和药物间的相互作用。

第四节　认知障碍非药物治疗

张海峰　王华丽

认知障碍非药物治疗包括很多方面，认知训练（如：阅读、游戏）、体育锻炼（如有氧、无氧运动）、社会干预、饮食管理（如：地中海饮食）、睡眠管理、合理的个人卫生、安全性，包括居家安全、长期健康计划、财务计划、有效交流（如表达需求）。

一、认知康复治疗

近年来越来越多的研究发现，AD 和其他类型的认知障碍患者有望从结构化的认知康复训练中获益。Cochrane 系统荟萃分析也得出认知康复对痴呆患者认知功能有积极作用的结论。参与康复训练可能带来的获益包括患者更为积极参与到环境中，恰当地认出或叫出名字，进行特定活动能力的改善，减少不良语言行为如重复问问题的发生等。

1. 认知康复的定义

认知功能属于大脑皮层高级活动，包括感觉、知觉、注意、记忆、理解和智力等。认知障碍是认知过程的一方面或多方面损害，导致上述过程效率降低或功能受损。认知康复是指对认知障碍先做出评估，而后再进行系统、功能定向的治疗性活动，其目标是提高患者处理和解释信息的能力，改善其在家庭生活和社会活动中各方面的功能。随着临床神经心理学的发展，认知康复主要运用神经心理学的研究成果，对认知障碍患者进行评估和康复训练，故也称为神经心理康复（neuropsychological rehabilitation）。

2. 认知康复的理论基础

1）脑可塑性

脑可塑性是指大脑在环境或经验的影响下，其结构和功能可以发生改变，从而重新适应的能力。在很长的一段时间内，研究者认为只有幼年的大脑才具有可塑性。近年来，越来越多的研究发现，老年人大脑可塑性虽然不及幼年时期，但同样具有可塑性。大脑可塑性包括结构和功能的可塑性。结构可塑性体现为灰质和白质体积的改变，例如神经元结构的变化以及神经元之间突触数量的变化等；功能可塑性体现为局部脑区功能和脑区间功能网络连接的变化。虽然大脑可塑性的效应并非绝对正性，也不能完全逆转认知老化，但是越来越多的研究发现，积极认知训练活动能够增加从正常老化到轻度认知损害，到痴呆老人整个过程中大脑的结构和功能可塑性。

2）认知储备

2002年，Stern提出了认知老化过程中的调节机制：认知储备的概念，将其定义为个体通过积极调动大脑不同功能网络，使认知功能最优化的能力。认知储备理论包括脑储备模型和认知储备模型。脑储备模型是指脑体积和神经元数量的储备，脑体积大或者神经元数目较多的个体，能够在临床症状出现之前承受更多的病理损害（如β淀粉样蛋白、tau蛋白磷酸化等）。认知储备则是指个体在执行任务时，更加灵活地有效利用认知网络的能力。例如两个脑储备完全相同的个体也可能在执行任务时表现有所差异，具有高的认知储备的个体可能具有更好的表现。该理论不仅发现过去的经历如教育水平、职业等会对当前的认知储备有影响，也发现积极参与认知刺激和丰富活动能够增加认知储备，延缓因病理损害而表现出的临床认知功能下降出现的时间。重要的是，个体在整个生命周期都可以持续增加认知储备来抵抗认知下降，只要开始，永远都不会为时过晚。

脑可塑性理论和认知储备理论模型为认知康复提供了坚实的理论基础。

3. 认知康复的意义

认知康复对认知障碍患者、照料者和社会均具有积极的意义。认知障碍患者记忆力、注意力、定向力、推理能力等认知能力受损，严重影响患者日常生活能力，降低患者的生活质量。因此，认知康复将对患者的认知功能、日常生活能力和生活质量改善起到极为积极的作用。此外，认知康复将会给患者及其家属带来一种希望：即使得了痴呆，他们仍然有方法来延缓痴呆的进展。

认知障碍病程相对较长，可达数十年，在此过程中患者认知能力逐渐下降，早期和中期许多日常活动（如买菜、做饭、洗澡等）不能独立完成，晚期甚至失去生活自理的能力，往往需要照护者的照料。调查发现，我国超过70%的痴呆患者采取居家照料的方式，其中主要的照料者为患者家属。照料者在照顾患者的同时，往往还要承担工作和家庭的重任，因而在照料过程中，照料者往往面临很大的压力，据屈秋民等研究发现，痴呆照料者面临的苦恼来自痴呆治疗效果不佳、与患者交流障碍、长期精神紧张以及缺少支持和理解等。毫无疑问，如果认知康复能够延缓患者认知功能下降，从而保留一定的生活能力，那么将会极大地减轻照护者的负担。

4. 认知训练的组织形式

认知训练（cognitive training, CT）是认知康复的手段之一，指针对特定的认知领域设计的一系列可重复训练的标准化任务，目的是保持或优化认知功能，从而可能延缓疾病的进展。可通过认知代偿策略来控制症状，提高患者的生活能力。实施方式包括一对一训练、小组训练、新技术辅助训练等。

1）一对一训练

一对一训练是以训练师为主导的、面对面训练的经典康复形式。训练材料相对简单灵活，易于实施。训练疗效与治疗人员的技术水平密切相关，专业的训练师能随时根据患者的进度进行调整而达到较好的训练效果。但由于当前我国专业的认知训练师数量非常有限，规范的专业化培训相对缺乏，限制了该形式的推广应用。

2）小组训练

小组训练用于认知障碍损害程度相似的轻中度患者，通过患者之间的互动和竞赛式训练，增强信心，从而更加主动参加训练。

3）新技术辅助认知康复系统

移动互联网技术的发展为认知训练带来了新的思路，充分发挥信息科技的优势可能会为认知障碍康复工作提供新的途径。手机、平板电脑等智能移动工具已经在老年人群中日益普及。基于移动技术的认知训练具有一些区别于传统面对面训练的优势——时间、地点可以更加灵活，可以使不能外出或外地的老人也得到服务，不再受地域的限制；并且多数计算机设备的训练任务基于项目反应理论设计，可以达到个体定制化，即移动设备可以对老人接受训练的情况进行记录和分析，以便医生或训练师及时了解训练情况并根据效果对个体训练方案做出实时更新与调整；并且基于移动技术的认知训练类似于游戏任务，更加有趣且富有吸引力，相较于传统训练，增加了使用者的依从性，便于开展持久的训练，具有广阔的临床推广前景。

5. 认知训练的方法

目前大多数认知训练主要基于认知领域的划分进行设计，如记忆力、定向能力、推理能力等，重点分述如下。

1）记忆力训练

认知障碍患者的记忆力训练主要通过2种形式开展，一种是一类代偿技术，即借助他人或他物来帮助记忆缺陷者的方法，如指导患者使用记忆辅助工具，协助患者完成日常生活所需的记忆任务，从而提高其生活质量。另一种是通过影响患者内在的记忆过程，如教授患者使用记忆策略，对记忆过程中的编码和提取过程进行训练，使编码的形式更加丰富，增加信息的加工深度，对损伤的记忆功能起到补偿的作用。

（1）使用记忆辅助工具的训练方法：

记忆辅助工具是帮助患者完成记忆过程（识记、保持、再认）时使用的工具，可协助患者完成日常记忆任务（如记录会议或约会信息、吃药信息、电话号码等）。

常见的记忆辅助工具可分为储存类工具：记事本、日程表、录音机、手机备忘录、完成事务清单、空白便签本、电脑等；提示类工具：报时手表、闹钟等。

（2）使用记忆策略的训练方法：

无错误学习、位置记忆法、增大提取间隔、组块法、逐渐减少线索是最常用的训练方法，这几种训练方法的有效性在多项实验研究中也得到了支持。

①无错误学习法（errorless learning）：

无错误学习是一种消除学习中不正确反应的康复技术，其目的在于避免错误学习的发生，促进认知功能的改善，其对新事物的记忆过程中的识记成分起作用。

无错误学习强调在学习阶段减少错误反应的发生，鼓励正确反应的发生，它可以帮助激活正确反应，抑制错误反应的激活及其对正确反应的竞争。在训练中，若反应出现偏差或迟疑，训练者马上委婉阻止患者乱猜测的结果，告知其正确信息，强化正确反应。研究者将无错误学习应用于轻度老年性痴呆和血管性痴呆患者的临床康复中，训练后患者的记忆能力得到改善，找词困难的症状得到改善。

②位置记忆法（loci method）：

位置记忆法是一种传统的记忆术。这种技术在古代不用讲稿的讲演中曾被广泛使用，而且沿用至今。使用位置记忆法，就是学习者在头脑中创建一幅熟悉的场景，在这个场景中确定一条明确的路线，在这条路线上确定一些特定的点。然后将所要记的专案全都视觉化，并按顺序和这条路线上的各个点联系起来。回忆时，按这条路线上的各个点提取所记的专案。例如，如果你想记住"鸭""车""船"这几个单词（"Duck""Car"and"Boat"），你就想象一只鸭子在客厅地板上的场景、一辆汽车在浴室的场景、一艘船在院子里的场景。这样的记忆法有助于把较为复杂难记的东西联系在一起进行记忆，想象一只大鸭子在院子里走向一辆车的场景。

Alden 等的研究发现正常老年人能够通过学习并使用位置记忆法，并且记忆力也因之得到改善。但由于该方法相对复杂，因而更适于轻中度认知障碍的患者。

③增大提取间隔训练法（spaced retrieval）：

间隔提取法是按照一定时间序列反复提取或复述信息的一种记忆训练方法。在信息提取中，复述与复述之间有一段时间间隔并逐渐延长时间间隔。

间隔提取法的原理是：第一，信息回忆的间隔越长，记忆越容易提取和保持；第二，间隔提取法还利用学习时的回忆频率效应和练习效应，即信息回忆越频繁，记忆印记越深，效果越好的效应，以达到改善患者记忆力的目的。信息成功回忆后，如果返回练习并重复记忆，信息就可能持久地保持在长时记忆中。使用间隔提取法时，要确保回忆信息的正确性，若回忆错误必须马上告知其正确信息。

Vance D.E. 在其研究中指出，护士可以掌握并指导老年人使用间隔提取法改善其记忆力。Belleville 等对 30 名痴呆高危人群（轻度认知损害患者）进行词语间隔提取训练，训练结束后发现老年人的反应时间和与记忆相关脑区脑功能均得到改善，我国乔文达等的系统综述也报道了间隔提取法对记忆功能的改善和临床应用的前景。

④组块法（chunking method）：

患者学习通过分类（如通过属性或者语义）区分和整合信息。一个组块是一系列小的相互联系的组分的集合，当回忆的时候，一个组块作为一个同质的小组。例如记住一个单词相比记住一系列单独的字母是简单的。

组块分类法有2种情况，一种是意义材料的分组分类，一种是无意义材料的分组分类。意义材料这里是指材料本身具有一定的内在规律。在识记的时候通过分析找出其内在联系，然后分成一定的组或类，记忆的效率就会大大提高。例如记忆一组19位数字：6121824303642485460，如果不假思索地反复背读，要用不少时间才能记住；但是若从6以后两个一组划分，就会发现它们是按顺序排列的6的倍数，一下就能记住了。再比如给患者如下一些词：面包、编辑、松鼠、汤姆、油条、狮子、王芳、小猫、海伦、护士、粽子，如何才能快速记住它们呢？如果仔细分析一下，就会发现它们可以分为四类——食物、职业、动物和人名，而且每类恰好由3个词组成，这样一来记住它们就会相对容易一些。对于那些没有内部规律的零散材料，我们就不好运用正常的分组分类法了。Huntley等发现对轻度痴呆的老人进行组块法训练，经过大约8周的训练（18次，每次30min）后，患者的工作记忆和总体认知功能均得到了相应的提高。

⑤逐渐减少线索法（method of vanishing cues）：

通过提供单词的前几个字母或句子的前几个词作为回忆时候的线索。随着学习过程的深入，线索被逐渐减少，直到患者不需要线索也能回忆起信息。该方法最早在1986年被Glisky、Schacter和Tulving的2篇文章报道，该报道发现通过该训练，即使是认知严重损害的老人也能够学习电脑编程语言并写简单的电脑程序。

2）定向能力训练

现实定向疗法（reality orientation）最早由Folsom提出，由Brook最早用于认知障碍患者。这种疗法的依据是，老年患者往往有脱离环境接触的倾向。因此，经常予以刺激，反复做环境的定向练习；置患者于人群集体之中，通过加强接触而增强定向能力。定向能力方式通常有2种。

（1）训练室现实定向疗法：

即每日利用20min左右的时间在训练室内集中一组患者，由训练师引导，向患者提问，要求回答年、月、日、星期几、季节、地点等。

（2）不定形式的现实定向疗法：

即所有与患者接触者无论工作人员或家属，随时随地提醒患者关于时间、地点、季节等概念，并且耐心反复教导。据Akanuma等报道，血管性痴呆患者经过现实定向疗法训练后，其社交能力得到增强，扣带回的代谢活动增强。

3）推理能力训练

推理能力是遵循一定的顺序、模式来解决问题的能力。这些问题包括识别一组文字或数字的规律，或理解日常生活模式（如处方药的定量或旅行计划的安排）。个人和小组练习中，教授患者识别模式或规律的策略并利用这些策略制定接下来的步骤，这些练习包括抽象推理、日常活动的推理等。

（1）抽象推理：

从一般到特殊的推理，从动物、植物、职业、食品、运动等内容中指定一个项目，让患者尽可能多地想出与该项目有关的细项，如果回答顺利，可以加上一些限制条件，让患者尽量多地想出与该项目有关的细项。反之，也可以进行从特殊到一般的推理，如可以提问患者"黄瓜和西红柿有什么相似的地方？"从而引导患者进行主动思考。

（2）排列数字：

给患者3张数字卡片，让他由低到高将顺序排好，然后每次给他一张数字卡片，让他根据数值大小插入已排好的3张之间，正确无误后，再给他几张卡片，问其中有什么共同之处（如有些是奇数或偶数，有些可以互为倍数等）（图4-4-1）。

图4-4-1 排列数字训练模型

（3）数独训练：

数独，是源自18世纪瑞士的一种数学游戏。是一种运用纸、笔进行演算的逻辑推理游戏。患者需要根据 $n \times n$ 盘面上的已知数字，推理出所有剩余空格的数字，并满足每一行、每一列、每一个粗线宫内的数字均含1到n，不重复。

4）注意力训练

（1）注意的广度训练：

在同一时间给患者快速呈现一定数量的数字、字母、图片或木块等，让被试者说出呈现物品的数目，进而说出具体是什么。

（2）注意的维持与警觉训练：

如听觉训练。听觉训练举例：如治疗师说出一串儿包含"1"的数字，要求患者在听到数字"1"时敲打桌面，然后可以逐步提高难度，如听到"1 和 2"时敲桌子，如此反复训练患者的注意的维持和警觉。

（3）注意的选择性训练：

在划消作业中加入干扰，例如将下列数字中的 1 和 6 划去。

12459566919678243721422126632124595669196782437214221263 6

5）信息处理速度训练

老年人信息处理速度与日常生活能力存在关联。信息处理速度训练的改善可以提高执行处理的速度。例如 The Advanced Cognitive Training for Independent and Vital Elderly（ACTIVE）研究采用的信息处理速度训练，通过电脑逐渐增加给予信息难度同时减少给予时间来完成。在电脑上呈现难度逐渐加大（呈现间隔缩短）的视觉任务，在简单的任务等级屏幕会先呈现一个物体，几秒间隔后会再呈现较多物体，要求患者在较短时间内识别出之前呈现的一个物体，一旦患者掌握了这个技能并且电脑获得了患者反应的最短时间，就要求患者在最短的时间内寻找两个物体，以此类推，患者做对的越多，难度会逐渐加大，与患者能力相匹配，直到患者不能再完成，通过该训练，老年人的信息处理速度与对照组相比得到了显著改善。此外，ACTIVE 研究组在加拿大多伦多召开的 2016 年阿尔茨海默病协会国际会议（Alzheimer's Association International Conference，AAIC）报告 10 年的信息处理速度训练能降低约 50% 的老年痴呆风险。老年人的知识程度与处理速度有很大关系，较好掌握语言、文字、数学等能力的老年人，处理能力相对较强。因此，也可以通过提高受试者的知识素养来改善记忆、信息处理能力下降。

6）多领域认知训练

多领域认知训练是指联合 2 种或以上认知领域而进行的训练，例如记忆力训练联合推理能力训练，注意力训练联合记忆力训练等。很多研究发现其多领域认知训练对总体认知功能有很好的效果。如 Ngandu 等的 Finnish Geriatric Intervention Study to Prevent Cognitive Impairment and Disability（FINGER）研究发现：痴呆高危人群通过包含"四驾马车"的综合干预（饮食，体育锻炼，认知训练，心血管危险因素控制），其认知训练包括执行功能训练、工作记忆训练、情景记忆训练和精神运动速度训练，训练组 2 年后认知功能（成套神经心理测量）与对照组（仅接受一般健康建议）相比得到显著改善。Spector 等的一项对痴呆老人的训练，包括逻辑记忆、生活能力和实际定向能力训练，7 周训练后发现患者认知功能和生活质量均有提高。

此外，王文春等报道的多领域训练系统，其结构包括定向能力训练、注意力训练、记忆力训练、视知觉能力训练、空间知觉能力训练、思维操作能力训练和动作运用训练 7 大模块，每一个模块都安排低、中、高级 3 种类别的题目若干。该系统中设计 2 种交互模式来提高人机交互的友好性：基于键盘、鼠标、触摸屏等普通外设的交互模式和基于空间球、位置跟踪器、数据手套、立体眼镜等虚拟外设的交互模式。该系统人机交互的训练形式,丰富多彩的训练内容,声音影像的多重刺激,以及对多种环境的模拟,能够吸引患者训练的兴趣。同时,该训练系统根据患者障碍的种类和程度,提供具有针对性的、循序渐进的方案,使患者不会因太难而产生挫折感,并感觉到训练挑战性,从而提高患者训练积极性,使患者能够有趣有效地进行训练。并且开发者在小样本的临床试验中发现:虚拟认知康复训练系统与人工作业认知训练对颅脑损伤后认知功能障碍均有一定的改善作用。在注意力、空间知觉的改善方面,虚拟认知康复训练系统优于人工作业认知训练。

7)其他认知训练方法——作业疗法(occupational therapy)

作业(occupations)也称作业活动,简而言之就是我们每天所做的事情。世界作业治疗联盟对作业治疗的定义是"通过帮助人们参与作业活动而促进其健康和安适的专业"。应用于认知障碍患者的作业治疗主要是为了维持和提高患者的生活能力,同时作业治疗能提高患者的生活质量,减轻照料者的负担。

Linda Clare 等进行 RCT 实验对早期痴呆患者(MMSE ≥ 18 分)采用任务为导向的功能训练,每位受试者进行 3 个月的 10 项任务为导向性的训练,结果发现训练能够提高早期痴呆患者的生活能力、自信心、情绪及认知功能,降低患者的负面情绪。

6. 认知训练的原则

(1)个体化原则:由于认知障碍病因不同,发展阶段不同,此外不同年龄及文化程度的认知障碍患者,认知功能损害也不尽然相同。因此,训练计划的制定应以认知功能评定为基础,以保证训练计划具有针对性。

(2)方法专业原则:训练方法应该具有专业性,切忌将游戏与专业训练混为一谈。

(3)内容连续原则:训练的内容设计应具有连续性,训练程度由易到难,循序渐进。

(4)目标明确原则:以提高生存质量为目标充分发挥认知障碍患者剩余的功能,重点改善生活自理和参加休闲活动的能力。

(5)全面参与原则:不仅要发挥医护和康复师的作用,发挥家庭照料者的作用,提供指导他们有关认知障碍康复训练的知识技术,也要发挥社区的作用,共同参与到康复活动当中。

7. 认知训练的注意事项

(1)及早训练:认知康复训练建立在患者现有能力基础之上,患者保存的能力越多,那么可以实施的康复策略就越多,效果可能就会越好。当今对于认知障碍的康复工作已经提前到了认知障碍的前期阶段,包括认知障碍的高危人群和健康老

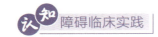

年人群，许多研究也证实了早期干预的积极作用。因而对于认知障碍的训练，要尽早开始。

（2）时长适度：在得知认知训练对痴呆患者有益后，抱着尽快让患者康复的想法，很多患者家属对训练存在一种误区，即训练的时间越长，康复的效果就会越好。其实和服用药物相同，并不是剂量越大越好。当前认知训练亟须解决的一个剂量问题，即训练的频率和时长应该是多少，据现有的研究推荐，每周训练不应该超过3次，每次控制在1h以内为宜，具体要结合每一个患者的实际情况，要具备一定强度的刺激，并循序渐进地保持长期训练。

（3）环境安静：当前基于计算机等新技术的认知训练已逐渐成为当前认知训练的主要方式，可以较方便地在家或者其他场所训练，但这并不意味着在什么环境下都可以取得最优效果，最好选择在非常安静，可以专心训练的专业训练室或书房等场所，保证环境的安静。

8. 结语与展望

认知障碍给患者、家庭和社会带来了巨大的痛苦和沉重的负担。早期诊断、早期治疗，以提高患者生活质量为目的的康复训练已经成为认知康复工作的重要组成部分。认知康复当前仍是一个年轻的学科，还有许多未知并亟待研究和探索的领域，如建立既简单又敏感并具有特异性的早期诊断、特定认知障碍领域的评定方法、认知康复的方法学及其康复机制等。

毫无疑问，21世纪是脑科学的世纪，美国在2013年发布了"脑计划"，欧盟和日本也在2013年、2014年相继发布各自的"脑计划"。面对激烈的国际竞争，中国脑科学家从2013年就开始酝酿中国的"脑计划"，不断取得进展，2015年10月24日，在深圳国际基因组学大会上，中国科学院神经科学研究所所长、中国科学院外籍院士蒲慕明的报告介绍了"中国脑计划（China Brain Project）"，并于2022年正式启动。相信在脑科学飞速发展的大背景下，认知康复学也会取得长足的进步，为解除患者痛苦奠定坚实的科学基础。

二、脑刺激治疗

1. 治疗方法

神经功能的维持依靠完整的神经网络连接，而神经网络是神经纤维通过突触连接，实现信息传递和处理。由于神经信号传递是动作电位沿着神经纤维传递，而突触传递是一种电化学传递，因此，通过电、磁刺激，可以改善神经传导，促进神经营养因子释放，促进神经网络形成，发挥神经保护作用。常用方法如下：

1）经颅磁刺激（Transcranial Magnetic Stimulation，TMS）

利用强大的脉冲磁场，调节大脑皮层神经元活动的技术。研究表明，TMS 刺激可以改善早期认知障碍患者的认知功能，减轻精神行为症状，显示出良好的应用前景。

2）经颅直流电刺激（Transcranial Direct Current Stimulation，tDCS）

是一种非侵入性，利用恒定、低强度直流电（1~2mA）调节大脑皮层神经元活动的技术。研究表明，TDCS 对早期认知障碍有一定改善。

3）深部脑刺激（Deep Brain Stimulation，DBS）

通过插入脑深部的电极刺激相应的神经核团及神经纤维，促进神经网络建立，改善认知功能。目前尚处于研究阶段，治疗 AD 最常用的刺激位点是 Meynert 基底神经核。

2. 疗效评价

2018 年一项荟萃分析，纳入 5 项 RCT 和 2 项开放研究，结果显示，TMS 能显著改善痴呆患者 BPSD，且不良反应轻微。2019 年一项荟萃分析，纳入 31 项研究，其中 15 项为 TMS 治疗抑郁症，11 项为 TMS 治疗精神分裂症，5 项为 TMS 治疗 AD，结果显示，TMS 可以显著改善 AD 患者执行功能，且无不良反应。

第五节 阿尔茨海默病的治疗

高 玲 屈秋民

阿尔茨海默病（AD）是痴呆最主要的原因，约占全部痴呆的50%~70%。AD的病因和发病机制还不完全清楚，至今缺乏根本性治疗，目前仍以对症治疗为主。

一、改善认知功能治疗

胆碱酯酶抑制剂（ChEIs）是治疗AD的首选药物，国内外指南推荐轻、中度AD患者首选ChEIs治疗，中、重度AD患者单用美金刚或美金刚与ChEIs联合使用。目前国内外常用的ChEIs有3种：多奈哌齐、卡巴拉汀和加兰他敏。有研究显示，多奈哌齐也可用于重度AD的治疗，并已获得美国FDA批准。ChEIs和美金刚不仅可以改善AD患者的记忆、语言、执行功能等多项认知功能，也可减轻AD患者的BPSD，提高生活能力，减轻照料者负担。长期规律服药的患者，病情进展也较慢。

使用中的注意事项：

（1）遵照国内外指南，根据患者病情首选ChEIs或美金刚治疗。

（2）缓慢滴定的原则：AD患者一般年龄较大，可能具有多种慢性疾病，对于药物的耐受性较差。因此，所有患者均需要缓慢滴定，一般每周或2~4周增加一次剂量，直至达到有效剂量和取得满意疗效，且无不良反应，然后长期维持。ChEIs和美金刚详细滴定方法详见本章第二节"改善认知功能治疗"的相关内容。

（3）一种ChEI无效或副作用不能耐受时，可以改用另一种ChEIs。

（4）ChEIs与美金刚联合使用。有研究显示，二者联合使用，可以获得1+1大于2的效果，而且美金刚可以减轻ChEIs的胃肠道副作用。所以，病情需要的话，可以早期联合使用ChEIs和美金刚。

（5）ChEIs和美金刚均应长期、规律服药，避免随意停药和中断治疗。

ChEIs和美金刚均是AD指南推荐的治疗AD首选药物，除了依据痴呆严重程度首选ChEIs或美金刚之外，还应考虑患者的症状特点。有研究显示，ChEIs可能对于AD的阴性症状（如：抑郁、淡漠、退缩、反应迟钝、记忆减退等）疗效较好，而盐酸美金刚可能对于AD的阳性症状（如：幻觉、妄想、欣快、情绪高涨、易激惹、激越、攻击等）疗效较好（表4-5-1）。

表 4-5-1　胆碱酯酶抑制剂和美金刚比较

	胆碱酯酶抑制剂	盐酸美金刚
适应证	轻、中度 AD，多奈哌齐也可用于重度 AD	中、重度 AD
改善症状	阴性症状效果较好	阳性症状效果较好
副作用	稍多	较少

二、控制精神行为症状

BPSD 是 AD 的常见症状，甚至可以发生于认知障碍出现之前，比如抑郁、焦虑、兴趣减少、社会退缩等可能早于认知障碍，但是绝大多数 BPSD 随着 AD 病情加重，发生率逐渐增高，症状更加明显，给患者、照料者带来沉重负担，也是导致 AD 患者就医、入住护理机构的主要原因。

控制 BPSD，对于减轻照料者负担，提高患者生活质量具有重要意义。AD 患者 BPSD 处理应遵循 BPSD 处理的基本原则。当患者发生 BPSD 或 BPSD 症状明显加重时，应积极检查、评估，寻找有无诱发或加重的原因，常见原因包括居住环境变化、更换照料者、不恰当的照料方式、躯体不适、药物等。有明确诱因者，应该首先去除诱因。对于去除诱因后 BPSD 仍然明显的患者，首先应了解是否已经使用改善认知功能的药物（ChEIs 或美金刚）。如果没有使用，应遵照指南，轻、中度 AD 患者首先加用 ChEIs；中、重度 AD 患者，单用美金刚或美金刚与 ChEIs 联合使用。

如果应用改善认知功能的药物 ChEIs 和美金刚后 BPSD 仍然明显，优先使用非药物治疗，包括改变环境、音乐疗法、光照疗法等。如果非药物治疗不能缓解 BPSD，可以考虑使用新型抗精神药物。可以依据患者的主要 BPSD 靶症状，选择合适的药物，原则上应极小剂量（常用剂量的 1/4）起始，缓慢滴定，直至取得满意疗效，而无不良反应。一般推荐单药治疗，症状稳定后尽早减量、停用。BPSD 处理流程详见本章第三节"精神行为症状的处理"的相关内容。

三、疾病修饰治疗

针对 AD 病理生理机制进行干预，期望能够阻止或延缓疾病进展。由于 AD 的发病机制主要是 Aβ 级联反应和 tau 蛋白过度磷酸化，因此，AD 的疾病修饰策略主要是减少脑内 Aβ 沉积，减轻 Aβ 神经毒性，抑制 tau 蛋白磷酸化等。已经研究的方法包括应用γ分泌酶抑制剂、β分泌酶抑制剂等减少Aβ生成；主动或被动免疫，促进Aβ清除；抗炎、抗氧化等减轻Aβ神经毒性；抑制tau蛋白磷酸化等（图4-5-1）。很多方法在动物实验中呈现一定的AD疾病修饰作用，甚至在Ⅰ期、Ⅱ期临床试验中取得良好效果，但是大多数药物在Ⅲ期临床试验中未取得显著疗效，目前仅有Aβ单克隆抗体Aducanumab、Lecanemab、Donanemab的Ⅲ期临床试验取得阳性结果，并且被批准用于临床，其他疾病修饰治疗仍在研究之中。

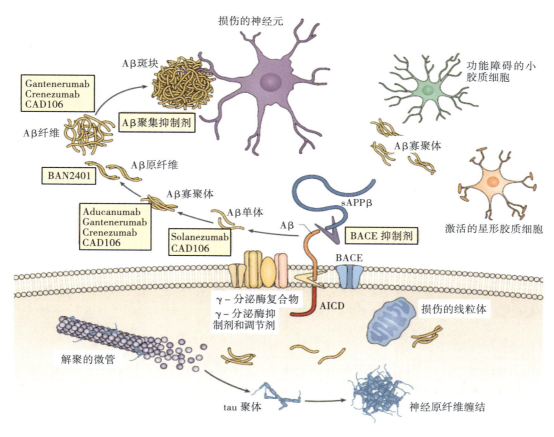

图4-5-1 AD疾病修饰药物作用靶点

1. Aducanumab（Aduhelm）

由渤健（Biogen）公司和卫材（Eisai）公司联合研制，为特异性Aβ单克隆抗体，与脑内可溶性Aβ结合，可以促进Aβ清除。两项多中心、随机双盲、安慰剂对照3期临床研究（EMERGE和ENGAGE）显示，Aducanumab治疗78周，可以显著减少脑内Aβ沉积和tau沉积，降低脑脊液总tau及磷酸化tau水平。EMERGE研究显示，高剂量组主要疗效指标（临床痴呆评定量表总分，CDR-SB）和次要疗效指标（MMSE、ADAS-cog13、ADCD-ADL-MCI评分）均与安慰剂组存在显著性差异，但在 ENGAGE 研究中，无论高剂量还是低剂量 Aducanumab 组与安慰剂组相比，主要及次要疗效指标均无显著性差异，但是 PET 显示 Aducanumab 治疗组脑内 Aβ 沉积显著降低，脑脊液总 tau 及磷酸化 tau 水平显著高于安慰剂组，即 Aducanumab 治疗后 AD 的生物标志物得到显著改善。由于两项研究的结果不全一致，因此，美国 FDA 有条件批准 Aducanumab 上市，用于轻度 AD 的治疗。

2.Lecanemab（Leqembi）

是卫材（Eisai）公司和渤健（Biogen）公司联合开发的 Aβ 单克隆抗体，可以与可溶性 Aβ 原纤维和 Aβ 寡聚体结合，激活小胶质细胞，促进 Aβ 清除。2022 年 9 月 28 日双方联合宣布，Lecanemab 在治疗 AD 引起的 MCI 和轻度痴呆的 3 期验证性临床试验 Clarity AD 中达到主要终点。该项全球多中心 3 期验证性研究包含 1795 名患者，研究结果显示，治疗 6 个月时，Lecanemab 组与安慰剂组 CDR-SB 评分即有统计学差异；治疗 18 个月后，CDR-SB 评分增加较安慰剂组减缓 27%，在意向治疗人群中，其评分值差异为 -0.45（$P=0.00005$）。所有关键性次要疗效指标包括 ADAS-cog14、阿尔茨海默病综合评分（ADCOMS, Alzheimer's disease composite score）、ADCS-ADL-MCI 评分均较安慰剂组改善，证明 Lecanemab 延缓了轻度 AD 患者病情加重。同时，PET 证实，Lecanemab 显著降低大脑淀粉样蛋白斑块水平，在接受治疗 18 个月后，Lecanemab（10 mg/kg，每 2 周 1 次）将大脑 Aβ 沉积平均降低 0.306 SUVr 单位（基线值为 1.37）。超过 80% 的受试者达到视觉评估扫描 Aβ 阴性标准。而且 Aβ 降低水平与多项认知评分的临床下降速度减慢相关。

3.Donanemab

2023 年 5 月 5 日礼来宣布 Donanemab 治疗轻度 AD 的 3 期临床研究取得预期效果，Donanemab 显著减缓轻度 AD 患者认知功能衰退。该试验共入组 257 例轻度 AD 患者，131 例接受 Donanemab 治疗，126 例接受安慰剂治疗，结果显示，治疗 76 周后，主要疗效指标整合阿尔茨海默病评定量表（iADRS, integrated Alzheimer's disease rating scale）评分 Donanemab 组显著低于安慰剂组。同时关键性次要疗效指标包括 CDR-SB、ADAS-cog13、阿尔茨海默病综合评分（ADCOMS, Alzheimer's disease composite score）、工具性生活能力量表（ADCS-iADL）、MMSE 评分均与安慰剂组有显著性差异，证明 Donanemab 延缓了轻度 AD 患者病情进展。同时，PET 证实，Donanemab 显著降低大脑 Aβ 斑块水平和 tau 蛋白沉积。

3 种单克隆抗体均可显著清除脑内 Aβ 沉积，延缓病情进展，开辟了 AD 疾病修饰的里程碑。由于 3 种抗体的作用靶点不全相同，Aβ 清除能力不全相同，临床疗效也存在一定差异（表 4-5-2）。主要的不良反应是 Aβ 相关的脑水肿，临床应用过程中应密切观察，及时复查磁共振。必要时可适当应用糖皮质激素减轻脑水肿。

表 4-5-2　3 种 Aβ 单克隆抗体的比较

药物	剂量/[mg/(kg·4周)]	Aβ 清除/(CL/病人数)	APOE4 基因携带者	给药持续时间/周	Aβ 清除正常率/[CL/(4 周·10mg·kg^{-1})] 体重 (A)	ARIA-E 发生率/% (B)	ARIA-E/Aβ 清除率指数 (=B/A)
Lecanemab	20	62/43	30	52	2.4	10	4.2
Aducanumab	6	64/109	67	78	5.5	35	6.47
Donanemab	15	67/115	72	24	7.5	27	3.6

注：Aβ，β 淀粉样蛋白；AOE4，载脂蛋白 E4；ARIA-E，Aβ 相关的影像学上脑水肿；CL，Centiloid。

4. 甘露特钠（九期一）

是由海藻中提取的寡糖类药物，由上海绿谷制药有限公司生产，2019 年 11 月 1 日中国药品食品管理局批准用于轻、中度 AD 治疗。研究发现，甘露特钠可以改善肠道菌群，抑制脑内炎症反应，减少脑内 Aβ 沉积，改善轻、中度 AD 患者认知功能，且安全性良好（图 4-5-2、图 4-5-3）。

上海精神卫生中心肖世富教授牵头，组织全国 30 余家医院进行的 3 期临床研究，共有 817 例轻、中度 AD 患者随机分为安慰剂组和甘露特钠治疗组，分别接受甘露特钠 450mg，2 次/d 或安慰剂治疗。治疗后 4 周开始，主要疗效指标 ADAS-cg 评分甘露特钠组较基线降低显著大于安慰剂组，直至研究终点 36 周，甘露特钠组仍较基线降低 2.7 分，而安慰剂组仅降低 0.16 分，两组存在显著性差异，尤其在 MMSE 评分 11~14 分的中、重度 AD 患者，两组差异更明显，提示甘露特钠治疗 36 周显著改善轻、中度 AD 患者认知功能，次要疗效终点包括 CIBIC-plus 评分、MMSE 评分、NPI 评分、ADL 评分等，甘露特钠组均优于安慰剂组，证明甘露特钠可以显著改善轻、中度 AD 患者认知功能、精神行为症状和日常生活能力，且耐受性良好。

5. 丁苯酞

我国研发的一类新药，是由芹菜籽中提取，具有保护线粒体和改善微循环的独特作用，主要用于急性缺血性脑卒中，可显著改善神经功能缺损。线粒体功能障碍及微循环障碍在 AD 发病中具有重要作用。在细胞及动物实验中发现丁苯酞可以减轻 Aβ 的神经毒性，改善大鼠学习记忆功能；可下调自噬增加细胞活力，减少 LDH 生成，抑制 NF-κB 通路，抑制 β 和 γ 分泌酶及 Aβ 的生成；并可通过抑制 NF-κB 通路减弱 Aβ 诱导的炎症反应。贾建平教授应用丁苯酞治疗皮层下非痴呆性血管性认知功能障碍取得显著疗效。

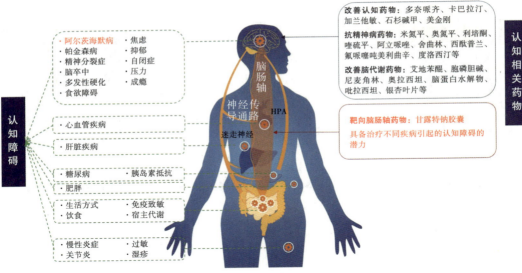

图 4-5-2　肠脑轴与认知障碍

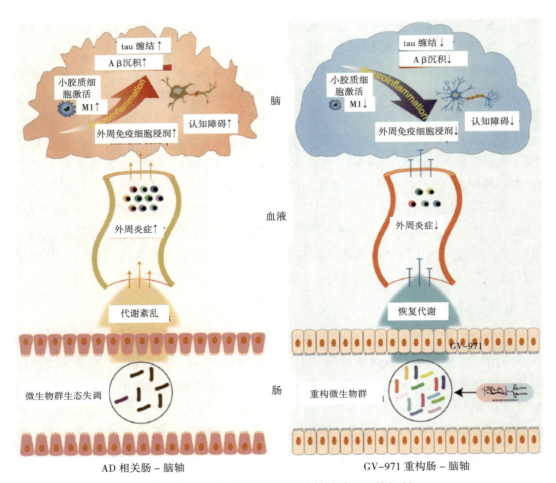

图 4-5-3　甘露特钠重构肠脑轴防治 AD 的机制

我们组织的一项多中心临床研究显示，与单用多奈哌齐相比，多奈哌齐联合丁苯酞治疗 48 周，轻、中度 AD 患者的 ADAS-cog 评分、ADL 评分下降均较单用多奈哌齐组患者明显，提示在多奈哌齐治疗的基础上，联合丁苯酞治疗可能延缓轻中度 AD 患者症状加重（图 4-5-4）。本研究为前瞻性、开放性队列研究，且样本量较小，可能存在一定偏倚。为了进一步证明丁苯酞对于 AD 的疗效，我们应用 18F-FDG 评估脑葡萄糖代谢，探索多奈哌齐联合丁苯酞治疗对轻中度 AD 患者脑葡萄糖代谢的影响，目前试验正在进行之中。

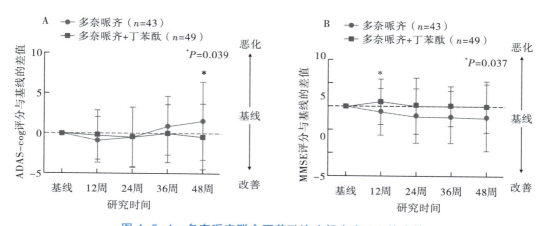

图 4-5-4　多奈哌齐联合丁苯酞治疗轻中度 AD 的疗效

注：图 A，丁苯酞联合多奈哌齐治疗组与单用多奈哌齐组 ADAS-cog 评分的变化；图 B，丁苯酞联合多奈哌齐治疗组与单用多奈哌齐组 MMSE 评分的变化。MMSE，简易精神状态测查。

6. 艾地苯醌

大量证据表明，脑微循环障碍及线粒体功能障碍是 AD 发病的一个重要环节，也是目前 AD 发病机制研究的热点。外源性的辅酶 Q10 不能透过血脑屏障，难以发挥中枢神经系统线粒体保护作用。艾地苯醌具有更短的侧链，其侧链末端增加了一个醇羟基，更易通过生物膜和血脑屏障，其较辅酶 Q10 抗氧化活性强 30~100 倍，艾地苯醌具有明确的线粒体保护功能和抗氧化功能，但是艾地苯醌治疗 AD 的疗效尚不明确。6 项研究显示，艾地苯醌可延缓轻中度 AD 者认知功能衰退，但是一项研究发现，艾地苯醌未能延缓 AD 患者认知功能衰退。我们正在进行的一项随机双盲、安慰剂对照研究，以 18F-FDG 为示踪剂，应用 PET-CT 测定脑组织葡萄糖代谢，观察艾地苯醌 270mg/d，连续服用 12 周对轻中度 AD 患者脑代谢的影响，期望为艾地苯醌治疗 AD 提供客观依据。

7. 抗氧化剂

氧化反应被认为是 AD 等神经退行性疾病的重要病理机制之一，脑内大量不饱和脂肪酸和儿茶酚胺尤其容易被自由基损害。氧化反应亦是导致动脉粥样硬化的机制之一，后者促进动脉硬化和血栓形成，增加认知障碍的危险。抗氧化剂分为自由基清除剂（如维生素A、C、E和银杏等）和减少自由基生成的药物（如司来吉兰）。体外研究发现，Aβ能促使过氧化脂质抑制烟碱受体，而维生素E能够阻断这一过程。在一项历时2年的研究中，与对照组相比，接受维生素E（2000IU/d）治疗的AD患者的住院及死亡等终末事件被推迟。而另一项使用单胺氧化酶抑制剂（MAO）治疗AD的研究表明，司来吉兰在阻止疾病进展方面具有相似的作用。对于银杏提取物的随机、双盲、对照、多中心研究结果已在近期公布，认为其对于提高患者的认知能力和社会交往能力有良好的治疗作用。

8. 抗炎药物

AD的发病机制包括细胞因子、刺激素、自由基和神经胶质细胞在内的炎性过程。而非类固醇类抗炎药（NSAIDs）可抑制该炎性过程，能减少Aβ的生成和积聚，可通过激活过氧化物酶增殖活化受体gamma（PPARgamma）来减少神经炎性损害，并减轻小胶质细胞的活化反应，这可能在防治AD中具有一定的作用。流行病学研究表明，关节炎患者发生AD的概率较低，提示抗炎药物对AD的发生可能有保护作用。另一针对应用NSAIDs的群体样本研究发现，连续使用NSAIDs 2个月后，患AD的相对危险性（RR）为0.95（95%CI：0.46~0.99），连用6个月后RR降至0.74（95%CI：0.20~2.72），说明长期应用NSAIDs可降低发生AD的危险性。还有研究发现，长期应用非阿司匹林的NSAIDs组可使发生认知障碍的危险性明显降低（约50%），但使用阿司匹林者的降低程度与不使用抗炎药者比较并无显著差异，从而认为只有非阿司匹林的NSAIDs才具有神经保护作用。目前，应用塞来西布、选择性COX-2抑制剂和萘普生治疗的AD患者抗炎预防实验（ADAPT）正在进行之中，该项研究是针对具有与年龄和家族史有关的AD危险因素的个体的一级预防研究。

9. 激素替代疗法

目前国际上对雌激素替代疗法在防治认知障碍方面的作用仍有较大争议。第九届国际更年期学会发布最新研究成果显示，雌激素替代疗法可改善脑功能和机能退化，在防止或延缓早老性痴呆方面具有潜力。许多流行病学研究认为，激素替代疗法使绝经期妇女的AD发病率降低。Tong等对1124例认知功能正常的老年妇女随访1~5年后发现，雌激素替代疗法组发生AD的RR值为0.40，发病年龄显著晚于非雌激素替代疗法组，且雌激素替代疗法治疗超过1年者的RR值（0.13）显著低于少于1年者（0.47）。然而，为了明确雌激素替代疗法是否具有显著的认知保护作用、是否利大于弊，尚需在良好控制混杂因素的条件下进行更多的大样本对照研究。

10. 老药新用

（1）左乙拉西坦：左乙拉西坦能减少淀粉样斑块，减轻模型小鼠的行为缺陷，减少大脑皮层的异常放电，逆转学习和记忆障碍，可以改善轻度认知障碍患者的记忆功能。牛津大学 Arjune Sen 教授在 2022 年国际阿尔茨海默病会议上报告了左乙拉西坦的 ILiAD 试验。该试验是一项多中心、随机双盲、安慰剂对照、交叉试验。计划招募 30 名无癫痫病史的轻至中度 AD 患者，主要终点是认知的改变，次要终点是对生活质量的影响。由于 COVID-19 的巨大影响，该研究目前只招募了 8 名受试者并完成了试验。研究结果显示 AD 患者服用左乙拉西坦是安全耐受的，但左乙拉西坦和安慰剂对于 AD 患者的生活质量以及认知的改变没有显著性差异。

（2）抗溃疡药物替普瑞酮：据报道替普瑞酮能诱导 HSP70，而 HSP70 可以抑制 AD 模型小鼠 Aβ 的聚集、老年斑的形成、神经元细胞的死亡和神经变性，并明显改善记忆功能。来自日本庆应义塾大学的 Juntaro Matsuzaki 教授报告了《抗溃疡药物替普瑞酮的临床试验》。该试验为一项单中心、随机双盲、安慰剂对照研究，选择新诊断的轻-中度 AD 患者，随机分为多奈哌齐+替普瑞酮组（42 例）或多奈哌齐+安慰剂组（37 例），治疗 12 个月，主要终点为 ADAS-J cog 的平均变化，次要终点为 MMSE 的平均变化。结果发现，两组 ADAS-J cog 评分改善无显著性差异（$P=0.861$），但是替普瑞酮组 MMSE 评分显著改善（$P=0.044$）。亚组分析中，考虑颞叶内侧萎缩的严重程度，发现替普瑞酮对轻度而非重度颞叶内侧萎缩患者的改善是显著的。因此，未来还需针对颞叶内侧轻度萎缩的 AD 患者做进一步的研究。

（3）雷帕霉素：在 2022 年国际阿尔茨海默病年会上，来自得克萨斯大学的 Mitzi Gonzales 教授报告了《雷帕霉素治疗 AD 的疗效》。雷帕霉素作为免疫调节剂，近年来被发现可以延长实验动物的寿命，延缓甚至逆转几乎所有与年龄有关的疾病。临床前证据表明，雷帕霉素可以减少 Aβ 的沉积，降低 tau 蛋白异常磷酸化和神经原纤维缠结，恢复脑血流和脑微血管密度，保护血脑屏障的完整性，防止 tau 引起的神经元丢失，并改善认知功能等。

CARPE DIEM 研究是一个开放标签的试点研究，其目的是评价在遗忘型轻度认知障碍（aMCI）和 AD 轻度痴呆患者中使用雷帕霉素治疗 8 周的安全性和耐受性，以及 AD 病理和认知功能的改变等。共纳入 10 名受试者，结果显示雷帕霉素耐受性良好，但是评价疾病进程和认知功能的 CDR 评分及 MoCA 评分无显著性差异。接下来研究者还将针对 CSF 和血浆中雷帕霉素的药物水平、ADRD 生物标志物以及炎症因子等进行分析。研究者又启动了一项新的随机双盲对照的 2 期研究（REACH 研究），计划纳入 40 名 aMCI 和 AD 痴呆受试者，观察雷帕霉素治疗 12 个月的安全性、耐受性和可行性。

（4）代谢调节剂：来自维克森林大学医学院的 Suzanne Craft 教授报告了《将

代谢调节剂重新定位为 AD 治疗药物：鼻内胰岛素和 SGLT2i》。胰岛素与 AD 密切相关，它可能直接影响 AD 的病理改变，如影响 Aβ 的产生和清除，阻止 tau 的过度磷酸化。而且有证据表明，胰岛素抵抗可以提前 15 年预测 Aβ 的沉积。鼻用胰岛素不仅可以绕开血脑屏障，在数分钟内直达大脑与受体结合，而且不进入血液，可以避免低血糖风险。一项随机、双盲 Ⅱb 期临床研究，受试者接受鼻内胰岛素或安慰剂，为期 12 个月盲法阶段 +6 个月开放标签阶段，胰岛素通过 2 种鼻内给药装置给药。总共有 289 名 aMCI 和轻度 AD 受试者参与试验。结果发现，使用第二种给药装置（$n=240$）在所有指标上都没有疗效，使用第一种给药装置（$n=49$）则在认知和 AD 生物标志物上显示出一定获益。使用第一种装置 18 个月，胰岛素组 ADAS12 评分比安慰剂组高 5.9 分（$P<0.05$），相当于延缓 60% 的临床进展；而且 AD 生物标志物 Aβ42/Aβ40 和 Aβ/tau 也有显著改善（$P<0.05$）。

SGLT2i 作为 2 型糖尿病的新型治疗药物，也被发现可以减少淀粉样蛋白斑块和炎症，提高记忆力。鼻内胰岛素和 SGLT2i 的作用机制不同，两者联合使用也许可以达到更佳的效果。基于以上原因，研究者启动了一项恩格列净与鼻内胰岛素联合治疗 MCI/AD 的随机双盲 Ⅱa 期临床研究，观察联合治疗的安全性以及对 CSF 生物标志物和认知的影响，该研究正在招募中。

四、非药物治疗

1. 认知训练

可以增加神经元可塑性，提高脑功能代偿；增加生活兴趣，改善情绪和主动性，可以采用居家训练、康复机构训练、计算机辅助训练、综合训练等方法。2014 年，一项纳入 51 项随机对照研究的荟萃分析显示，计算机辅助的认知训练可以显著改善 AD 患者整体认知功能、口语记忆、非口语记忆、工作记忆、信息处理速度、执行功能、注意力等多项认知功能。功能磁共振研究显示，认知训练还可改善脑功能连接。

2. 脑刺激治疗

包括经颅磁刺激、经颅直流电刺激、深部脑电极刺激等，通过电、磁刺激改善神经传导，促进突触再生及神经环路形成，促进神经网络重构，并可促进神经营养因子分泌，发挥神经保护作用等。已有研究显示，可以改善 AD 患者认知功能，但是目前对于刺激的部位、频率、强度、间隔时间等缺乏统一意见，期待进一步临床研究。

第六节 血管性认知障碍的治疗

乔晋 陈晨

血管性认知障碍（VCI）是脑血管病（显性脑血管病和隐性脑血管病）相关的认知障碍，可从轻度认知障碍（VaMCI）到痴呆（VaD）不等。由于VCI的发生、发展与脑血管病密切相关，因此，VCI防治主要包括防治脑血管病和改善认知障碍2个方面。

一、治疗原则

1. 预防为主，防治结合

VCI是显性脑血管病（临床脑血管病）、隐性脑血管病（亚临床脑血管病）引起的认知障碍，加强脑血管病的防治，减少和延缓脑血管病的发生、进展及复发，合理使用改善脑循环代谢药物，是防治VCI的根本。因此，对于VCI患者，应全面评估脑血管病危险因素，早期进行干预，降低或延缓脑血管病的发生、发展和复发，对于VCI防治具有重要意义。

脑血管病预防应遵循国内外诊治指南：①明确及控制脑血管病危险因素，预防脑血管病的发生、发展和复发，包括健康的生活方式，戒烟、限酒、控制饮食、规律运动、控制体重；积极治疗高血压、糖尿病、心脏病、血脂异常、高同型半胱氨酸血症等脑血管病危险因素；治疗颅内外动脉狭窄、心房颤动；合理使用抗血小板聚集药物、抗凝药物、他汀类药物等。②及时、合理治疗急性脑血管病，减少认知功能损伤：包括尽早溶栓、取栓等。③合理使用改善脑循环代谢药物：促进脑侧支循环建立，改善神经元代谢及功能，防止脑组织继发性损伤。

2. 改善认知与脑血管病并重

VCI是脑血管病引起的认知功能下降，在防治脑血管病的同时，必须重视认知障碍的治疗。因为认知障碍会影响患者服药的依从性、躯体康复的依从性，影响躯体功能的恢复，增加卒中复发及进展的风险。包括改善认知功能、认知训练、非药物治疗、治疗BPSD等，以控制认知障碍相关症状，减轻患者痛苦及照料者负担。

3. 早诊早治

对于VCI防治也遵循早诊早治的原则。早期识别VCI并积极进行干预，不仅显著提高VCI治疗效果，而且有利于卒中防治，减少VCI进展。

4. 个体化防治

VCI异质性很大，病因和发病机制存在很大差异，包括小动脉硬化、大动脉粥样硬化、心源性栓塞、动静脉畸形、淀粉样血管病等，其防治策略显著不同。因此，对于VCI患者，应明确其脑血管病的类型、病因、发病机制、危险因素等，采用个体化防治策略。

二、改善认知治疗

目前国内外指南推荐的改善认知药物有2类：①胆碱酯酶抑制剂（ChEIs），包括多奈哌齐、卡巴拉汀、加兰他敏；②兴奋性氨基酸（NMDA）受体拮抗剂：盐酸美金刚。ChEIs可用于轻、中度VaD治疗，多奈哌齐、加兰他敏、卡巴拉汀可以改善VaD患者的认知功能，并且多奈哌齐（10 mg/d）可改善VaD患者的行为症状和日常功能。相对于多奈哌齐，卡巴拉汀和加兰他敏因不良反应特别是胃肠道反应而导致停药的可能性较大。卡巴拉汀虽系双重胆碱酯酶抑制剂，但针对血管性痴呆的循证医学证据相对少。石杉碱甲是一种从石杉科植物千层塔中提取的生物碱，对胆碱酯酶具有抑制作用，但缺乏多中心、随机对照临床试验证明对VaD有效。

美金刚是目前临床使用的唯一的NMDA受体拮抗剂，可改善轻、中度VaD患者的认知功能，且相对于胆碱酯酶抑制剂，其耐受性相对较好。

中国痴呆指南推荐意见：多奈哌齐可改善轻、中度VaD患者的认知功能，但对生活能力和总体印象的疗效不肯定（Ⅰ类证据，A级推荐）；轻、中度VaD患者接受多奈哌齐治疗之前应与患者讨论可能的临床获益及安全性问题。多奈哌齐5mg/d与10mg/d治疗轻、中度VaD疗效相当，但高剂量组不良反应高于低剂量组（Ⅰ类证据，A级推荐）；加兰他敏和卡巴拉汀同样可改善VaD患者的认知功能，但应注意胃肠不良反应的发生（Ⅰ类证据，A级推荐）。中-重度VaD患者可以选用美金刚或美金刚与多奈哌齐、卡巴拉汀联合治疗（A级推荐）。

三、改善脑循环代谢治疗

VCI 发生、进展与脑循环代谢紊乱密切相关，改善脑循环代谢是防治 VCI 的重要策略，但是大多数药物缺乏大样本、高水平临床研究证实，可以根据病情，适当使用。

（1）脑循环改善剂：一项为期 52 周的随机双盲安慰剂对照研究显示，钙离子拮抗剂尼莫地平可以改善皮层下血管性痴呆患者的认知功能，但是还需要进一步大样本临床研究证实。上海华山医院董强教授牵头组织的"中国缺血性卒中后随机开放标签平行对照研究（研究号：523079.01.102）"显示，银杏提取物（EGb 761®）治疗 24 周，可改善缺血性卒中患者认知功能。

贾建平教授牵头组织中国 15 家医院开展的一项多中心、随机、双盲、安慰剂对照研究，比较丁苯酞治疗皮层下非痴呆型血管性认知功能障碍（VCIND）的疗效，研究显示，丁苯酞软胶囊治疗 6 个月，ADAS-cog（丁苯酞组变化 -0.26，安慰剂组变化 -1.39，$P=0.03$）和 CIBIC-plus[丁苯酞组改善为 80（57.1%），安慰剂组改善为 59（42.1%），$P=0.01$]评分方面显著优于安慰剂组，且丁苯酞组不良事件少，主要为轻度胃肠道反应。证明丁苯酞治疗皮层下 VCIND 安全有效（图 4-6-1）。活血化瘀中成药治疗 VCI 可能有效，但尚需进一步临床多中心研究证实。

（2）脑代谢改善剂：奥拉西坦、茴拉西坦等有增强脑细胞代谢的作用，临床上缺乏治疗 VaD 的循证医学证据，目前指南尚无明确推荐。艾地苯醌具有明确的线粒体保护功能和抗氧化功能，且更容易通过生物膜和血脑屏障，其较辅酶 Q10 抗氧化活性强 30~100 倍，治疗 AD 已经取得一定疗效，但是对于 VCI 的疗效尚不明确，有待于临床研究。

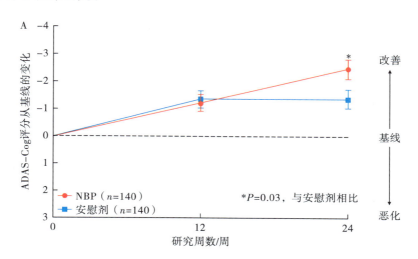

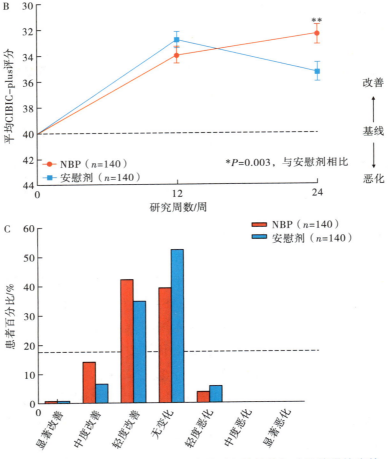

图 4-6-1　丁苯酞治疗皮层下非痴呆型血管性认知功能障碍的疗效

四、BPSD 治疗

VCIND 患者的精神行为症状相对少见且程度较轻，一般首选非药物治疗。而 VaD 患者的精神行为症状较多且程度较重，常表现为抑郁、焦虑、幻觉、妄想、激越、睡眠紊乱、易激惹及攻击行为等，对于中、重度 BPSD 常常需要药物治疗，但也需要和非药物干预相结合。

非药物干预是治疗 BPSD 的基础和首选。包括照料者支持、特设的活动、社会接触（宠物、家庭录像、熟悉的照片）、医疗/护理干预（助听器、行为治疗、疼痛处理等）和感官改善（音乐、按摩、光照治疗等）。一些不适当的照料会加重 BPSD，如突然改变患者的生活习惯与环境、挑动与患者进行"权利之争"、给患者提出超过他或她能力的要求、过分地苛求患者、忽视患者的要求、过分刻板或循规蹈矩、反复提问或询问以"使"患者记住什么事情、在患者面前表现愤怒与攻击、恶感、不征求患者意见，强迫患者做自己不愿意做的事情等。

当患者出现 BPSD 时，应先使用足量的抗痴呆药物，如 ChEIs 和 NMDA 受体拮抗剂，在改善 VaD 患者认知功能障碍的同时，也可能改善精神行为异常。但当 ChEIs 和 NMDA 受体拮抗剂效果不好时，可短期使用小剂量的非典型抗精神病药物。奥氮平或利培酮可改善痴呆患者的精神行为症状。但应注意非典型抗精神病药物的不良反应，如体重增加、嗜睡、血糖升高、帕金森综合征、迟发性运动障碍，甚至有增加患者脑血管病事件和死亡的风险（与猝死、心衰、肺部感染有关）。VaD 患者伴发抑郁时，可选用选择性 5- 羟色胺再摄取抑制剂（SSRIs）进行治疗，西酞普兰和盐酸舍曲林对 P450 酶影响较小，药物相互作用相对较少，安全性较好，是最常用的药物。

五、认知康复

对于 VCI 患者，除了积极进行躯体残疾的康复训练之外，还应同时进行认知康复训练。可遵循认知训练的基本原则，针对患者的主要认知障碍症状，进行记忆、语言、执行功能、计算等训练，对于 VCI 防治具有重要意义。

因此，对于 VCI 治疗，关键在于控制血管病危险因素，预防或延缓脑卒中的发生。一旦发生脑卒中，要及时规范治疗，尽最大可能减轻神经功能缺损，降低后遗症。同时做好二级预防避免卒中再发。其次提高认识，做到及时识别和早期筛查认知缺损、及时干预，避免认知障碍进一步加重。

第七节　路易体痴呆及帕金森病痴呆的治疗

肖卫忠　邓永宁

路易体痴呆（DLB）和帕金森病痴呆（PDD）目前尚无特效治疗。其治疗原则与其他原因引起的痴呆相同，均为对症治疗，包括改善认知功能，缓解精神行为症状，治疗帕金森症，提高社会生活能力。由于 DLB 表现复杂，对许多药物比较敏感，某些药物能够改善其中一种症状，但同时可能加重另一种症状，从而增加了治疗困难。因此，治疗 DLB 时需要严格控制药物剂量并密切监测副作用。

一、改善认知功能

DLB 脑内存在胆碱能缺乏，可能与认知功能障碍相关。乙酰胆碱酯酶抑制剂（Acetylcholinesterase inhibitor，AchEI）能增加中枢神经系统突触间隙内 Ach 的含量，对 DLB 的认知功能、意识障碍及其波动性有效。有人推荐 AchEI 作为治疗 DLB 激越和幻觉的一线药物。2 项安慰剂对照的临床试验提示，多奈哌齐在改善 DLB 痴呆症状的同时，不会加重其运动障碍，5mg/d，1 次 /d，持续 3 个月后，如能耐受可增加至 10mg/d，其 MMSE 评分及临床认知印象都有所改善。卡巴拉汀能全面改善 DLB 的认知和精神症状，但停药后疗效很快消失。因此，标准剂量多奈哌齐和卡巴拉汀均可以用于 DLB 的治疗。

美金刚治疗 DLB 的临床研究结果不很一致，部分研究认为美金刚能全面改善 DLB，另有研究认为美金刚对于治疗 DLB 患者的 RBD 有较明显效果。

二、帕金森症治疗

非对照研究显示，左旋多巴可以改善 DLB 患者的帕金森症表现，而多巴胺受体激动剂对于 DLB 的治疗研究较少，且容易引起幻觉等精神症状，不建议左旋多巴联合多巴胺受体激动剂治疗 DLB。禁用抗胆碱能药物和金刚烷胺，因其可能加重认知障碍，容易诱发或加重幻觉等精神症状。如果 DLB 患者出现明显的帕金森症表现，可以考虑左旋多巴小剂量起始，缓慢加量治疗，即从50mg/d起始，逐渐加量到300~600mg/d，需要密切监测副作用。可能出现的副作用包括视幻觉、错觉、体位性低血压和胃肠道不适等。关于其他抗帕金森药物疗效的研究，目前还很少。

如果DLB患者和PDD患者抗帕金森药物治疗过程中出现幻觉，不能排除抗帕金森病药物所致，应将抗帕金森病药物减量。如果减量后幻觉明显减少，则提示幻觉与抗帕金森病药物有关，应将抗帕金森病药物减少至最小有效剂量。如果幻觉仍然明显，应停用相关药物。减量及停药顺序如下：抗胆碱能药物→金刚烷胺→多巴胺受体激动剂→司来吉兰→COMT抑制剂→左旋多巴。

三、精神行为症状治疗

DLB患者常合并明显的BPSD，尤其视幻觉可能非常突出。其处理遵循BPSD处理的基本原则，包括首先明确BPSD的原因和诱因并予以去除。其次，采用非药物治疗，包括调节居住环境，改变照料方式等。改善认知药物治疗后BPSD症状仍然明显患者，可以谨慎使用抗精神病药物。

由于DLB患者可能对多种药物比较敏感，可能加重帕金森症状，发生多种不良反应。因此，药物治疗应格外谨慎。由于DLB患者对于经典的抗精神病药物（如：氟哌啶醇）比较敏感，比AD患者更容易出现副作用。因此，目前更倾向于应用非典型抗精神病药物。关于非典型抗精神病药物对于DLB患者的精神行为异常，如激越、妄想、幻觉的处置仍存在争议。开放性研究提示，喹硫平对于DLB患者的激越和精神错乱是有效的，但仅有的一项小样本安慰剂对照研究则是阴性结果。尽管抗精神病药物治疗DLB的证据并不充分，但仍有许多临床医生使用氯氮平或喹硫平治疗DLB患者的精神症状。

对于轻度的神经精神症状，也可以考虑使用AchEI，包括利伐斯的明和多奈哌齐。研究表明，与安慰剂相比，利伐斯的明可减少DLB患者约30%的神经精神症状（如：错觉、视幻觉、淡漠以及抑郁）。多奈哌齐同样可以改善这些症状。由于这些研究并不是特异针对存在视幻觉的患者而开展的，因此，新的、更加有效的治疗DLB精神症状的药物尚待进一步开发。

如果停用DA能药物不能有效缓解DLB患者的视幻觉，则建议给予AchEI；如果仍无缓解，则可以考虑给予低剂量喹硫平或氯氮平（12.5~50mg/d），但需要密切监测。如果无效或者出现副作用需要及时停用。氯氮平（Clozapine）能改善PDD患者视幻觉、妄想等精神症状，且无加重锥体外系症状的副作用。因此，美国神经病学会推荐应用氯氮平治疗PDD患者的精神症状（1个Ⅰ级证据，1个Ⅱ级证据，推荐水平 B 级）。该药物最大的副作用为粒细胞减少，因而服用该药物的患者应定期复查粒细胞绝对值。喹硫平（Quetiapine）也可以考虑应用于 PDD 患者的精神症状治疗（1 个 II 级证据，推荐水平 C 级）。利培酮（Risperidone）、奥氮平（Olanzapine）等明显加重锥体外系症状，并无改善 PDD 患者精神症状的作用，因此，不被推荐用于 PDD 精神症状的治疗（2 个 II 级证据，不推荐水平 B 级）。

具有明显抗胆碱能作用的抗抑郁药物禁用于 DLB。临床中使用精神兴奋药物（如：利他林、右旋安非他命）以及促进兴奋的药物（如：莫达非尼、2-乙酰胺），对 DLB 患者的淡漠和嗜睡疗效尚不明确。对于 DLB 患者伴发的抑郁症状，建议单药治疗，可用选择性 5-羟色胺再摄取抑制剂（SSRIs，如：氟西汀、舍曲林和多受体抗抑郁药），禁用三环类抗抑郁药。

四、RBD 治疗

治疗 RBD 的目的是增加安全性，预防跌落、摔伤等不良事件的发生。减少床头尖锐物品，防止 RBD 时损伤；加装床挡，预防从床上跌落；在地板上放置泡沫，减少从床上掉下时可能造成的损伤。小剂量氯硝西泮或褪黑素及两者联用对于 RBD 治疗是有效的。部分研究表明美金刚及 AchEI 也能改善 RBD。

五、其他治疗

DLB 患者嗜睡较常见，原因多种多样，包括不同程度的夜间睡眠分裂、睡眠呼吸暂停、周期性肢体活动引起的觉醒以及自身睡眠-觉醒生理改变等。治疗 DLB 患者的嗜睡应该根据不同原因进行治疗。促醒药物莫达非尼可以考虑用于治疗嗜睡，但目前尚无随机对照临床试验的支持。小剂量褪黑激素、镇静安眠药物或米尔塔扎平可用于治疗 DLB 的失眠，但米尔塔扎平可能加重 RBD。

自主神经功能障碍以非药物治疗为主。对于体位性低血压患者，可以增加饮食中的盐分，使用弹力袜或腹带，夜间睡眠时床头抬高。便秘患者，多食蔬菜、水果及粗纤维饮食，经常按摩腹部等。

第八节 额颞叶变性的治疗

周玉颖

一、药物治疗

目前尚未批准任何药物用于治疗额颞叶变性（FTLD）。当前 FTLD 治疗主要是对症治疗。许多广泛用于治疗其他类型痴呆和神经退行性疾病的药物常被用于 FTLD，但疗效莫衷一是。有研究显示，近乎相同比例的阿尔茨海默病（AD）和行为变异型额颞叶痴呆（bvFTD）患者在应用治疗 AD 的药物。常用药物包括选择性 5-羟色胺再摄取抑制剂（selective serotonin reuptake inhibitors，SSRIs）、非典型抗精神病药物、谷氨酸受体（N-Methyl-D-Aspartate，NMDA）拮抗剂和选择性中枢性胆碱酯酶抑制剂（cholinesterase inhibitors，ChEIs）。随着对 FTLD 病理生理机制研究的深入，FTLD 药物治疗会逐渐从对症治疗转移为针对潜在病理生理机制的对因治疗。

1. 抗抑郁药

在解剖学上，额叶皮质富含 5-羟色胺（5-HT）。额叶皮质功能障碍的临床特点为抑郁、攻击性和易冲动。有研究报告 FTLD 病人脑脊液（CSF）中 5-HT 代谢产物（5-HIAA）非显著性减少；眶额部、内侧额叶和扣带回皮质 5-HT 受体减少；以及脑干中缝核 5-HT 能神经元丧失。

一项关于曲唑酮的随机、双盲、安慰剂对照研究显示，在治疗 12 周后，FTLD 患者总 NPI 评分出现显著下降，反映了其对 FTD 患者行为症状的改善作用，尤其改善了易怒、兴奋、抑郁和异常的饮食行为。报告中 11 例病人在曲唑酮治疗后出现轻度不良事件，包括头晕、低血压、四肢冰冷。随后该研究组报告称，在治疗 2 年后，其 NPI 评分未见增高，提示曲唑酮在 FTLD 患者行为症状的长期治疗中有效。

2. 胆碱酯酶抑制剂

研究显示 FTLD 患者不存在胆碱能缺陷，ChEIs 治疗 FTLD 患者的疗效尚未得到直接证实。在一项针对卡巴拉汀的研究中，20 例被诊断为可能 FTLD 的患者，服用卡巴拉汀（3~9mg/d），随访 12 个月。卡巴拉汀耐受性良好，且显著改善

FTLD 行为症状（总 NPI 评分降低）；然而，应用简易精神状态检查量表（MMSE）进行测评，卡巴拉汀没能有效地防止认知功能的下降。

3. 抗精神病药

研究表明 FTLD 存在多巴胺缺乏，且多巴胺受体拮抗剂有利于 FTLD 患者的非认知行为障碍的治疗，如抑郁、兴奋、精神病、情绪不稳和社会行为不端。抗精神病药发生的不良事件包括：锥体外系不良事件（帕金森症和静坐不能）、抑郁、跌倒、尿失禁、脱抑制和镇静。最近的一项研究分析显示，FTLD 患者应用非典型抗精神病药治疗，其死亡率明显升高，其真实的死亡风险可能要高于我们之前的估计。而且这种死亡风险随药物剂量的增加而升高。因此对该类药在这些患者人群中的应用应当引起高度警觉。

4. 谷氨酸受体（NMDA）拮抗剂

已有确切的证据表明 FTLD 患者脑内存在谷氨酸递质系统的异常，临床上可使用 NMDA 受体拮抗剂（如美金刚）治疗 FTLD。美金刚是一种中度亲和力、非竞争性 NMDA 受体拮抗剂和 5- 羟色胺 3 受体拮抗剂，是用于治疗中、重度 AD 的常见药物，能增强 AD 患者的皮质代谢活动。

一些开放性研究已经开始对美金刚在 bvFTD 治疗上的效果和安全性进行评估，每一项研究都强调了美金刚的潜在有效性，但同样都强调了需要大量随机试验的必要性。在一系列案例中，美金刚表现出在 FTLD 神经精神症状治疗上有很好的耐受性，并对冷漠、焦虑和激动症状有一定的改善作用。另一项开放性研究报告了 FTLD 受试者对美金刚的耐受性，其最常见的不良事件是引起混乱。基于 NPI 的评估，行为症状在早期治疗中得到改善，但在 26 周时出现下降。bvFTD 和语义性痴呆（SD）患者最常见认知和行为能力的整体下降，而进行性非流畅性失语（PNFA）患者在这些评估中相对保持稳定。

目前仍缺乏美金刚治疗 bvFTD 有效的有力证据。最近一项研究应用 FDG-PET 影像学进行分析，从而对美金刚在治疗 bvFTD 患者中的短期疗效进行评估。这项研究报告了左前额、双侧岛叶区域皮质代谢活动的增强。但 bvFTD 患者在这项研究中，各行为量表未出现相应的改善。

二、非药物治疗

药物在 FTLD 患者的治疗管理中扮演重要的角色，但并不能期望其完全消除负面行为症状。药物治疗联合行为、物理和环境改变疗法更适合对 FTLD 患者的行为症状进行妥善的处理。患者的攻击、脱抑制和运动障碍症状使患者和看护者均面临着受伤害的风险。因此安全措施也需满足个体患者的特别需要。几项流行病学研究和随机试验已证明，有规律的有氧运动可加强神经元的网络连接，提高神经保护作用和减弱神经退行性疾病的认知下降症状。

由于严重的行为障碍、自知力缺失和疾病的早发，和 AD 相比，FTLD 患者的照料者常更容易面临抑郁和压力。FTLD 患者的整体护理负担要重于 AD 患者。而通过如额颞叶变性协会之类的倡导组织获得支持性服务、维持情绪和身体安全的策略，都可减轻这类负担。因此，这种方式需要进一步地发展。

FTLD 是一种具有高度异质性的神经退行性脑部疾病——具有 3 种主要的致病基因、疾病机制和神经病理学表现——这强调需要针对患者分子特征进行个体化药物治疗。

现有许多正在开发的药物旨在对 tau 蛋白的过度磷酸化和聚合进行靶向治疗。如锂可阻止 tau 蛋白的过度磷酸化。这些研究表明 FTLD 未来的治疗将集中在预防或疾病修饰上。

三、预后

FTLD 患者自临床诊断后的平均生存期为 3~4 年，而自临床出现症状，平均生存期为 6.6~11.0 年。这些数字表明，自临床出现症状到诊断之间有一个明显的滞后。FTLD 患者自临床出现症状到诊断间的平均延迟期约为 3.6 年，而 AD 患者约为 2.7 年。

目前尚无充足证据证实 FTLD 各亚型之间生存期有本质区别。在关于 FTLD 各亚型和 AD 自临床发作后生存期的一项纵向研究证明，bvFTD 患者的生存期最短，为（8.7±1.2）年；SD 和 AD 临床发作后的生存期近乎相同，分别为（11.9±0.2）年和（11.8±0.6）年，而 PNFA 的生存期位于中间，为（9.4±2.4）年。之前的一项研究结果显示，除额颞叶痴呆 - 运动神经元病（FTD-MND）亚型预后较差之外，其余 FTLD 各亚型之间平均生存期并无明显区别。最近英国一项关于 100 例 SD 患者的研究证明，SD 拥有一个较长的发作后生存期，约为 12.8 年。另一项关于 91 例临床确诊的 bvFTD 患者的研究结果显示，这些病人中的一部分表现为拟表型，即病人有类似于 bvFTD 的行为特点，但其执行功能正常，MRI 扫描成像正常，而且从头到尾整个过程表现相对良好。对拟表型和确诊型 bvFTD 病例进行分离分析发现，拟表型患者拥有良好的预后和更长的生存期，而确诊患者的平均生存期在发作后只有 7.6 年，诊断后只有 4.2 年。语言受损如找词困难和语义理解障碍对 bvFTD 患者来说，都不利于预后。

第九节　正常压力脑积水的治疗

邢　岩

一、药物治疗

目前仍无治疗 iNPH 的特效药物。有研究指出，部分特发性正常压力脑积水（iNPH）患者应用小剂量乙酰唑胺（125~375mg/d），其影像学参数及步态障碍有所改善，但仍需临床试验证实。

iNPH 患者通常合并高血压、糖尿病等脑血管病危险因素，对于这部分患者，建议积极治疗脑血管病危险因素，但是能否获益仍不明确。对于合并帕金森综合征的患者，应用复方左旋多巴可能有助于改善部分锥体外系症状。对于合并 AD 的患者，选择多奈哌齐、美金刚可能有助于改善部分认知功能。对于合并抑郁症的患者，可选择 5- 羟色胺再摄取抑制剂（SSRI）类抗抑郁药物，如帕罗西汀、舍曲林、西酞普兰等。

二、手术治疗

外科手术是治疗 iNPH 的有效措施，早期手术可明显改善病情及预后。

1. 预测手术效果的因素

2015 年美国神经病学学会提出了用于预测分流手术效果的临床实践指南。该指南提出，Rout 值升高（B 级推荐）、ELD 或多次 Tap 试验反应性良好（C 级推荐）、MRI 提示中央导水管流速增快（C 级推荐）、SPECT 乙酰唑胺负荷试验提示脑室周围灌注降低（C 级推荐）的 iNPH 患者，其分流反应性良好的概率增加。而年龄的增加并不会降低分流手术的成功率（C 级推荐）。合并症大于等于 3 个、脑组织存在中重度 AD 病理表现、脑室周围的高信号（MRI）/ 低密度（CT）、放射性同位素在脑室滞留时间延长能否作为分流反应性的预测指标，仍证据不足。

临床症状亦可用于预测分流手术效果。早期出现步态障碍、症状持续时间小于

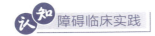

6个月是分流效果良好的预测因子；而首发症状缺乏步态改变、早期出现认知障碍、中重度认知障碍、认知障碍持续2年以上是分流效果不良的预测因子。但仍需进一步证实。

2. 适应证、禁忌证及手术时机

考虑iNPH症状呈持续进展，早期手术可明显改善患者病情及预后。因此，一经诊断为iNPH，若无禁忌证，应尽早手术治疗。

严重基础疾病不能耐受手术、不能临床纠正的凝血功能障碍、颅内感染、分流通道有感染灶、有腹腔感染等，为分流手术禁忌证。

3. 手术方式

主要包括脑室-腹腔分流术（VPS）、脑室-心房分流术（VAS）、腰大池-腹腔分流术（LPS）及内镜下第三脑室造瘘术（ETV）等。

（1）VPS：手术方式较成熟，并发症发生率较低，是目前治疗iNPH的主要方法。优点在于对血管系统没有影响，但可能合并肠穿孔、分流管堵塞、移位等并发症。

（2）VAS：容易发生心内膜炎、心脏穿孔、胸腔积液、肺动脉高压等严重并发症，不推荐使用。

（3）LPS：分流效果不稳定，并发症发生率较高，在美国指南中，仅推荐用于癫痫患者或者有VPS相对禁忌的患者。然而，近年来LPS在日本运用逐渐增多。其优点为微创、完全的颅外分流装置，颅内并发症发生率相对较低。新近一项多中心前瞻性队列研究发现，LPS与VPS疗效相当。因此，LPS可作为iNPH手术治疗的一种选择。

（4）ETV：是梗阻性脑积水的主要术式，近年来在iNPH的运用逐渐增多。ETV的优点是可减少分流术的堵管、感染等并发症的发生。研究发现，ETV治疗iNHP的有效率为50%~93%，有学者认为，ETV与VPS疗效相当。因此，ETV可作为手术治疗的一种选择。

4. 分流装置选择

从最早应用于临床的简单压力差阀，先后出现了抗虹吸阀、流量限制性阀、可调压（程序性）阀及重力辅助性阀。

（1）简单压力差阀：适用于长期卧床的患者。

（2）抗虹吸阀：可降低硬膜下积液的发生率，但可能发生分流不足现象，不推荐作为常规选择。

（3）流量限制性阀：不推荐作为手术治疗的常规选择。

（4）可调压（程序性）阀：推荐作为首选方案，其可根据患者临床症状及影像学表现进行体外调压，避免了再次手术。

（5）重力辅助性阀：可降低术后过度分流的概率，更适合体位经常变动的患者。

（6）分压调整目标：关于压力的设置目前尚无定论。有研究发现，初压设置为较低水平，与更好的预后有关，但并发症亦更多；亦有研究学者认为，初压应设置为较高水平，并逐渐下降至个体化水平。新近一项多中心RCT研究发现，与恒定压力为120mmH$_2$O（1mmH$_2$O=9.806Pa）相比，初压设置为200mmH$_2$O并逐渐降至40mmH$_2$O并没有明显改善患者预后。国内初压设置则不统一，有学者建议将初压设定为术前脑脊液压力减去20mmH$_2$O。建议术后首次调整压力循序渐进，不宜过低，以初压力下调10~30mmH$_2$O为宜，后期需根据患者的临床表现、影像学变化等进行动态调节，以达到个体化治疗之目的。

5. 手术并发症

脑脊液分流仍然有许多并发症，可以分为以下几类：

（1）手术操作相关（脑内血肿、分流管位置不正确、分流感染）。

（2）分流装置相关（脱管、移位、分流阀故障，近端或远端分流管梗阻）。

（3）分流系统工作原理相关（过度分流性头痛，硬膜下血肿或积液）。

（4）其他并发症：颅内静脉血栓、癫痫等。

过度引流是第1年最常见的并发症，可发生于高达1/3的患者中。过度引流可能无症状，或表现为持续性或体位性头痛；过度引流的放射学征象从硬膜下积液到硬膜下血肿不等。尽管大多数分流并发症在第1年内的发生率最高，但分流故障是患者持续存在的风险。在随访中，常规进行脑CT检查的临床实用性尚不确定。虽然术后脑室的大小可能会减小，但它与术后改善相关性并不一致。因此，CT扫描不能作为评估分流效果的可靠指标。需要定期随访和留意症状。当患者出现神经功能恶化，应进行脑CT扫描以排除硬膜下血肿，并检查导管位置。应对分流进行X线平片的系列检查，以显示整个分流系统，寻找可见的梗阻。腹部超声检查也可能会发现分流管尖端的梗阻。

三、预后

目前尚无自然史相关的数据资料，iNPH患者在分流术后的改善率报道不一。不同的患者选择标准、术后的评估、随访期间患者改善的状况等不尽相同，可以导致患者术后症状改善率的不同。分流术后，约96%的患者主观改善。分流手术所能改善的症状中，步态不稳居首位，占58%~90%；认知障碍及小便失禁的改善率分别为29%~80%和20%~82.5%。在大多数术后随访1年或更久的病例系列研究中，最初改善患者中只有50%出现持续改善。在一项相对较大型的病例系列研究（纳入55例患者）中，60%以上的患者在6年的随访期间维持临床改善，尽管其中大量患者需要进行多次分流修正术。

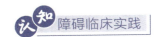

第十节 轻度认知障碍的治疗

侯德仁 高 玲

轻度认知障碍（mild cognitive impairment, MCI）不是一个疾病，而是多种原因引起的综合征，表示患者的认知功能较前轻度下降，但是尚未达到痴呆的程度。对于 MCI 的治疗主要包括 2 个方面：病因治疗和对症治疗。

一、病因治疗

由于 MCI 是多种病因引起的综合征，明确病因是治疗 MCI 的前提。病因明确的 MCI，应尽早进行病因治疗，如叶酸或维生素 B_{12} 缺乏导致的 MCI，应尽早补充叶酸或维生素 B_{12}；甲状腺功能减退导致的 MCI，应尽早进行甲状腺素替代治疗；慢性酒精中毒引起的 MCI，应尽早戒酒，同时足量补充维生素 B_1 等。

神经系统退行性疾病是认知障碍最常见的原因，也是 MCI 的主要病因。对于 AD 引起的 MCI，应用 Aβ 单克隆抗体（如：Aducanumab、Lecanemab、Donanemab 等）促进 Aβ 寡聚体、可溶性原纤维清除，可以显著减少脑内 Aβ 沉积，延缓 AD 所致 MCI 患者病情进展（详见本书第四章第五节"阿尔茨海默病的治疗"的相关内容）。其他治疗，如 Aβ 主动免疫、β 分泌酶抑制剂、γ 分泌酶抑制剂、tau 蛋白磷酸化抑制剂、抗感染治疗、抗氧化剂及自由基清除剂等治疗 AD 所致 MCI 的疗效尚无一致结论，还需要进一步研究。其他神经系统退行性疾病，如路易体痴呆、额颞叶变性等发病机制尚不完全清楚，目前尚无肯定的病因治疗药物。

脑血管病是引起 MCI 的重要原因，积极防治脑血管病是治疗血管性 MCI 的重要策略，包括控制脑血管病危险因素，预防脑血管病的发生、进展和复发；尽早、规范治疗急性脑血管病，减轻脑血管病引起的神经功能缺损和认知功能障碍；脑血管病恢复期应用改善脑循环代谢药物，促进脑血管病神经功能缺损及认知功能恢复等。

二、控制危险因素

MCI 是多种原因引起的综合征，对于所有 MCI 患者，应全面评估其病因、发病机制和危险因素。针对不同病因的 MCI，根据其危险因素，制定合理的预防干预策略，对于延缓 MCI 进展具有重要意义。MCI 的危险因素及其防治详见本书第六章"认知障碍预防"的相关内容。

三、改善认知功能

改善认知障碍的药物较多，包括益智药、麦角生物碱类制剂、钙离子拮抗剂、银杏叶提取物、胆碱酯酶抑制剂、NMDA 受体拮抗剂等，但是目前为止，还没有公认的改善 MCI 认知障碍的药物。

1. 益智药

临床应用较广泛的益智药为吡咯烷酮类药物（包括奥拉西坦、吡拉西坦、茴拉西坦等），可以促进脑神经细胞对氨基酸、磷脂及葡萄糖的利用，提高神经细胞的反应性和兴奋性，有可能改善 MCI 患者认知功能。吡拉西坦对能量代谢、胆碱能机制、兴奋性氨基酸受体介导功能和类固醇敏感性均有作用。对 19 项吡拉西坦治疗认知障碍的双盲、对照试验结果 Meta 分析发现，与对照组相比，吡拉西坦治疗的老年患者在多项认知功能方面得到改善。益智药可改善患者的总体认知功能（Ⅱ级证据），但是更详细的分析却未能显示肯定效果。因此，临床应用时应征得患者及照料者同意。

2. 胆碱酯酶抑制剂（ChEIs）

目前被广泛用于治疗轻、中度 AD 以及血管性痴呆、路易体痴呆等。胆碱能假说认为，基底前脑胆碱能神经元选择性缺失使脑皮质胆碱能传入神经阻滞，导致 AD 患者认知功能减退。ChEI 可通过抑制乙酰胆碱酯酶（AChE）活性，使突触间隙乙酰胆碱浓度升高，首先，可改善胆碱能神经元传递，使认知功能保持稳定，是治疗轻中度 AD 的首选药物；其次，ChEI 通过增强 M 型胆碱能受体活性促使神经细胞营养性再生，从而起到神经保护作用；第三，正电子发射计算机描（PET）影像学研究证实 AChEIs 可促进 N 型胆碱能受体位点活性恢复，表明不仅能改善认知功能，还能促使胆碱能神经元释放出更多的 ACh。

第一代 ChEIs 主要有毒扁豆碱、四氢氨基吖啶（Tacrine）和 Venacrine。第二代 ChEIs 主要有盐酸多奈哌齐（Donepezil，安理申）、重酒石酸卡巴拉丁（Revastigmine，艾斯能）及石杉碱甲（哈伯因）等。因为第一代 AChEIs 药物毒副作用大，目前已基本上被第二代药物所取代。

另外，有研究表明，ChEIs 还可调节 β 类淀粉样蛋白前体（APP）的加工和

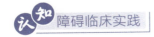

分泌过程，抑制老年斑形成，延缓认知功能障碍的发展。9 项 ChEIs 防治 MCI 的随机、双盲、安慰剂对照研究，其中多奈哌齐 2 项，加兰他敏 3 项，卡巴拉汀 4 项，随访时间半年至 4 年，绝大多数结果显示，ChEIs 不能降低 MCI 向痴呆的转化率，而且副作用较安慰剂组大（Ⅰ级证据）。只有一项试验提示，在干预初始 12 个月内，多奈哌齐治疗组 MCI 向痴呆的转化率低于对照组，但 3 年结束时两组转化率无显著性差异（Ⅰ级证据）。一项卡巴拉汀研究发现，该药能够降低女性丁酰胆碱酯酶 wt/wt 基因型 MCI 患者的 AD 发生率，减缓功能减退以及脑室扩大、脑萎缩和脑白质丢失的程度（Ⅰ级证据）。一项重酒石酸卡巴拉汀延缓 MCI 进展为 AD 的大型、多中心、对照研究正在进行之中。总体而言，ChEIs 治疗 MCI 的疗效尚不明确，有待进一步证实。

ChEI 治疗轻、中度 AD 有效，而治疗 MCI 效果不确定的原因尚无统一解释，推测可能与 AD 病程早期（临床前期、MCI 期）存在胆碱能代偿机制，脑内胆碱能活性并未降低有关，导致 ChEIs 难以发挥药效。一旦胆碱能代偿失败而活性降低，则进入痴呆阶段，ChEIs 可提高脑内胆碱能活性，改善临床症状。

3. 抗谷氨酸能药物

代表药物是美金刚（Memantine）。N- 甲基 -D- 天冬氨酸（NMDA）介导的兴奋毒性作用可促使 tau 蛋白异常磷酸化，并且与神经原纤维缠结（NFT）形成有关。Memantine 是一种非竞争型 NMDA 受体拮抗剂，治疗浓度的 Memantine 可增强突触的可塑性、保护胆碱能神经元免受兴奋性毒性损害，以及阻断 Aβ 毒性并抑制 Aβ 的生成，从而保护记忆力、改善认知功能、延缓病程进展。有研究发现，用 Memantine 预处理大鼠后再把 Aβ 1-40 注入其海马结构，其发生神经元变性、细胞凋亡、星形胶质细胞和小胶质细胞活化或肥大等反应明显轻于对照组，说明 Memantine 具有神经保护作用。国内外指南广泛推荐美金刚用于中、重度 AD 的治疗，但是尚无证据表明，美金刚治疗 MCI 有益。

四、改善脑循环代谢药物

1. 麦角生物碱类药物

具有阻滞 α 受体、增加环磷酸腺苷的作用，可扩张脑毛细血管，增加脑组织供血，改善脑对能量和氧的利用，还可直接兴奋多巴胺和 5- 羟色胺受体，促进相关递质的释放。研究发现，尼麦角林对痴呆和认知障碍可能有一定改善作用（Ⅱ级证据），但尚没有针对 MCI 患者进行的疗效研究。

2. 钙离子拮抗剂

尼莫地平可选择性作用于脑血管平滑肌，扩张脑血管，增加脑血流量，减少血管痉挛引起的缺血性脑损伤。一个小样本、非安慰剂对照研究提示，尼莫地平能够改善 MCI 患者的记忆和注意功能（Ⅳ级证据），但尚缺乏大样本、随机、双盲、安慰剂对照研究。

3. 银杏叶提取剂

主要成分是从中药银杏中提取的黄酮类和萜类活性成分，具有较强的自由基清除作用和神经保护作用，可抑制细胞膜脂质过氧化反应，并具有扩张血管、增加血流和抗血栓形成作用。两个大规模的单独使用银杏叶制剂和一个银杏叶制剂合并多奈哌齐防治 MCI 的随机、双盲、安慰剂对照研究发现，银杏叶制剂对延缓正常老人记忆力下降有轻微作用（Ⅰ级证据），但不能抑制 MCI 转化成痴呆（Ⅰ级证据）。

4. 丁苯酞

丁苯肽是我国自主研发的一类新药，可以改善脑微循环，保护线粒体，减轻 Aβ 的神经毒性，改善大鼠学习记忆功能；下调自噬增加细胞活力，减少 LDH 生成，抑制 NF-κB 通路，抑制 β 和 γ 分泌酶及 Aβ 的生成；通过抑制 NF-κB 通路减弱 Aβ 诱导的炎症反应。贾建平教授牵头组织一项多中心、随机、双盲安慰剂对照研究显示，每天 600mg 丁苯酞连续治疗 24 周，可以显著改善皮层下梗死引起的非痴呆性血管性认知障碍（VCIND）患者的认知功能和整体状态，且安全性良好，提示丁苯酞治疗血管性 MCI 有效，临床医师可以使用（详见本书第四章第六节"血管性认知障碍的治疗"的相关内容）。

五、认知训练

认知干预是指通过改变或影响个体已有的认知思维模式来影响个体的（运动）行为水平的各种主动措施。认知干预用于改善健康老年人的认知问题，其目的是最大限度保持目前的功能以及减少认知下降的危险。认知干预已经发展成为维持和增强早期 AD 患者认知功能的一项措施，Clare 将认知干预分为 3 个不同内涵的概念：①综合认知刺激（general cognitive stimulation）：强调以一种非特异性的方式进行一系列干预活动，旨在提高目标人群的认知和社会功能。综合认知刺激这一概念已经广泛应用于不同的领域，如教育、职业培训和医疗领域等，包括实际定向疗法和认知训练 2 种干预方法。②认知训练（cognitive training）：主要包括使用一系列标准化工作任务，针对特定方面的认知进行指导性训练（如记忆、语言、注意力和执行能力等）。认知训练通常是在一个小群体中通过一系列标准化的程序进行干预。③认知康复（cognitive rehabilitation）：主要针对特定日常活动能力的一系列个体化干预方案，旨在改善与日常活动相关的实际困难。

  MCI 患者认知干预主要为认知训练（以记忆力训练为主）。记忆力训练的内容有认读识字卡片及各种动物和水果卡片、写日记、购物单回忆、地点回忆、背诵诗词、倒背顺背数字等。记忆力训练的策略包括无错误学习、错误性学习、间隔提取法、轨迹法、思维导图、视觉表象、相貌-名字联系策略、分类、层次组织、块学习和提示等。简单地说，无错误性学习包括在学习中减少或消除错误，而错误性学习是指在实验和错误中进行学习。间隔提取法中两次回忆间隔的时间逐渐提高。轨迹法首先让被试者产生和保持视觉空间想象，然后指导其将想象的场景和所要记的目标或名字结合起来，而思维导图则运用图文并重的技巧，把各级主题的关系用相互隶属与相关的层级图表现出来，把主题关键词与图像、颜色等建立记忆链接。在视觉想象和相貌-名字联系策略中，通过思维图像使学习和回忆变得更为便利。通过分类和按重要性排序，分类和层次组织将信息分类以便记忆。块学习是指将信息分组记忆，提示则是通过语言或语义提示进行回忆的行为。认知训练还包括注意力、语言、空间视觉能力、处理速度、执行功能等其他方面的认知功能训练。除了认知训练，MCI 患者还包括一些综合性的干预措施，如健康教育、放松疗法、作业疗法、身体康复训练等。

  研究显示，健康老年人中，生活忙碌、喜爱看小说或者从事其他智力活动的人，拥有更好的记忆和语言能力。国外对于 MCI 认知干预研究较多，Kurz 等对 18 例 MCI 患者进行记忆力训练、自信训练、压力管理、放松技巧等，4 周后患者的日常生活能力、情绪、语言和非语言情景记忆能力有显著提高。Wenisch 等对 12 名 MCI 患者及 12 名健康老人进行认知干预，每次干预时间为 90min，每周干预 1 次，共 12 次。每次干预包括同样的步骤：简短的欢迎词，实际定向疗法，报纸新闻回顾，应用认知策略进行认知训练（包括记忆、执行功能和视觉空间能力等），具体干预内容包括逻辑记忆、词语配对联想、连线训练、语言流畅性训练等。结果显示两组的认知能力都有显著改善，MCI 组在干预后联想记忆有更大的提高。Belleville 等对 MCI 患者进行情节记忆训练（包括列表回忆，相貌-名字记忆策略以及文字记忆），结果显示 MCI 患者记忆能力明显提高。还有学者采用计算机软件对 MCI 患者进行认知干预研究。但是大规模认知干预的实施需要相当的人力和物力投入，目前还无足够证据将认知干预推广至临床，仍需要更多设计合理的大型随机对照研究佐证。

参考文献

[1] 于恩彦. 中国老年期痴呆防治指南 (2021)[M]. 北京：人民卫生出版社，2022.

[2] Kishi T, Taro Kishi, Shinji Matsunaga, et al. Memantine for Alzheimer's Disease: An Updated Systematic Review and Meta-analysis[J]. J Alzheimers Dis, 2017, 60(2): 401-25.

[3] Birks J S, Harvey R J. Donepezil for dementia due to Alzheimer's disease[J]. Cochrane Database Syst Rev, 2018 Jun 18, 6: CD001190.

[4] Grimley Evans J. Rivastigmine for Alzheimer's disease[J]. Cochrane Database Syst Rev, 2015 Apr 10 (4):CD001.

[5] Mark A Mintun, Albert C Lo, Cynthia Duggan Evans, et al. Donanemab in Early Alzheimer's Disease[J]. N Engl J Med, 2021, 384: 1691-704.

[6] Van Dyck CH, Swanson CJ, Aisen P, et al. Lecanemab in Early Alzheimer's Disease[J]. N Engl J Med, 2023, 388(1): 9-21.

[7] Wang X, Sun G, Feng T, et al. Sodium oligomannate therapeutically remodels gut microbiota and suppresses gut bacterial amino acids-shaped neuroinflammation to inhibit Alzheimer's disease progression[J]. Cell Research, 2019, 29: 787-803.

[8] Xiao S F, Chan P, Wang T, et al. A 36-week multicenter, randomized, double-blind, placebo-controlled, parallel-group, phase 3 clinical trial of sodium oligomannate for mild-to-moderate Alzheimer's dementia[J]. Alzheimers Res & Ther, 2021, 13: 62.

[9] Wang J, Guo X, Lu W, et al. DL-3-n-butylphthalide delays cognitive decline in patients with mild to moderate Alzheimer's disease already receiving donepezil: a multicenter, prospective cohort study[J]. J Alzheimers Dis, 2021, 80(1): 673-81.

[10] Huntley J D, Hampshire A, Bor D, et al. Adaptive working memory strategy training in early Alzheimer's disease: randomised controlled trial[J]. Br J Psychiatry, 2017, 210(1): 61-66.

[11] Lan Nguyen, Karen Murphy, Glenda Andrews. Immediate and long-term efficacy of executive functions cognitive training in older adults: A systematic review and meta-analysis[J]. Psychol Bull, 2019 Jul, 145(7): 698-733.

[12] Masserini F, Baso G, Gendarini C, et al. Therapeutic strategies in vascular cognitive impairment: A systematic review of population, intervention, comparators, and outcomes[J]. Alzheimers Dement, 2023, 19(12), 5795-5804.

[13] Jia J, Wei C, Liang J, et al. The effects of DL-3-n-butylphthalide in patients with vascular cognitive impairment no dementia caused by subcortical ischemic small vessel disease: A multicentre, randomized, double-blind, placebo-controlled trial[J]. Alzheimer's & Dementia, 2016, 12(2):89-99.

[14] Zhou Q, Han C, Xia Y, et al. Efficacy and safety of 3-n-butylphthalide for the treatment of cognitive impairment: A systematic review and meta-analysis[J]. CNS Neurosci Ther, 2022 Nov，28(11): 1706-1717.

[15] 中国微循环学会神经变性病专业委员会. 路易体痴呆诊治中国专家共识 [J]. 中华老年医学杂志, 2015, 34(4):339-343.

[16] Yan M, Zhao Y, Meng Q, et al. Effects of virtual reality combined cognitive and physical interventions on cognitive function in older adults with mild cognitive impairment: A systematic review and meta-analysis[J]. Ageing Res Rev, 2022 Nov, 81: 101708.

[17] Lin M, Ma C, Zhu J, et al. Effects of exercise interventions on executive function in old adults with mild cognitive impairment: A systematic review and meta-analysis of randomized controlled trials[J]. Ageing Res Rev, 2022 Dec, 82: 101776.

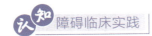

[18] Talar K, Vetrovsky T, van Haren M, et al. The effects of aerobic exercise and transcranial direct current stimulation on cognitive function in older adults with and without cognitive impairment: A systematic review and meta-analysis[J]. Ageing Res Rev, 2022 Nov, 81: 101738.

[19] Sara M Vacas, Florindo Stella, Julia C Loureiro, et al. Noninvasive brain stimulation for BPSD: A systematic review and meta-analysis[J]. nt J Geriatr Psychiatry, 2019, 34(9): 1336-1345.

[20] Iimori T, Nakajima S, Miyazaki T, et al. Effectiveness of the prefrontal rTMS on cognitive profiles in depression, schizophrenia, and AD: A systematic review[J]. Prog Neuropsychopharmacol Biol Psychiatry, 2019, 88: 31-40.

[21] Posporelis S, David A S, Ashkan K, et al. Deep Brain Stimulation of the Memory Circuit: Improving Cognition in Alzheimer's Disease[J]. J Alzheimers Dis, 2018, 64(2): 337-347.

[22] 中国微循环学会神经变性病专委会，中华医学会神经病学分会神经心理与行为神经病学学组，中华医学会神经病学分会神经康复学组. 阿尔茨海默病康复管理中国专家共识[J]. 中华老年医学杂志, 2020,39(1):9-19.

[23] 中国医师协会神经内科医师分会. 认知训练中国专家共识[J]. 中华医学杂志, 2019, 99(1): 4-8.

[24] 中国卒中学会血管性认知障碍分会. 卒中后认知障碍管理专家共识2021[J]. 中国卒中杂志 2021, 16(4): 376-389.

第五章

认知障碍患者护理

第一节 认知障碍患者评估和护理原则
第二节 认知障碍患者的安全管理
第三节 认知障碍患者的生活指导

第一节　认知障碍患者评估和护理原则

屈　彦　郭晓娟

　　科学、合理照护在认知障碍治疗过程中具有极其重要的位置，贯穿认知障碍诊疗的全过程，尤其对于中重度痴呆患者，护理具有决定作用。我国大部分认知障碍患者以居家看护为主，主要由家人照料，缺乏个体化护理。绝大多数照料者缺乏相关照料知识和技巧，难以应对患者复杂的照料问题，精神压力巨大。对照料者进行专业指导，提高护理能力和技巧，不仅有利于提高护理效果，也会减轻照料者负担。

一、护理评估

　　照料者应评估患者的自理能力，仔细观察患者还能做什么，不能做什么，详细记录患者在以下几方面的变化，从而为个体化护理提供依据。
　　（1）日常生活能力，包括能否自己进食、洗漱、穿衣、行走、如厕、服药、使用电话及家用电器、逛街购物、管理财务及独自在家等。
　　（2）认知水平，包括记忆、定向、计算、理解、语言表达等方面的状况。
　　（3）精神行为症状，包括性格改变、幻觉、妄想、谵妄、焦虑、抑郁等情况。
　　（4）基础疾病是否稳定，如高血压、冠心病、糖尿病等。
　　（5）是否有新发的病情变化，如突发的生命体征的变化、新发的躯体症状等。
　　（6）居住环境是否安全，以及是否存在潜在的危险等。
　　（7）照料者的身心健康状况，以及是否有可靠的家庭支持系统等。

二、护理原则

　　认知障碍的治疗原则是：改善认知功能和行为症状，提高日常生活能力，延缓疾病进展。认知障碍患者护理，除了应遵循这一原则外，也要减轻照料者负担，应根据患者病情特点制定相应的计划，并随着病情的改变而改变。

（1）正确对待患者：照料者要对患者出现症状的原因、预后有所了解，这样会比较容易接受患者出现的各种症状。特别要认识到患者的表现不是故意的。照料者要有耐心，正确对待，不能产生蒙羞感，觉得丢面子和不好意思，从而产生悲哀、忧伤、焦虑、绝望等负面情绪，这样对患者都是不利的。

（2）尽量保持患者生活环境中的各种事物恒定不变，必须改变时可采用缓慢渐进的方式。认知障碍患者学习新事物的能力下降，生活环境的突然改变会使其不知所措，加速自理能力的下降。但现实生活中的变化总是难免的，照料者应尽量使这一变化小一点、慢一点，并反复教导和训练患者适应新环境。

（3）提供适当的帮助。记住患者尚存的能力，考虑患者在没有指导的情况下是否可以开始活动。照料认知障碍患者并不等于替他做一切事情，那样会使患者原有的生活能力迅速下降。应鼓励患者去做力所能及的所有事情，同时给予必要的帮助。认知障碍患者即使做最熟悉的事情，也可能遇到困难而产生挫折感，进而退缩回避，并最终丧失做此事的能力，适当的帮助可避免此种情况的发生。

（4）加强与患者的交流。尊重患者，交流方式尽可能简单，必要时重复表达，可使用身体语言。鼓励患者主动表达自己的想法，使用记事本等帮助记忆，改善交流。

（5）进行针对性认知功能训练。如可以利用各种提示卡增加患者的感官刺激。由于患者理解力、记忆力减退，因此在接受指导时可能反应较慢，或因遗忘照料者的要求而停滞不动。照料者应不急不躁，多给患者一些时间，并心平气和地反复指导，可取得更好的效果。

（6）提高患者的自信心和成就感，避免批评、指责、争论。遇到问题行为时转移患者注意力，寻找原因，稳定患者情绪。照料中鼓励和赞赏有助于顺利接触患者并完成照料计划。

（7）注意潜在的危险和意外。评估患者是否可以独立外出，是否可以独自在家，以免发生跌倒、走失、误伤等意外事件。

（8）简单原则。生活是复杂的，不要试图训练重度认知障碍患者去完成已经力不能及的复杂工作，如做饭、使用洗衣机等，那只会加重他们的挫折感，引起不必要的情绪反应。告诉他们在哪里上卫生间，在哪里睡觉也许更重要。另一方面，在训练患者做简单的事情时，应使程序和步骤减到最少。

（9）鼓励家属亲友经常探望，建议患者及照料者多参加团体活动，如医院组织的健康教育讲座、认知障碍网站的交流平台、照料者联谊会等活动，使患者及家庭有一定的社会支持。

（10）自我调适。护理认知障碍患者是一项长期而艰苦的工作，照料者应寻找可能的家庭支持和社会支持，有助于保持积极、乐观的心态，避免因他们的情绪波动带给患者额外的压力。

第二节 认知障碍患者的安全管理

屈 彦 郭晓娟

在自己家里安心地颐养天年是很多人的愿望。只要安全措施到位，认知障碍患者也可以在自己家里或在有照护条件的亲人家里舒服地生活。

一、营造安全的居家环境

由于认知功能衰退，患者对环境的适应能力越来越差，环境突然改变往往是异常行为和病情恶化的诱因。因此，营造一个更安全、更人性化的居家环境对于患者和照料者都非常重要。一方面，尽量简洁，减少房间中的危险物品；另一方面，一些小的提示物可以帮助患者找到需要的东西。对环境的控制感是患者保持自尊的重要因素。因此，在重新布置房间之前，要尽量先与患者商量。

（1）尽量保持生活环境稳定：尽量让患者生活在熟悉、稳定的环境中，避免突然更换住所，以减少环境陌生带来的不良刺激。家庭化特征、熟悉的个人物品等有助于患者辨认周围环境。家庭可为患者提供安全感和归属感，与家人一起生活是认知障碍患者最熟悉、最有安全感的体验。因此，应尽量使认知障碍患者在家中生活。

（2）适当的环境刺激：随着病情加重，患者室外活动的机会减少，缺乏来自自然界的各种刺激。而刺激是人的基本需要，当刺激不足时，患者会出现尖叫、敲打床栏等异常行为。因此，提倡为患者提供多功能感官刺激室，通过音乐、灯光、香水、不同质地的物品等，为患者提供感官刺激。也有研究让患者听录有海浪声的音频，可以降低异常行为。因此，照料者尽可能为患者提供室外活动机会，以接触自然界的刺激；也可以在室内悬挂色彩鲜艳的图画或装饰物、播放音乐等，为患者提供感官刺激。

（3）使用提示卡：随着病程进展，患者对环境的辨认能力越来越差。部分患者在辨认房间、卫生间方面存在困难。因此，应提供一些线索引导患者辨认环境，如在房门上贴上患者熟悉的图案或照片，在卫生间门上画上马桶的图案等。

（4）关于搬家：因拆迁、照顾问题等原因，认知障碍患者可能会经历搬家、轮住子女家等情况，为避免患者对陌生环境产生混乱，应在其周围保留熟悉的物品，如小件家具、纪念品、患者本人及亲友的照片等，从而保持生活环境与既往有一定的连续性。

二、防跌倒

认知障碍患者由于视力、听力下降，平衡和认知功能减退，易激惹等原因很容易跌倒。严重的跌倒不但会加重患者认知障碍的程度，加重照料者的负担，而且经常因跌倒后卧床引起的并发症导致患者住院治疗。因此，房间设施应便于患者活动。

（1）患者走动范围内应有足够的采光，采用落地窗的房间应设高的护栏，室内装40W的日光灯照明。

（2）除去患者活动范围内的一切障碍物，如废纸篓、杂志架等，修理用旧的地毯、松动的地板，除去门道的门槛等。

（3）确保床铺高度可以让患者轻松上下，有条件的可以采用自动调节床，可根据患者的高矮调节床铺高度，床铺两边设有护栏。

（4）卫生间使用坐便器，标志醒目，卫生间门始终开着。夜间开小灯指引。

（5）坐便器旁边及洗澡房、走廊设有扶手架，澡盆不宜过高，浴室的地板上放置防滑垫。

（6）地面要防滑，干燥无积水，无障碍物。

（7）患者的衣裤穿脱方便，不宜过大过长，鞋子合脚防滑。

（8）使用容易坐进去、站起身的椅子，有牢固的扶手和高靠背作支撑，椅子旁根据需要放一个助步架或拐杖。

三、防走失

认知障碍患者走失的后果往往是严重的，这些不良后果主要包括跌倒、车祸、受伤、住院甚至死亡等。因此，对患者走失的预防进行全方面探讨，将有利于保证患者的人身安全。

（1）对有走失危险的患者进行准确评估，避免此类患者独处，也不能让其独自外出。

（2）佩戴特殊颜色的臂章、特殊的身份识别腕带及穿着特殊颜色的衣服等以识别走失患者。

（3）高危人群佩戴定位器类设备，并挂身份识别卡于患者胸前或放入口袋，卡上标明姓名、年龄、家庭地址、联系人电话、定点医院及所患疾病等。

（4）准备患者最近期的相片以便走失时可以顺利寻回。

（5）告诉邻居和社区服务部门患者的情况，以备患者游走时及时发现。

（6）对有走失危险的患者，在最外面的门上安装门锁，限制患者独自外出，也不要把患者独自一人锁在家里，以防意外发生。

四、限制进入危险的地方

（1）危险区域须上锁或隐藏起来。可以用布料或毛巾将门和锁遮盖起来。使用推拉门或折叠门将厨房、车库的入口隐藏起来。

（2）将门锁安装在患者不容易看到的地方，比如外门的高处或低处，防止患者在徘徊的时候走出屋子。

（3）将浴室或患者卧室的锁卸掉，以防患者无意中将自己锁在里面。将浴室的电吹风之类的物品收走，减少触电的危险。

（4）存放刀具、工具和有毒清洁液的地方都上锁。

（5）如果患者已经不能独自做饭，在患者独自在家的时候要把天然气的总开关关掉，把微波炉、电磁炉等的电源拔掉，或者把厨房门锁上，以防意外发生。

（6）经常清理冰箱，把过期食物通通扔掉。患者可能无法辨别新鲜食物和腐败食物。

（7）家里的药品要放在安全的地方，以免患者误服。

五、适应视觉缺陷

患者可能由于视觉变化而无法区分颜色或无法理解看到的事物。可以尝试以下几点：

（1）移动镜子避免产生漫射强光。

（2）用窗帘遮挡掉强烈的阳光。

（3）在门口、走廊以及房间、楼梯和浴室之间的过道区域增加光源，使整个家的光线均匀。光线不均匀会使患者无法辨别方向。

（4）在卧室、过道和洗手间使用夜灯，减少迷失方向，防止意外发生。

（5）尽量使房间的光线均匀。照料者可以站在房间的各个角度观察，确保墙角或墙壁上没有阴影，减少黑暗和阴影对患者产生的惊慌。

六、服药安全管理

医生会开一些药物，帮助减缓认知障碍患者的症状。医生可能还会开一些药物治疗抑郁、失眠或合并症（如高血压、糖尿病等）。作为照料者，需要了解药物的使用，警惕药物过量和不良反应。

（1）用简单明了的语言帮助患者了解服用的药物是什么，为什么服用。

（2）让服药成为一种习惯。

（3）在特定时间、以特定方式给患者服药可以减少冲突。然而，如果他拒绝服药，那就换个时间试试。

（4）不要把服药这件事完全交给患者去做。注意观察患者是否按时将药服入，有时候有必要检查一下他是否将药物咽下。

（5）准确采用书面形式记录所有正在服用的药物，包括药物名称、剂量和开始日期等。

（6）如果患者吞咽困难或将药物吐出，可咨询医生是否有其他剂型，如溶液制剂。有些药物可以碾碎之后随食物服用。然而，在医生同意前，不要碾碎药片。碾碎药物可能会造成药物失效或不安全。

（7）将药箱上锁，或把药物放在上锁的抽屉里。把过期的药物都扔掉。

（8）观察并记录患者服药后有无不良反应。

七、旅行安全

患有认知障碍并不表示不能参加一切有意义的活动，比如旅行。不过因为患有认知障碍，就需要照料者计划得更加周详，以确保安全、舒适和快乐。

（1）由熟人陪同，去一些熟悉的地方，避免日常生活变化太大。尽量去那些在发病前就熟悉的地方。

（2）评估患者各方面的能力，确定最佳旅行路线。根据需求、能力、安全和喜好等要求，确定最舒适且麻烦最少的路线。

（3）不要安排复杂的观光旅游，否则可能会引起患者焦虑和混乱。

（4）最好在白天旅行。因为有些患者容易在黄昏后激动，避免在这个时候旅行。

（5）记住要准备好必需的药物、最新的用药信息、一份紧急联络清单。

（6）要有足够的休息时间。日程不要排得太满；不要去嘈杂的餐厅和那些人很多的地方。

第三节　认知障碍患者的生活指导

屈　彦　郭晓娟

日常生活能力减退是认知障碍患者的核心症状之一。轻度认知障碍患者可表现出复杂日常生活能力损害；中度患者基本的日常生活能力亦减退，不能完全自理，常常需要一定帮助；重度患者日常生活能力几乎完全丧失。照料过程中，照料者可能会遇到各种各样的情况。对于下列日常生活中有代表性的任务，尤其是照料一位认知障碍患者可能涉及的一些基本要求以及解决方式，应熟练掌握。

一、饮食

合理膳食是认知障碍患者健康的保证。既要保证足够营养，又要限制某些对患者不利的食物。患者进食时可能会出现一系列的问题，如完全没有食欲、忘了已经吃过饭、不会使用餐具等。为了提高他们的食欲，最好的办法就是和他一起用餐，引发他的兴致。

（1）合理安排进食时间，定时定量，以免饮食过度或不足。建议以植物性食物为主，多吃五谷杂粮和新鲜的时令蔬果，糖和盐均不宜过多，并降低食用油的使用。这样的饮食结构能帮助患者降低心脑血管疾病的风险，保护脑细胞，对延缓认知障碍的发展也有很大益处。

（2）创造一个安静的就餐环境。关掉电视机、收音机，尽量避免干扰。

（3）坚持简单原则，餐桌布置尽量简单，不要放花瓶等装饰品，以免分散患者注意力。

（4）选择容易使用的餐具。

（5）确保患者有足够长的进餐时间，不要催促。

（6）患者有时候不能判断食物的温度，照料者要替患者把好关，判断温度是否合适。

（7）鼓励患者自己进食，最大限度地发挥自身的能力，可以利用一些技巧，比如他不会用筷子的时候，可以给他换成勺子，可以示范给他看怎么吃东西等。

二、着装

着装得体是维持患者自尊心和自信心的重要方面。有些患者可能无法根据天气的变化或者约会的性质来选择合适的衣服，也可能不记得怎样按顺序来穿衣服，或者不会扣扣子等。可以尝试下列方法，帮助患者完成穿衣服的任务。

（1）可供选择的衣服数量不宜太多，最好是既舒服又容易穿的衣服。

（2）给抽屉做好标记，标明每个抽屉里放了哪些衣服。

（3）按照穿戴顺序把要穿的衣物拿出来摆好。

（4）穿衣的过程中适当引导，每次只递给他一件衣服，并告诉他"穿上这件衣服"。上衣最好是开衫，裤腰最好是松紧带的，鞋子不仅要合脚，而且一定要防滑。

（5）如果患者想反复穿同一件衣服，那就多买一件一样的或差不多的来换洗。

（6）要有耐心，不要催促患者，否则可能会引起患者焦虑或挫败感。

（7）只要他还能自己穿衣服，就在一旁协助，不要代替他去穿衣服，否则他会感觉自己很没用，能力也会衰退得更快。如果患者对您的帮助有抵触情绪，那么您可以先离开一会儿，让他冷静一下。

（8）多给予鼓励和表扬，即使他衣服搭配错了，也要表扬他穿好了衣服，让他对自己有信心。

三、口腔卫生

适当的口腔护理能帮助预防进餐困难、消化问题和将来大面积的口腔疾病。然而，刷牙有时会变得非常困难，因为认知障碍患者很可能忘了如何去护理牙齿，或者为什么要护理牙齿。如何帮助患者进行口腔护理呢？

（1）提供简短、简单的指示，将刷牙分解成每一步，例如："拿住您的牙刷"，"把牙膏挤到牙刷上"，然后"刷您的牙齿"。

（2）使用"看我"技巧——拿着牙刷向患者展示如何刷牙；或者用您的手拿住患者的手，轻轻地引导牙刷运动。

（3）查看每日口腔状况，餐后刷牙或清洗假牙，确保每天牙齿都清理干净；每天晚上摘下假牙并清洗。

四、洗浴

洗浴可能是照料者经常遇到的最困难的事情了。洗浴是一项很私密的活动，患者可能会觉得这是一种不愉快的事情或者受到威胁，而且他们可能会做出破坏性的行为，例如尖叫、抵抗或者击打。这些行为经常发生，因为患者不记得洗浴是为了什么，或者缺乏耐心去忍受洗浴中不愉快的部分，例如丧失隐私、身体感觉冰冷或者其他不舒服的事情。鼓励患者尽量自己洗澡，但是要做好充分准备，在患者需要时给予帮助。

应评估患者几个方面的能力：

（1）他能否自己找到浴室。

（2）他的视力是否清晰。

（3）他是否能够保持平衡，不会摔倒。

（4）他是否能够伸出并伸展手臂。

（5）他能否记住洗澡的步骤，跟着提示或者示范去做。

（6）他是否知道如何使用不同的物品，如香皂、香波、毛巾等。

（7）他能否感受水温。

创造一个安全的浴室：

（1）不要把患者一个人留在浴室里，要在旁一直陪伴，引导他完成洗澡的每个步骤。

（2）始终检查水温，因为患者可能感觉不到水温过热或过凉。

（3）安装扶手，放置防滑垫。

（4）安装手持式喷头，因为固定喷头无法调节水流方向，容易把水冲到患者的眼睛、鼻子或者耳朵里，喷头的水流调整到温和喷射的状态。

（5）准备好毛巾、香皂等物品。

（6）确保浴室里面的温度适宜。

把洗澡变成一件快乐的事情：

（1）引导患者洗澡的每一个步骤，确保他参与其中。

（2）给他选择的机会，比如可以问他愿意现在洗澡还是10min后再洗澡，是愿意盆浴还是淋浴。

（3）用简单的指导语，如"来，坐下"，"这是香皂"，"现在洗您的胳膊"等。

（4）始终保护他的尊严和隐私，在他没有穿衣服的时候，用大浴巾包裹他的身体，让他感到安全。

（5）患者表现出不愿意洗澡时，可以温柔地交谈，分散他的注意力。

（6）如果浴室的镜子让他觉得浴室里还有其他人，可以遮挡镜子或者移走镜子。

（7）洗澡的时间固定下来，养成习惯。

五、二便

很多认知障碍患者失去膀胱或直肠的控制能力，导致大小便失禁。原因可能包括患者不能认识到他们什么时候需要去卫生间、忘记哪里是卫生间，或者药物的副作用导致失禁。首先应排除医疗方面的原因，也可尝试下列方法帮助患者如厕。

（1）减少环境和衣着障碍：在卫生间门上贴上明显的标志，或者把门刷成不同的颜色，确保患者可以找到卫生间；移动家具或其他障碍物，清除通往卫生间的路障；在卫生间的门口安装夜灯，这样患者夜间上卫生间的时候就会冲着亮灯的地方走去；平时把卫生间的门打开，让他可以看到马桶；在卧室里放一个便携式的马桶或尿壶，以备夜间急需；移走房间里会让患者误认为马桶的东西，如废纸篓、垃圾桶、花盆等物品；为患者提供易于穿脱的衣物。

（2）设定如厕时间表：记录患者去洗手间的时间以及患者饮食的时间和数量。这有助于照料者跟踪患者的生理规律，据此就可以制定如厕时间表。

（3）使用相关产品：除了白天如厕时间表外，在夜间还可以使用成人内裤和床护垫。

（4）监控大便情况：如果患者便秘，在患者食物中加入天然通便物质，比如富含纤维素的蔬菜、谷物、水果。

（5）及时发现并治疗泌尿道感染或前列腺问题等使患者无法及时如厕的身体原因，入睡前尽量避免可乐、咖啡和茶等有利尿功效的饮料。鼓励患者提出的上卫生间的要求，定期提醒"如果要上卫生间的话就告诉我，我扶您过去"。

（6）注意患者表达上卫生间的"专有名词"，他可能会使用和卫生间完全无关的词语，比如"洗澡堂"等。

（7）给他足够的时间来排空二便。

六、睡眠

认知障碍经常导致患者睡觉时间和规律的改变。有的患者可能会白天睡觉，夜间多次醒来，睡眠质量很差，反复如此会陷入恶性循环，导致患者和照料者夜间都无法安然入睡。下列方法有助于减少患者夜间失眠，减轻照料者的压力。

（1）计划更多的日间活动。他如果白天休息很多，晚上就很可能睡不着。减少午休并计划一些日间活动，比如散步。

（2）监控饮食。限制甜食和咖啡因的摄入；午饭早一点吃；晚饭吃易消化的食物。

（3）咨询医生。类似膀胱问题或大小便失禁等疾病会让人难以入睡。医生还会开一些药物帮助患者在晚上保持放松状态。

（4）改变睡眠安排。允许患者换一个房间或者在一个他喜欢的地方睡觉。

（5）另外可以让房间有点亮光，避免因周围黑暗或陌生而导致激动。

（6）夜间不安是不会长久的。通常在中期达到顶峰，然后随着病情进展而减少。在这个时候，照料者应当确保家里是安全且有保障的。可以关闭房门并上锁来限制某些房间，还可以安装一些高的安全门。门感应器和运动探测器可以在患者夜游时提醒家人。

七、交流

认知障碍患者的一个常见问题是交流困难，他们有时候很难找到合适的词语来表达自己的意思，同时也很难理解别人所说的话。没有了彼此之间的交流，患者会感到孤独和不被理解，家人也感到更加痛苦和不安。下列方法可以使交流变得容易：

（1）交流方式尽可能简单，如简单的词语，短句或者患者熟悉的方式。

（2）重视眼神交流，避免噪声、音乐、电视等干扰因素。

（3）重复表达，确保患者能够理解，也可以要求患者跟着重复。

（4）用不同的方式表达，"告诉"和"展示"的效果可能不同，辅以手势和肢体语言更有助于交流。

（5）把任务分解成小的步骤，一步一步引导他去做事情。

（6）多鼓励，切忌催促。

（7）使用有意义的照片进行交流。

（8）避免正面冲突，不要去争论。

（9）充分利用患者还拥有的社交能力，比如基本的礼节"你好""谢谢"等，即使没有多大意义，也要保持交流。

（10）用唱歌和音乐与患者交流。

参考文献

[1] 中国老年医学学会认知障碍分会. 中国认知障碍患者照料管理专家共识 [J]. 中华老年医学杂志, 2016, 35(10):1051-1060.

[2] Wendrich-van Dael A, Bunn F, Lynch J, et al. Advance care planning for people living with dementia: An umbrella review of effectiveness and experiences[J]. Int J Nurs Stud, 2020, 107: 103576.

[3] Warren A. An integrative approach to dementia care[J]. Front Aging, 2023, 4: 1143408.

第六章

认知障碍预防

第一节　认知障碍预防的基本原则
第二节　认知障碍的危险因素
第三节　认知障碍的风险评估
第四节　认知障碍的预防策略

第一节　认知障碍预防的基本原则

侯德仁　商苏杭

认知障碍是由于各种原因引起脑结构和/或功能异常，导致认知功能较前明显下降。由于神经系统退行性疾病是引起认知障碍的主要原因。因此，大多数认知障碍至今缺乏根本性治疗手段。随着病情发展，患者的认知障碍逐渐加重，精神行为症状和日常生活能力减退更加明显，治疗更加困难。积极控制危险因素，预防及延缓认知障碍的发生、发展，是目前认知障碍防治的重要策略。

研究显示，欧美国家人口老龄化仍在增长，但是各年龄段痴呆的患病率均呈下降趋势。多数学者认为，主要归因于人群受教育水平提高及心脑血管病危险因素的控制，说明在一定程度上，认知障碍是可以预防的。

一、全面评估，明确危险因素

认知障碍不是单一疾病，而是多种原因引起的综合征。引起认知障碍的原因可以归结为三大类：神经系统退行性疾病、脑血管病和其他疾病。不同原因引起的认知障碍，其危险因素明显不同，采取的预防策略存在显著差异。对于每个患者均应全面筛查和评估，明确其存在的危险因素，针对主要危险因素，制定个体化预防策略。

二、多措并举，综合干预

绝大多数认知障碍，包括神经系统退行性疾病和脑血管病，是多种因素长期相互作用的结果，包括遗传、环境、老化等因素。在环境因素中，可能同时存在高血压、糖尿病、高脂血症、肥胖、吸烟等多个危险因素。因此，对于每一个患者，均应进行全面评估，明确其危险因素，严格控制各种危险因素。在预防过程中，应该采取综合干预措施，包括药物治疗、非药物干预、改变生活方式、认知训练等多个方法。

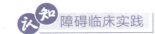

三、防患于未然，尽早启动

认知障碍的病理基础是大脑皮层神经元死亡及其纤维连接和功能障碍，虽然有研究显示中枢神经系统神经元有一定再生能力，但是其再生能力非常有限，不足以修复损伤、死亡的神经元，或者说绝大多数中枢神经系统神经元不能再生。因此，必须在疾病早期进行干预，防止神经元大量死亡。

神经系统退行性疾病是一个慢性、进行性发展的过程。研究显示，在认知障碍症状出现前 10~15 年，患者脑内已经出现 AD 病理改变，然后逐渐发展，经过 MCI 期、轻度痴呆、中度痴呆，最终发展为重度痴呆。因此，认知障碍预防一定要早期开始，最好在脑组织发生病理改变之前或早期开始。研究显示，中年期许多疾病和不良生活方式，如中年期高血压、肥胖等与老年期认知障碍密切相关，说明预防认知障碍应尽早开始。

四、规律预防，持之以恒

绝大多数认知障碍是慢性过程，危险因素的作用也是长期累积的结果，许多预防措施的效果也需要较长时间才能显现，不可能立竿见影。因此，认知障碍的预防需要长期坚持，持之以恒。

第二节 认知障碍的危险因素

侯德仁　商苏杭

认知障碍的危险因素，可分为不可干预的危险因素和可干预的危险因素。可干预危险因素是预防关注的重点。

一、不可干预的危险因素

1. 年龄

随着年龄增大，AD 的发病率成倍增加。一般认为，65 岁以上老人中，年龄每增加 5.1 岁，AD 的发生率大约增加 1 倍。65 岁人群 AD 患病率为 1%~2%，85 岁以上老年人中 AD 患病率为 30%~40%。国内研究结果与此基本一致，证明年龄是认知障碍最主要的危险因素。

2. 遗传

是 AD 的重要危险因素，约 40% 的 AD 近亲中患有 AD，家庭成员中有罹患老年痴呆症，则其他人罹患 AD 的风险将明显提高。5% 的 AD 患者为家族性 AD，可能携带 β 淀粉样前体蛋白（APP）基因、早老素 1 基因（PSEN1）或早老素 2 基因（PSEN2），尤其 PSEN1 是最常见的家族性 AD 致病基因。大量证据表明，载脂蛋白 E4 基因（ApoE ε4）是 AD 最重要的遗传学危险因素，65%~80% 的晚发性 AD 患者携带 ApoE ε4 等位基因。携带一个 ApoE ε4 等位基因，晚发性 AD 风险增加 3~4 倍；携带两个 ApoE ε4 等位基因，晚发性 AD 风险增加 9~15 倍。携带两个 ApoE ε3 等位基因，85 岁时患 AD 风险约为 10%，而携带两个 ApoE ε4 等位基因，85 岁时患 AD 风险高达 65%。ApoE ε4 不仅使 AD 风险显著提高，也使 AD 发病年龄提前 10~15 年。除了 ApoE ε4 等位基因之外，还有许多基因，如 ADAM10、TREM2、PLD3 等，均与 AD 风险密切相关。

3. 性别

许多研究显示，女性痴呆及 AD 患病率显著高于男性，在各个年龄阶段，女性

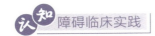

患 AD 的风险均高于男性。有研究发现，2/3 的 AD 患者为女性。MCI 患者中，携带 ApoE ε4 等位基因的女性较男性更可能发展成 AD 痴呆。以往认为可能与女性寿命长有关，此后有研究显示，可能与遗传、激素、生活方式等有关，如女性所受教育水平相对较低，体育运动较少；女性更多地照顾生病的父母和孩子，增加了心理压力等，均可能与女性认知障碍及 AD 风险增加相关。

4. 种族和地域

虽有研究显示，痴呆及 AD 患病率存在种族和地域差异，在 60 岁以上人群中，痴呆患病率欧洲最低，亚洲和澳大利亚次之，非洲和中东最高，美国居中。不同地域痴呆患病率的差异，除了与遗传有关之外，还与不同地区的饮食习惯、生活习惯、文化程度等有关。但是因为缺乏统一的调查设计、调查方法、评估工具、诊断标准等，不同种族、地域报告的 AD 发病率差异难以定论，有待进一步研究。

二、可干预的危险因素

1. 低教育程度

研究发现，低教育程度是认知障碍的重要危险因素。低教育水平与痴呆的发病风险显著相关（RR=1.59，95% CI 1.26~2.01）。此处定义的低教育程度为未接受中学教育。一般认为，低教育水平者，脑认知功能储备较少，认知障碍的风险增加。另外，也可能与低教育水平人群经济状况相对较差，生活水平较低，慢性病防控意识偏低，社会活动较少，尤其脑力劳动较少等有关。

2. 脑外伤

脑外伤与认知障碍的风险尚不确定。关于头部创伤的最大队列研究纳入 7130 名参与者，追踪随访 20 年（此处头部创伤定义为意识丧失大于 1h），结果表明，头部创伤与痴呆发展无关，与 AD 也不存在相关性。对其中 1589 名参与者的脑部解剖研究发现，头部创伤也不增加脑内 Aβ 沉积和神经原纤维缠结，而脑部创伤与帕金森病和路易体痴呆的发病相关。一项纳入 7 项研究的荟萃分析表明，头部创伤与 1 年内全因性痴呆风险增加无关，但可增加 AD 风险（OR=1.40, 95% CI 1.02~1.90）。这种相关性存在一定的性别倾向，男性风险更高。同时，荟萃分析结果显示，这种相关性在单次或反复多次脑部创伤中的差异无统计学意义。军事环境中单次爆炸相关的头部损伤引起的短期脑部病理类型尚不清楚。运动员或战争中反复的轻度头部创伤与慢性创伤性脑病有关，这是一种以tau病理改变为特征的脑病，最终可发展为痴呆。美国医学研究所认为，中度或重度创伤性脑损伤是AD的危险因素，而非重复性创伤性脑损伤似乎并不增加全因性痴呆的风险。

3. 心脑血管病危险因素

大量流行病学研究显示，心脑血管病的危险因素，包括高血压、糖尿病、高脂血症、高同型半胱氨酸血症、心脏疾病、吸烟、肥胖、卒中、颈动脉疾病等是血管性认知障碍的危险因素，也是AD的危险因素。

（1）糖尿病：是重要的心脑血管病危险因素，Rotterdam研究显示，糖尿病合并AD的相对危险度（RR）为1.9（95% CI: 1.2~3.1），几乎使AD的风险增加1倍，临界糖尿病发展成痴呆或AD的危险达70%左右。Luchsinger等对1138名老年人进行血管危险因素（包括糖尿病、高血压病、心脏病、吸烟）与AD相关性研究，受试者平均年龄76.2岁，平均随访5.5年，发现在这些危险因素当中，糖尿病与AD的相关性最强，RR为4.4。2016年一项230万人，超过10万名痴呆患者的研究显示，糖尿病使痴呆的风险增加62%（RR=1.62，95% CI 1.45~1.80），男性非血管性痴呆的风险增加49%（RR=1.49，95% CI 1.31~1.69），女性非血管性痴呆的风险增加53%（RR=1.53，95% CI 1.35~1.73），证明糖尿病是继年龄、性别、教育水平等之后AD的独立危险因素。Akter K.等发现，2型糖尿病可引起AD样病理改变，包括Aβ沉积和神经原纤维缠结。因此，有学者提出，散发性AD就是"脑型糖尿病"或者"3型糖尿病"的概念。

（2）高血压：是脑血管病最常见、最重要的危险因素，不仅是VCI和血管性痴呆的重要原因，还能增加AD的风险。多项研究证实，痴呆发病前数年至数十年存在高血压或血压水平较高是发生认知功能障碍的危险因素。Gottesman等检测13476例48~67岁人群基线血压和认知功能，并进行20年随访发现，中年期高血压与总体认知功能下降密切相关。在Hoorn研究中，Reijmer等发现，基线收缩压水平较高者，信息处理速度较慢，但这种差异随着基线年龄的增加而逐渐减弱。

我们在西安市鄠邑区进行的队列研究发现，中年期高血压与认知障碍显著相关，但是老年期血压水平与认知障碍呈"U"型关系，即70岁以上老年人中，血压水平过高或过低均增加认知障碍的风险。

（3）高脂血症：血脂异常是中老年人常见的健康问题，是心脑血管疾病的独立危险因素，而心脑血管病危险因素又与认知障碍密切相关。因此，血脂异常与认知障碍的关系广受关注。但是血脂水平是否为认知障碍的危险因素尚未明确。流行病学调查发现，血清总胆固醇中度升高患者AD发生率明显升高。有研究发现，中年期胆固醇水平增高与老年期认知障碍密切相关，然而老年期胆固醇增高与认知障碍无关，甚至负相关。随着年龄增加，胆固醇水平降低，下降的程度被认为是一个潜在的预测指标，可能预测痴呆和认知功能下降程度。这一推测在几项临床研究中均得到证实。在一项为期32年的随访研究中，胆固醇水平随时间延长而降低，伴随痴呆风险的增加。一项以40岁以上中老年人为研究对象的尸检研究显示，血清总胆固醇水平与脑内Aβ沉积明显相关，但是这种相关性仅体现在45~55岁组，>55岁组则无此关联。另一项对日本人和美国人的尸检发现，若中年期胆固醇水平较低则脑组织中的老年斑（NP）和神经原纤维缠结（NFTs）数量也偏少，但老年期胆固醇水平和SP、NFT无任何关联。血脂水平异常引起认知障碍的机制可能涉及多个方面，与血脂稳态异常造成的神经毒性与血管毒性有关，包括体内高胆固醇水平促发Aβ产生过多及脑内沉积；高浓度氧化型胆固醇刺激神经细胞凋亡和胞吐作用，促发神经炎症与脑损伤，它们反过来又提高胞吐作用和神经递质的释放，从而加重神经毒性；高脂血症促进大量脂质过氧化物产生，引起血流动力学改变和血管内皮细胞损伤，加速动脉硬化，使脑代谢受损，从而增加认知障碍的危险。但是，也有研究认为，老年期血清胆固醇水平与认知障碍无关，Framingham研究亦未发现中年期血清总胆固醇水平与Aβ沉积明显相关。关于TC、HDL-c、LDL-c与认知障碍的关系研究较少，且存在争议。甘油三酯（TG）水平的上升被证明与认知障碍相关；对561名85岁以上的老年人研究发现，HDL-c浓度越低，MMSE得分越低，认知功能越差，痴呆的发生率越高，该项研究认为HDL-c对认知功能有保护作用；但也有随访研究认为HDL-c与AD或MCI无统计学关联。因此，关于血脂水平与认知障碍的关系仍存在争论。

（4）高同型半胱氨酸血症：高同型半胱氨酸（Hcy）血症作为动脉粥样硬化的危险因素已受到广泛认可，但是高Hcy血症与认知功能障碍的关系仍存在争论。有研究发现，血浆Hcy水平增高显著增加痴呆及AD的风险，且血浆Hcy水平与MMSE评分呈负相关，高Hcy水平可以预测正常认知功能向痴呆的转化。队列研究显示，高Hcy要先于痴呆，并非痴呆后营养不良的结果。高Hcy引起认知功能障碍的机制可能涉及多个方面，与Hcy的血管性或神经毒性作用有关，包括高Hcy血症可导致动脉粥样硬化，动脉粥样硬化可使认知功能下降；高Hcy血症可促进氧自由基和过氧化物生成，引起血管内皮细胞损伤和毒性作用；诱导海马神经元凋亡，促进 Aβ 淀粉样变性及谷氨酸的神经细胞毒性作用；更高水平的 Hcy 可通过激活 N-甲基 -D- 天门冬氨酸受体而具有神经细胞毒性，从而导致海马神经元死亡，导致认知障碍发生。但是也有研究发现高 Hcy 与痴呆无关。一项对 1249 例老年人进行为期 1 年半的观察研究发现，高 Hcy 血症与痴呆无关；对于正常人或认知功能障碍患者补充维生素 B 和叶酸也不能延缓认知功能的衰退。因此，关于高 Hcy 血症与认知功能障碍的关系仍存在争论。

（5）肥胖：与认知障碍的关系尚不确定。有研究显示，中年期肥胖，尤其腹型肥胖是痴呆及 AD 的危险因素，而老年期低体重也与认知障碍相关。

4. 抑郁

抑郁与 AD 的关系比较复杂，二者可能互为因果。中年期抑郁可能是 AD 的危险因素，而老年期新发生的抑郁，既可能是 AD 的危险因素，更可能是 AD 的早期表现。一项随访时间较长（中位数为 24.7 年）的队列研究显示，抑郁发作次数与痴呆风险存在显著联系，提示抑郁症是痴呆的风险因素。然而，一项长达 28 年的健康人群队列研究发现，只有在痴呆发病前 10 年内，痴呆患者的抑郁症状才比没有痴呆症的人更明显，这表明中年抑郁症不是痴呆的危险因素。然而，目前尚不清楚对于继续发展为痴呆的人群中出现的抑郁症状是痴呆的原因还是痴呆的早期症状。在生物学水平，抑郁症可能增加痴呆风险，因为它影响应激激素、神经生长因子和海马体积。抗抑郁药物的应用在过去 30 年中有所增加，其可能影响痴呆的发病率。此外，动物研究数据表明，一些抗抑郁药，包括西酞普兰，可以减少淀粉样蛋白的产生。

5. 睡眠障碍

睡眠是人体重要的生理过程，对于体力及脑功能的恢复具有重要作用，睡眠期也是脑代谢产物清除的主要时期。许多研究显示，睡眠障碍可能是痴呆及 AD 的独立危险因素。Osorio R.S. 研究发现，老年期失眠患者，AD 风险显著增加（OR=2.39，95% CI 1.03~5.55）；排除抑郁影响后，失眠患者 AD 风险仍显著增高（OR=3.32，95%CI 1.33~8.28），提示失眠增加 AD 风险与抑郁无关。认知正常的 AD（无症状期 AD）患者，伴有失眠时，进展为痴呆的速度更快（P=0.047）。Yo-El S. 等研究发现，睡眠效率低者，脑脊液 Aβ 42 ≤ 500pg/mL 的风险显著增加（OR=5.6，95% CI 0.965~32.5），提示睡眠效率下降增加 AD 等风险。睡眠障碍可使男性 AD 风险增高 51%（OR=1.51，95% CI 1.01~2.25）。睡眠障碍促进 AD 的机制还不清楚，可能与脑代谢产物，包括 Aβ 的清除有关。除了睡眠障碍之外，睡眠呼吸暂停也显著增加 AD 的风险。我们在对成年人进行的睡眠剥夺研究中发现，24h 睡眠剥夺，可以引起血浆 Aβ 水平显著增高，可能与诱导氧化应激，影响 Aβ 生成、清除有关。

6. 耳聋

听力损害是最新认识到的一个新的影响认知功能的危险因素。几项队列研究的结果表明，即使轻度听力受损的患者，其认知功能下降和痴呆的长期风险增加。然而，尽管有 11 项研究得到了阳性结果，但有 2 项研究经过调整分析后并未发现听力损害可增加痴呆风险。柳叶刀委员会对 3 项研究进行荟萃分析表明，听力损害的相对风险率不仅高于其他危险因素（RR=1.94,95% CI 1.38~2.73），且在人群中普遍存在，在年龄超过 55 岁的人群中占 32%。进一步对听力受损人群进行分组，结果显示听力损害是中年期认知功能减退的危险因素，但研究表明，其可在老年期继续增加痴呆风险。

周围性听力损害导致认知衰退的机制尚不清楚。年龄增长和微血管病变可增加痴呆和外周听力损失的风险，因此可能会混淆二者的关联性。听力损失可能增加易感大脑的认知负荷，引起脑部变化或导致社会接触减少、抑郁症等，这些都可能加速认知衰退。尽管听力受损可能影响患者的认知评估，但一些基线听觉受损的个体具有正常的认知水平，因此这不能解释研究结果。目前尚不确定矫正听力，如助听器的使用，能否预防或延缓痴呆的发病。任何干预措施都会增加研究的复杂性，而不仅仅是建议使用助听器。

中枢性听力损害与外围听力损害不同，它可能存在语言理解障碍，而通过外周听力辅助是不能改善的。中枢性听力损害不是一个可干预的风险因素，甚至可能是 AD 导致言语感知受损的前驱症状，特别是噪声存在的情况下。中枢性听力障碍不能解释研究中外周听力损害和痴呆之间的关联，因为 AD 的中枢性听力受损罕见，占老年人口的 2%，而研究中外周听力损失的患病率在中老年人群（3 项研究，平均年龄分别为 55 岁、64 岁、75.5 岁）中分别为 28%、43% 和 58%。

除了听力下降影响认知功能测查，容易导致认知障碍之外，还有其他可能，如听力下降，信息减少，影响认知；听力障碍影响交流和情绪，促进认知障碍。

7. 不良生活方式

（1）缺乏体育锻炼：体育活动尤其是有氧运动，可以有效地改善老年人的认知功能，降低老年期痴呆发生的风险。缺乏体育锻炼的老年人认知衰退速度较快，认知障碍的危险显著增加。对于老年人来说，锻炼有助于保持认知功能。目前尚没有随机试验证明运动可以预防认知功能衰退或痴呆，但观察性研究发现，规律运动与痴呆风险负相关。一项纳入了15项前瞻性队列研究，共33816名受试者的荟萃分析显示（随访1~12年），运动对认知功能有明显的保护作用，高水平的运动的保护作用更为显著（风险比HR=0.62，95% CI 0.54~0.70）。另外一项荟萃分析共纳入16项研究，163 797名健康受试者，发现高体力活动者AD风险降低（RR=0.55，95% CI 0.36~0.84），且相对风险率低于低体力活动者（RR=0.72，95% CI 0.60~0.86）。锻炼与体力活动对于健康老年人也存在其他诸多益处，如改善平衡和减少跌倒，改善情绪，减少死亡率，改善功能。

（2）吸烟：吸烟可以破坏大脑白质微结构的完整性，并引起认知功能损伤，如果放弃吸烟，破坏的大脑白质微结构完整性可以逆转。同时，吸烟增加患心脑血管病、慢性阻塞性肺疾病和相关癌症的风险，从而加速认知老化的过程。

（3）饮酒：过度饮酒可以加快认知损害过程，其机制除了与酒精的神经毒性有关之外，还与长期酗酒引起维生素缺乏等有关。而适度饮酒可能对认知功能有一定的保护作用。

（4）饮食：饮食可以影响中枢神经系统Aβ代谢、脂蛋白代谢、氧化应激及胰岛素水平，是AD可干预的重要环境因子。不常喝茶、不常饮用牛奶、不常吃禽蛋、肉、水果的老年人MCI患病率显著增高。

（5）婚姻状况：有研究发现，丧偶或离异者患认知障碍的危险较大。可能与老年人独居引起情感不足、交流减少、营养不良等加速认知衰老有关。

（6）社会交往：社会交往的人群归因分数（PAF）与高血压、体力活动相似。与抑郁症类似，社会孤立也可能是痴呆的前期症状。然而，越来越多的证据表明，社会孤立是痴呆的危险因素，它可增加高血压、冠心病、抑郁症的发病风险。社会交往减少也可导致认知功能活动减低，其与认知功能下降速度较快和情绪低落相关，这些都是认知障碍的风险因素，突出了老年人参与社会活动的重要性，而不仅仅是身心健康问题。

8. 其他

具有细胞毒性作用的化疗药物可通过释放过多的细胞因子而引起中枢神经系统神经元结构和功能的损害。长期使用苯二氮䓬类药物可以加快老年人认知减退速度。抗胆碱能药、β-受体阻滞剂、抗生素、H2受体阻滞剂等均可对老年人认知功能产生影响。

第三节 认知障碍的风险评估

侯德仁　商苏杭

近年来，健康管理无论作为一种预防和控制疾病、促进个体和群体健康的理论思想，还是作为一种实践策略，都已引起人们越来越广泛的关注。个体疾病风险评估模型是健康管理的关键，其优势在于定量地分析危险因素对健康的影响，并对未来发病或死亡情况做出预测。

AD作为一种影响人们生活质量的慢性病，目前发病机制尚不明确，还没有根本性治疗药物。因此，早期筛查高危人群，控制危险因素，从而减少AD的发病率，具有十分重要的公共卫生意义。健康风险评估（health risk appraisal）是研究致病危险因素与慢性病发病率及病死率之间数量依存关系及规律性的科学。通过健康风险评估，可以确定各种危险因素对某一疾病发生所起的作用强度，识别高风险人群，明确预防的重点。我国的风险评估起步较晚，对于风险评估模型、评估程序和方法技术的研究比较缺乏。至今，有关国人认知障碍个体发病风险评估模型的研究鲜见报道。徐勇等2011年开展过国人AD发病风险评估模型的研究，依据国内流行病学调查资料，纳入了痴呆家族史、丧偶、文化程度低、认知功能损害以及情绪不良5个AD危险因素，并应用危险分数的计算公式，建立AD的个体发病风险评估模型。但该研究纳入危险因素少，参阅文献少，研究局限国内，研究存在较大偏倚。

心血管危险因素、老化和痴呆发病率（cardiovascular risk factors, aging, and incidence of dementia，CAIDE）评分是国际上首个基于中年危险因素预测长期痴呆风险的工具。CAIDE风险评分已经在美国一项多种族人群的大型研究中得到验证，该评分可以帮助识别出那些通过改变生活方式和药物干预可能获益的个体（例如针对这些高危个体进行靶向干预）。这项评分也可以作为一种教育和激励工具，例如可以向普通人群中的高危个体简单明了地展示危险因素信息。该评分纳入了年龄、受教育程度、性别、血压、体重指数、体育活动、总胆固醇和载脂蛋白E4基因（APOE ε 4）等指标，根据各项评分总和，预测未来20年内发展为痴呆的可能性（表6-3-1、图6-3-1）。但仍存在危险因素纳入缺乏针对性，且相对较少，预测信度不高等缺点。随着国内外对认知障碍危险因素研究的不断深入，更系统、更全面的认知障碍的风险评估将不断涌现。

表 6-3-1　CAIDE 痴呆危险因素评分

危险因素		评分
年龄	< 47 岁	0 分
	47~53 岁	3 分
	> 53 岁	4 分
受教育年限	≥ 10 年	0 分
	7~9 年	2 分
	0~6 年	3 分
性别	女性	0 分
	男性	1 分
收缩压	≤ 140mmHg	0 分
	> 140mmHg	2 分
体重指数	≤ 30kg/m²	0 分
	> 30kg/m²	2 分
总胆固醇	≤ 6.5mmol/L	0 分
	> 6.5mmol/L	1 分
体育锻炼	有	0 分
	无	1 分
ApoE ε 4	−	0 分
	+	2 分

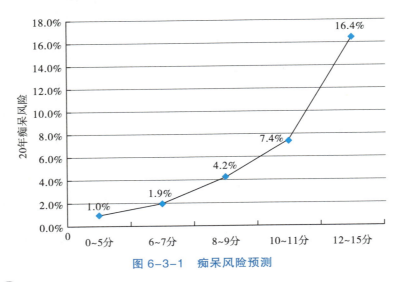

图 6-3-1　痴呆风险预测

第四节 认知障碍的预防策略

侯德仁　商苏杭

认知障碍预防包括3个层级：一级预防，积极控制危险因素，降低认知障碍的发病风险；二级预防，对于已有认知障碍患者，针对认知障碍的发病机制及危险因素进行干预，延缓认知障碍加重；三级预防，对于认知障碍患者，进行合理治疗，减轻认知障碍症状，提高患者生活质量（图6-4-1）。其中一级预防是认知障碍预防的核心，通过控制危险因素，有助于降低认知障碍的发病率。二级预防主要针对认知障碍的发病机制进行干预，延缓认知障碍进展，如针对AD所致的MCI或轻度痴呆患者应用Aβ单克隆抗体，可以显著延缓病情进展，是预防AD研究的热点（表6-4-1）。

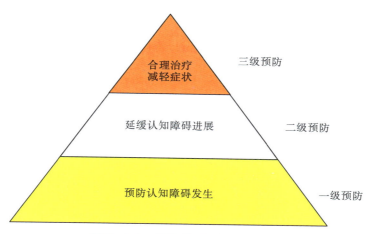

图 6-4-1　认知障碍三级预防策略

表 6-4-1　血管性认知障碍与阿尔茨海默病预防策略比较

		血管性认知障碍	AD
一级预防	目的	预防脑血管病发生，减少VCI	降低AD风险，延缓AD发生
	策略	控制脑血管病危险因素；应用阿司匹林等预防卒中发生	控制可干预危险因素
二级预防	目的	预防VCI进展	预防AD进展
	策略	预防脑血管病复发；改善脑循环代谢	阻断AD病理机制；认知训练

一、控制危险因素

尽管大多数干预试验没有取得显著成果，但抗高血压药物是个例外。一项在年龄大于80岁无痴呆的高血压（160~200/<110mmHg）（1mmHg=0.133kPa，下同）人群中开展的大型双盲安慰剂对照研究中，参与者被随机分配接受1.5mg缓释吲达帕胺/2~4mg培哚普利或者安慰剂，研究因治疗组卒中和死亡率降低被迫叫停，这意味着在对照组人群中继续使用安慰剂是不合乎伦理规范的。然而，当该研究与其他抗高血压药物的安慰剂对照试验共同纳入荟萃分析时，提示抗高血压治疗可以降低痴呆发病风险（HR=0.87，95% CI 0.76~1.00）。同样，另一项荟萃分析结果显示，治疗组认知功能水平下降较对照组缓慢（加权平均差值=0.42，95% CI 0.30~0.53）。一项随机对照研究在60岁以上高血压人群应用尼群地平（10~40mg/d），可加用依那普利（5~20mg/d）或氢氯噻嗪（12.5~25mg/d），旨在将收缩压控制在150mmHg以下，研究结果显示，与安慰剂组相比，治疗组痴呆发病率降低。在通过强化血压管理预防痴呆（preDIVA）的试验中，也显示出治疗高血压的重要性。严格管理血压需权衡利弊，80岁以上人群的血压目标应低于150/90mmHg。

二、健康生活方式

（1）戒烟、限酒。

（2）充足睡眠：睡眠是人体重要的生理过程，是清除脑代谢产物，包括Aβ的重要时期。长期睡眠不足，显著增加AD的风险。

（3）健康的社会交往：积极参加社会活动，增加社会交往，生活更加丰富多彩，改善心情，获取更多信息及知识。通过社会交往，训练语言、思维等认知功能，有利于预防AD。纵向研究结果发现，参与社会活动可预防或延缓痴呆，但目前尚缺乏干预性研究的证据。研究报道，独居、未婚、离婚、丧偶人群的全因性痴呆风险增加。荟萃分析结果显示社会活动参与度较低和社会接触频次较低的人群痴呆发病风险增加，而在社会接触满意度较低的人群中并未观察到该现象。由于一些研究随访时间较短，限制了社会交往与痴呆风险因果关系结论的获得。与正常人相比，痴呆患者社会交往动力不足，社会活动参与存在一定困难，并可能因此产生局促不安，甚至会出现迷路丢失等。社会规范和对认知衰退者的低容忍度可能会导致痴呆患者社会孤立增加。研究报道，认知障碍早期患者在人群中感觉更加孤独。许多家庭成员可能会有意增加与痴呆患者的接触，但随着病情的加重，这种拜访和接触可能会逐渐减少，因为他们会在这种交往中感到沮丧甚至怀疑这种接触对患者是不是有利的。关于社会活动对认知影响的干预性试验非常少。一项随机对照试验证明社会活动可显著改善受试者的执行功能，而另外一项在主观记忆障碍人群中开展的以认知训练、健康促进课程、图书俱乐部作为干预措施的研究并未发现组间差异。

三、健康饮食

虽有研究显示许多食物具有保护脑细胞和预防脑衰老、改善认知作用，如咖喱粉、西芹、西蓝花、胡桃、鹰嘴豆、牛肉、蓝莓、某些油脂、香料、发酵食品与微生物菌群等，但是尚缺乏大样本 RCT 研究，而且单靠一种食物，也难以满足生活需要。

地中海饮食（Mediterranean diet），是泛指希腊、西班牙、法国和意大利南部等处于地中海沿岸的南欧各国以蔬菜水果、鱼类、五谷杂粮、豆类和橄榄油为主的饮食风格。营养学家发现生活在欧洲地中海沿岸的意大利、西班牙、希腊、摩洛哥等国居民心脏病发病率很低，普遍寿命长，且很少患有糖尿病、高胆固醇等现代病，经过大量调查分析谜底逐渐被揭开，发现这与该地区的饮食结构有关。

研究发现地中海饮食可以减少患心脏病的风险，还可以保护大脑免受血管损伤，降低发生中风和记忆力减退的风险。现也用"地中海式饮食"代指有利于健康的、简单、清淡以及富含营养的饮食。此前的诸多研究显示地中海式饮食可帮助降低罹患心脏病、中风、认知障碍（如 AD）的风险。地中海式饮食的特性是基于植物的、富含 $\Omega-3$ 脂肪酸、抗氧化剂和植物化学物质，其饮食结构特点为：

（1）以种类丰富的植物食品为基础，包括大量水果、蔬菜、土豆、五谷杂粮、豆类、坚果、种子。

（2）对食物的加工尽量简单：尽量选用当地、应季的新鲜蔬果作为食材，避免微量元素和抗氧化成分的损失。

（3）烹饪时用植物油（含不饱和脂肪酸）代替动物油（含饱和脂肪酸）以及各种人造黄油，尤其提倡用橄榄油。

（4）脂肪占膳食总能量的最多 35%，饱和脂肪酸只占不到 7%~8%。

（5）适量吃一些奶酪、酸奶类的乳制品，最好选用低脂或者脱脂的。

（6）每周吃 2 次鱼或者禽类食品（研究显示鱼类营养更好）。

（7）1 周吃鸡蛋不多于 7 个，包括各种烹饪方式（也有建议不多于 4 个）。

（8）用新鲜水果代替甜品、甜食、蜂蜜、糕点类食品。

（9）每月最多吃几次红肉，总量不超过 340~450g，而且尽量选用瘦肉。

（10）进餐时适量饮用红酒，避免空腹。男性每天不超过2杯，女性不超过1杯。

采用地中海饮食方式，也要注意：食用橄榄油时应避免使用油炸的方式。坚果类食物可保护心脏血管，但由于热量很高，应适量摄取。血液甘油三酯过高或肝功能异常的人应该避免饮酒。地中海式的饮食方式适用于大多数成年人。但是，儿童和孕妇的膳食有所不同，需要对某些营养额外补充。对于这些特殊情况，需要对食谱做调整，也可以咨询营养专家或者医生。除平衡的膳食结构之外，地中海式饮食还强调：适量、平衡的原则，健康的生活方式，乐观的生活态度，每天坚持运动。

一项关于地中海饮食的研究共纳入447名健康受试者（平均年龄67岁，具有高风险的心血管危险因素，但没有心血管疾病或严重的认知障碍），随机分配到3个饮食组。第一组给予地中海饮食并补充特级初榨橄榄油（1L/周），第二组地中海饮食补充混合坚果（30g/d），第三组控制饮食（建议减少膳食脂肪）为对照组，通过尿液检测来评估受试者膳食补充的依从性，为期4年。对认知功能的初步分析发现，干预组比对照组具有更好的认知功能。进一步分析受试者中进展为MCI的患者人数，发现两组间差异无统计学意义，且所有受试者中痴呆发病率为0，提示该干预措施可能影响认知老化，但不影响痴呆发病。对中途退出的受试者的进一步分析显示，其基线认知水平更差且ApoE ε4基因型携带率更高，而对照组中退出率最高，提示研究结果可能低估了干预措施带来的益处。

美国的最新研究显示，高纤维、低脂肪的地中海式饮食习惯将减缓AD的病情恶化，可使AD死亡风险减少73%。

健康饮食的原则：均衡多样，适度适量。饮食内容和形式要多种多样，包括各种谷类、粗粮、蔬菜、水果、瘦肉、菌类、坚果等，每餐饮食种类至少3~4种，包括不同种类的食物。饮食要均衡，任何一种食物，均不能过量，"饭吃七分饱"意即每餐不要吃太饱。地中海饮食被各种指南推荐，没有哪一种食物是完全有益的，过量均可能适得其反。

四、规律体育锻炼

体育锻炼是目前被证明可有效减缓认知障碍进展，提高患者生存质量的非药物疗法之一。大量的动物实验发现，体育锻炼从多个机制保护大脑及认知，作用机制包括：增加神经元活性、促进脑营养因子（如：BDNF）等释放、修复受损脑血管、降低应激/炎症反应、减少Aβ沉积等。在人体研究中，坚持6个月以上的有氧运动能显著增加脑内海马容积、改善记忆功能。观察性流行病学研究发现，AD相关的脑脊液生物标志物与少动的生活方式有关。而坚持锻炼的人脑内PIB显像示Aβ

沉积更少。2015年一项荟萃分析则发现，规律体育锻炼能够降低MCI/AD患病风险50%。近2年有关体育锻炼对MCI患者的干预性RCT屡见报道，发现其不仅在认知评分有改善，更在结构影像（sMRI）、功能影像（fMRI）、脑脊液生物标志物等指标有所体现，还可增加机体保护性基因的翻译表达，纠正糖尿病、睡眠障碍、抑郁等危险因素对认知的伤害。另外在具有里程碑意义的弗雷明汉心脏研究中，加州大学洛杉矶分校的研究人员探讨了体力活动如何影响大脑容量和痴呆症的风险，结果发现老年痴呆症风险增高与老年人体力活动较低之间有关联。研究人员发现，体力活动尤其影响海马大小，控制短期记忆。同样，经常锻炼对抗老年痴呆症的预防作用在75岁以上的老年人中最强。一项新研究结果显示，完成3个月的瑜伽和冥想练习能够显著降低老年人MCI及其他痴呆的发生。

关于健康老年人运动与认知关系的随机对照研究结果并没有比纵向队列研究结果预期得更好。运动对健康老年人的认知功能改善的荟萃分析结果并没有得到统一的证据支持，部分获益仅限于特定的认知域。一项荟萃分析纳入了25项有氧运动、耐力训练和太极运动研究，其中15项研究均报道运动可改善执行功能、记忆力或综合认知，然而，荟萃分析结果显示：耐力训练组较伸展／张力组的推理能力有所改善，太极相对于无运动的对照组在信息处理速度和注意方面得到获益，而运动组与对照组在其余26项的对比中均未发现统计学差异。对健康成人有氧运动的29项研究（其中3项研究受试者为轻度认知障碍患者）进行的荟萃分析显示，运动对轻度认知障碍患者的记忆力有所改善。一项纳入100名轻度认知障碍患者的随机对照研究结果显示，耐力训练在6个月时可以显著改善初步认知结果和ADAS-cog评分，在18个月时可观察到执行功能的改善。运动和体力活动改善认知功能和预防痴呆的潜在机制可能是间接地调控其他痴呆的危险因素，如肥胖、胰岛素抵抗、高血压、高胆固醇血症和心血管疾病，或者直接促进神经再生、增加脑血流量、提高脑源性神经生长因子（BDNF）浓度等。一项在55~80岁健康成年人中开展的随机对照试验结果显示，有氧运动（与伸展／张力运动相比）可增加海马体积、改善记忆。随机对照研究显示的个体不一致性可能与运动相关神经可塑性的个体差异有关。另外，运动的保护性效应需要经年的积累，非短时间达成，而且喜欢运动的人群可能在其他一些方面也与非运动人群不同。总之，关于体力活动是否可以降低痴呆风险的证据尚不足够充分。

体育锻炼的原则：长期、规律、适量。目前还难以确定哪一种体育锻炼对于认知功能障碍的保护作用更大。每个人可以根据自己的实际情况，选择合适的体育锻炼。有氧运动是适合中老年人的体育锻炼，即运动量和运动强度不导致气喘、心慌等，包括快步走、慢跑、游泳、太极拳、广场舞等。建议每次至少30min以上，每周至少3次以上，贵在长期坚持。

五、健康用脑和认知训练（cognitive training，CT）

指在专业治疗师指导下进行的反映特定受损认知功能（如记忆、注意或执行功能等）的一系列标准任务的训练，可通过多种形式来进行。大量人体和动物的研究结果表明，神经系统在整个生命过程中都具有可塑性，周围环境认知刺激是维持和提高认知功能的重要因素，持续的认知活动刺激可以影响神经结构。通过认知训练可减缓认知功能衰退速度，如对认知障碍患者进行认知训练和指导，可改善他们的认知能力。认知训练可包括以下方面：

（1）注意力训练：基本技能训练在治疗性训练中，要对注意的各个成分进行从易到难的分级训练。基本技能训练包括反应时训练，注意的稳定性、选择性、转移性以及分配性训练；内辅助训练调动患者自身因素，学会自己控制注意障碍的一些方法；适应性调整包括作业调整和环境调整。

（2）记忆训练：内辅助通过调动自身因素，以损害较轻或正常的功能代替损伤的功能，从而达到改善或补偿记忆障碍的目的的一些对策。包括复述、视意象、语义细加工、首词记忆术等；外辅助借助于他人或他物来帮助记忆缺陷者的方法。通过提示，将由于记忆障碍给日常生活带来的不便减少到最低限度。记忆的外部辅助工具可以分为储存类工具，如笔记本、录音机、时间安排表、计算机等；提示类工具，如报时手表、定时器、闹钟、日历、寻呼机、留言机、标志性张贴；口头或视觉提示等；调整环境是为了减轻记忆的负荷，包括环境应尽量简化，如房间要整洁、家具杂物不宜过多；用醒目的标志提醒患者等。

（3）计算力训练：训练方案建立在正确的诊断和分型基础上。例如，额叶型失算患者要运用控制策略来改善注意力障碍，减少持续现象。空间型失算患者常伴有单侧空间忽略。可以运用划销任务、图形复制、视觉搜查任务、均分线段任务和画钟任务，帮助改善单侧空间忽略。同时使用阅读记号标注技术帮助空间型失算患者阅读。训练包括数字概念、计算负荷、算术事实、算术法则、心算、估算、日常生活（理财）能力训练等。

（4）思维训练：让患者做一些简单的分析、判断、推理、计算训练。合理安排脑力活动的时间，训练患者的思维活动。例如，让患者围绕某一个物品或动物尽量说出一些与之相关的内容如"猫有什么特征，会做哪些事"？让患者看报纸、听收音机、看电视等。帮助患者理解其中的内容，并与其讨论这些内容。

（5）知觉障碍训练：躯体构图障碍训练识别自体和客体的身体各部位，身体的左右概念等；单侧忽略通过视觉扫描训练、感觉觉醒训练等方法进行训练；空间关系综合征通过基本技能训练与功能训练相结合的方法进行训练；失认患者可进行与物品相关的各种匹配强化训练，如图形-汉字匹配、图形的相似匹配、声-图匹配、图形指认等；对于意念性失用的患者，可采用故事图片排序的方法进行训练，根据患者的进步可逐渐增加故事情节的复杂性。

当然，与传统药物治疗不同，非药物干预，无论是体育锻炼还是认知训练，在目前均有一定缺陷，强度、频度远未统一；受众依从性、客观评价手段不足；如何确定混杂因素、认知量表的学习效应等，不一而足，还远不能形成一套能向普及大众推而广之的标准化防治策略。因此如何将体育锻炼及认知训练系统化、标准化需要广大科技工作者共同努力。

最初的流行病学研究证据表明，认知刺激活动有利于认知功能保持、降低痴呆风险。一项研究在评估了受试者基线期参与7项常见认知智力刺激活动的频率后，对801位非痴呆老年受试者进行了4.5年的随访追踪，结果显示认知活动评分每增加1分，AD风险降低33%。一项纳入了22个纵向队列研究共29 279名参与者的荟萃分析（中位随访时间7.1年）显示，高认知储备对认知的保护作用明显优于低认知储备，此处认知储备包括教育、职业和智力刺激活动。这项研究结果提示，认知储备不是静态的，而是可以在后期生活中通过认知干预进行调控的。

研究表明，在健康老年人中进行单一认知域或推理训练可得到广泛的认知改善，但不能预防认知下降或者痴呆。2 802名健康老年人（65~94岁）被随机分组接受关于注意力、记忆力和推理能力的训练，结果显示认知改善均发现在被训练的认知域，随访10年仍可观察到功能获益。一项在6 742位（2 912位年龄大于60岁）受试者进行的在线认知功能训练研究分为3组：推理功能训练组，一般认知功能训练组和对照组，尽管在超过6个月后受试者中途退出率较高，推理训练仍然显示了对执行功能（效应量值$d=0.42$）、日常生活能力（$d=0.15$）和语言学习（$d=0.18$）的获益。一些商业性的大脑训练项目声称可以防止认知衰退，目前被广泛推广，但尚未得到循证医学证据支持。

六、其他措施

除了上述针对危险因素及生活方式进行干预之外，已有研究探讨药物对于认知障碍的预防效果，包括非甾体抗炎药物（NSAIDs）试验，口服降糖药罗格列酮随机对照试验（为期24周），雌激素替代治疗试验，他汀类治疗试验，维生素和银杏提取物试验等，非常遗憾，目前试验结果均为阴性。2项关于他汀类药物与痴呆风险的研究（受试者年龄介于40~82岁，共26340人，其中11610例年龄在70岁以上，存在血管疾病危险因素）也得出了阴性结果。研究证据显示，他汀类药物不能降低痴呆风险（亦不增加）。虽然几项荟萃分析结果表明激素替代疗法具有

29%~44%的痴呆保护作用，但是最近一项纳入了观察性研究和干预性研究的系统评价分析得出结论，激素替代治疗对痴呆既无益亦无害，而对于健康状况不佳的妇女可能存在不利影响，特别是心血管疾病和糖尿病患者。目前尚不推荐使用激素替代疗法预防痴呆，但是围绝经期健康妇女应用激素可能会有所获益。值得指出的是，目前大多数研究的给药方式为口服共轭雌激素和孕酮，最近开发的分子和经皮给药的长期疗效有待进一步观察。

七、多模式干预

由于认知障碍是多种因素长期相互作用的结果，控制单一危险因素，往往难以达到理想效果。多模式干预可能是有效的预防策略。

所谓多模式干预，是指同时采用多种方法，包括药物、非药物、生活方式等，干预多种危险因素，以降低认知障碍的风险，目前已有多项研究，探讨其预防认知障碍的效果。

（1）芬兰预防老年认知障碍和残疾的干预研究（Finnish geriatric intervention study to prevent cognitive impairment and disability，FINGER）：是芬兰开展的一项用于评价多重危险因素干预措施对痴呆高危人群维持认知功能作用的大型随机对照临床试验，受试者为600多位60岁以上的老年人群，其痴呆风险依据年龄、性别、教育程度、收缩压、总胆固醇浓度和体力活动评估，干预措施包括膳食干预、体育锻炼、认知功能训练和血管危险因素管理，高强度的干预（包括专业医师人员和培训师参与的共300h的约200场会议）持续2年余。研究结果显示，干预组较对照组有中等的认知功能改善，主要表现在执行功能和信息处理速度上，而非记忆。尽管研究显示出生活方式干预在痴呆高危人群中存在认知改善作用，但考虑到研究的高强度性，其作用产出相对较小。多模式痴呆预防干预策略需在更多不同的人群，采用不同的模式，进一步验证。早期干预和长期随访是验证多模式痴呆预防干预策略有效性的重要条件。

（2）强化血管因素控制预防痴呆研究（prevention of dementia by intensive vascular care，PreDIVA）：是荷兰开展的主要评价心血管危险因素的综合干预措施对于痴呆患病率影响的一项随机对照研究，共纳入3526位受试者（70~78岁），为期6年。干预的风险因素主要包括吸烟、膳食、体力活动、体重和血压，血糖和血脂水平，每2年评估1次。若期间发现高血压、糖尿病、血脂异常，则给予药物治疗。研究结果显示干预组与对照组间痴呆发病率无统计学差异（HR=0.92，95%

CI 0.71~1.19）。研究者认为该阴性结果可能源于受试人群心血管危险因素较少，削弱了干预措施对于风险因素的影响。随后的一篇社论指出，该研究中，在基线期未使用而在随访过程中加用抗高血压药物治疗的受试者在干预组中较对照组高10%以上，这部分受试者可能因此而痴呆患病率降低。这些研究成果说明靶向痴呆干预措施的重要性，急需设定更加明确的风险因素与痴呆的模型。

（3）老年记忆减退患者多项认知功能干预研究（multidomain intervention on cognitive function in elderly adults with memory complaints，MAPT）：为纳入70岁以上人群共1525名受试者的随机对照试验，探讨ω-3多不饱和脂肪酸与多种认知干预措施（体力活动，认知训练，膳食营养）的单独/联合应用对认知功能的影响，为期3年余。研究结果显示，干预组与对照组的初步认知功能评分无统计学差异。受试者中大多数人受过高等教育，生活方式健康。探索性的事后分析显示，两组多模式干预组结局较对照组良好，特别是对于高心血管风险因素和脑部影像存在病变者。另外，尚有一部分多模式干预策略研究尚在开展，如HATICE Trial（healthy ageing through internet counselling in the elderly），结果有待进一步观察。

八、WHO预防认知障碍建议

2019年柳叶刀杂志以循证医学研究证据为基础，对认知障碍的预防进行了综述，并给出了推荐意见。尽管其结论基于统计模型，存在一定的局限性，但是其结果表明，超过1/3的痴呆患者在理论上是可以预防的。2019年5月14日WHO发布了《降低认知功能下降和痴呆症的风险指南》，旨在就如何更好地应对痴呆向各国政府、决策者和卫生保健提供者提供建议。在该指南中，WHO评估了痴呆的危险因素，指出年龄是已知的导致认知功能下降的最强危险因素，但痴呆并非衰老的自然结果或不可避免的结果，主动管理可干预的危险因素有助于推迟或延缓痴呆的发生和进展。

痴呆可干预的因素大多与生活方式密切相关，包括：运动不足、吸烟、不良饮食习惯、饮酒、认知不足（大脑补偿神经问题的能力）、缺少社交活动、超重、高血压、糖尿病、血脂异常（不健康的胆固醇水平）、抑郁症和听力损失。通过调整生活方式，使自己更加健康，从而降低患包括痴呆在内的各种疾病的风险。针对这12个危险因素，国际专家小组回顾了现有的研究证据，推荐了相应的干预措施。基于证据质量，分为强推荐（希望普遍接受干预）、有条件推荐（部分患者可能不适用）、不建议和证据不足（表6-4-2）。

表 6-4-2　WHO《降低认知功能下降和痴呆风险指南》

内容	建议	证据质量	推荐强度
体育活动	认知正常的成年人进行体育活动,以降低认知功能下降的风险	中等	强推荐
	轻度认知障碍的成年人进行体育活动,以降低认知功能下降的风险	低	有条件推荐
戒烟	向吸烟的成年人提供戒烟干预措施,因为除其他健康获益外,戒烟还可能降低认知功能下降和痴呆的风险	低	强推荐
营养	向认知正常和轻度认知障碍成年人推荐地中海饮食,以降低认知功能下降和/或痴呆的风险	中等	有条件推荐
	根据 WHO 有关健康饮食的建议,向所有成年人推荐健康、均衡的饮食	(针对不同饮食成分)从低到高	强推荐
	不建议使用维生素 B 和 E、多不饱和脂肪酸和复合补充剂降低认知功能下降和/或痴呆的风险	中等	强推荐
饮酒	向认知正常和轻度认知障碍的成年人提供干预措施,减少或停止有害及危险的饮酒,以降低认知能力下降和/或痴呆的风险,并获得其他健康益处	中等(观察证据)	有条件推荐
认知训练	向认知正常和轻度认知障碍的成年人提供认知训练,以降低认知功能下降和/或痴呆的风险	极低至低	有条件推荐
社交活动	参与社交和社会支持与生命全程的良好健康和福祉密切相关,在整个生命过程中均应支持融入社会。鼓励积极参加社交活动,以降低认知功能下降/痴呆风险	证据不足	
体重管理	针对中年超重和/或肥胖提供干预措施,以降低认知能力下降和/或痴呆风险	低到中等	有条件推荐
高血压管理	根据 WHO 现有指南,向高血压患者提供高血压管理	从低到高(针对不同干预措施)	强推荐
	向患高血压的成年人提供高血压管理,以减少认知能力下降和/或痴呆症风险	极低(以痴呆为结果)	有条件推荐
糖尿病管理	根据 WHO 现有指南,向成年糖尿病患者提供药物和/或生活方式干预,以管理糖尿病	极低到中等(针对不同干预措施)	强推荐
	向成年糖尿病患者提供糖尿病治疗,以降低认知功能下降和/或痴呆的风险	极低	有条件推荐
血脂异常管理	提供中年血脂异常管理,以降低认知能力下降和痴呆症风险	低	有条件推荐

表 6-4-2（续）

内容	建议	证据质量	推荐强度
抑郁症管理	使用抗抑郁药物降低认知功能下降和/或痴呆的风险。根据 WHO 精神卫生行动规划指南，向患抑郁症的成年人提供抗抑郁药和/或社会心理干预，以管理抑郁症	无足够证据	
听力丧失管理	使用助听器降低认知功能下降和/或痴呆的风险。按照 WHO 老年人综合照护指南建议，向老年人提供筛查和助听器，以便及时识别和管理听力损失	无足够证据	

强推荐：干预措施的预期效果大于任何不良影响，希望大多数患者接受干预。

有条件推荐：预期效果和不良影响之间的关系不确定。个别患者可能适合不同的选择，他们在做出管理决策时可能需要帮助。

参考文献

[1] ADI(Alzheimer's Disense International)Alzheimer's Association Report-2019 Alzheimer's disease facts and figures[J]. Alzheimer's & Dementia, 2019, 15: 321-387.

[2] Livingston G, Huntley J, Sommerlad A, et al. Dementia prevention, intervention, and care: 2020 report of the Lancet Commission[J]. Lancet, 2020, 396(10248): 413-446.

[3] Philip Scheltens, Kaj Blennow, Monique M B Breteler, et al. Alzheimer's disease[J]. Lancet, 2016, 388: 505-517.

[4] 2018中国痴呆与认知障碍诊治指南（七）：认知障碍疾病的辅助检查[J]. 中华医学杂志, 2018, 98(19): 1461-1466.

[5] 中国阿尔茨海默病一级预防指南[J]. 中华医学杂志, 2020, 100(35): 2721-2735.

[6] Ranson J M, Rittman T, Hayat S, et al. Modifiable risk factors for dementia and dementia risk profiling. A user manual for Brain Health Services-part 2 of 6[J]. Alzheimers Res Ther, 2021 Oct 11, 13(1): 169.

[7] Hafdi M, Hoevenaar-Blom M P, Richard E. Multi-domain interventions for the prevention of dementia and cognitive decline[J]. Cochrane Database Syst Rev, 2021, 11(11): CD013572.

[8] Bajwa R K, Goldberg S E, Van der Wardt V, et al. A randomised controlled trial of an exercise intervention promoting activity, independence and stability in older adults with mild cognitive impairment and early dementia (PrAISED) - A Protocol[J]. Trials, 2019, 20(1): 815.

[9] Kivipelto M, Mangialasche F, Ngandu T. Lifestyle interventions to prevent cognitive impairment, dementia and Alzheimer disease[J]. Nat Rev Neurol, 2018, 14(11): 653-666.

[10] Kivipelto M, Mangialasche F, Snyder H M, et al. World-Wide FINGERS Network: A global approach to risk reduction and prevention of dementia[J]. Alzheimers Dement, 2020, 16(7): 1078-1094.

[11] Vlachos G S, Scarmeas N. Dietary interventions in mild cognitive impairment and dementia[J]. Dialogues Clin Neurosci, 2019, 21(1): 69-82.

[12] Frisoni G B, Altomare D, Ribaldi F, et al. Dementia prevention in memory clinics: recommendations from the European task force for brain health services[J]. Lancet Reg Health Eur, 2023, 26: 100576.

第七章

认知障碍诊疗中心建设

- 第一节　建设认知障碍诊疗中心的意义
- 第二节　三级认知障碍诊疗中心的功能
- 第三节　建设认知障碍诊疗中心的要求
- 第四节　认知障碍诊疗中心的工作内容
- 第五节　认知障碍诊疗中心的工作流程
- 第六节　我国认知障碍诊疗中心的申报流程

第一节　建设认知障碍诊疗中心的意义

王　瑾　屈秋民

近年来，随着我国人口老龄化的快速发展，认知障碍患者逐年增加，患者的就诊需求快速增长。与其他疾病不同，认知障碍诊疗具有显著特点：①认知障碍不是一个独立疾病，而是多种脑部疾病或/和全身疾病引起的综合征，其诊疗可能牵涉多个学科。②认知障碍临床表现复杂多样，除了认知功能减退之外，常伴有多种精神行为异常和日常生活能力减退，且认知功能减退与精神行为异常、日常生活能力减退相互影响，使临床表现更加复杂。绝大多数认知障碍不可逆，病情缓慢加重，症状越来越重，越来越复杂，处理越来越困难，需要经验丰富的专业人员处理，甚至多学科处理。③患者常存在记忆、思维、理解判断等障碍，不能准确叙述病史，而由照料者或知情者代诉，不一定能够准确描述患者的病情。④大多数认知障碍疾病缺乏简便可靠的生物标志物，诊断及鉴别诊断常存在较大困难，容易发生误诊、漏诊，需要经验丰富的医疗机构和专科医师处理。⑤绝大多数认知障碍是一个缓慢进展的过程，除了药物治疗之外，还需要结合非药物治疗、康复治疗、护理等多种方法综合治疗。

目前我国专门从事认知障碍诊疗服务的机构较少，患者常不知去何处就诊，何处可以得到专业的诊治，常常导致延迟诊治和漏诊、误诊，丧失早期诊断和早期治疗的最佳时机，中晚期患者不能得到合理治疗。因此，迫切需要专门从事认知障碍诊治的机构和专家，方便群众就医，为广大患者提供最佳的诊治方案，而认知中心建设对于建立认知障碍疾病规范化的诊疗服务体系，充分发挥卫健委和各地医院及社区卫生中心领导的组织化管理的作用，提高各地认知障碍疾病诊疗服务水平具有重要意义：

（1）健全我国认知障碍疾病专科规范化诊疗体系，满足认知障碍疾病防治服务的需求。

（2）建立健全认知障碍疾病专科人才培养体系，为积极应对人口老龄化提供人才保障。

（3）为认知障碍疾病的临床研究、质控、科普宣传等提供信息化、网络化平台。

（4）通过收集和分析规范的三级预防、干预和科学研究的证据，为政府关于预防认知障碍疾病指导方针的制定、服务的评估和相关产品的认证提供依据。

认知中心建设具有下列实际意义：

（1）方便患者就诊，让患者知晓怀疑认知障碍时应该去哪些医院、哪些科室就诊，甚至明白去找哪些医生诊治。

（2）发挥认知障碍专科医师的优势，实现专病专治，为患者提供专业的诊疗服务。

（3）有利于患者的综合治疗和长期管理，实现认知障碍全程管理。

（4）有利于临床医师收集认知障碍患者资料，开展认知障碍临床研究，积累认知障碍诊治经验，提高认知障碍疾病诊治水平。

（5）促进亚专科建设和学科发展。

第二节 三级认知障碍诊疗中心的功能

王 瑾 屈秋民

按照认知障碍诊疗中心的规模、设备、医教研水平等,我国认知障碍诊疗中心分为3个级别:核心高级认知障碍诊疗中心、高级认知障碍诊疗中心、记忆障碍防治中心。

一、核心高级认知障碍诊疗中心

核心高级认知障碍诊疗中心(简称核心高级认知中心)处于引领地位,为国内本领域的领军医院。其主要职能包括:

建立认知障碍疾病患者登记及随访数据管理系统;建立各级中心转诊、会诊和远程会诊的诊断治疗体系,并指导下级中心开展相应工作;协助并指导下级中心认知障碍专科医师、神经心理评估师和认知康复师的能力提升与认证等相关工作;开展科学研究,加强科研协作,有效提升我国认知障碍疾病的整体防治水平。

二、高级认知障碍诊疗中心

高级认知障碍诊疗中心(简称高级认知中心)是认知障碍疾病规范化诊疗体系的中坚力量,发挥承上启下的桥梁作用,为区域内具有龙头示范作用的大型医疗机构。其主要职能包括:

负责认知障碍患者管理及数据上报;协助上级中心进行本区域的认知中心建设、人才培养和质量控制;建立与上下级中心转诊、会诊、远程会诊、科研协作的机制和制度;指导下级中心进行疾病管理、患者随访和科普宣传等。

三、记忆障碍防治中心

记忆障碍防治中心（简称记忆防治中心）是认知障碍疾病规范化诊疗体系的基层力量，发挥重要的支撑作用，主要为县级医院和社区医疗机构。其主要职能包括：

在上级中心的指导下开展认知障碍高危人群的筛查、评估、诊疗和随访等工作；认知障碍患者管理及数据上报；与上级中心建立转诊和远程会诊的机制和制度；制定社区健康教育与预防计划，开展本区域内的疾病预防和健康宣教工作。

第三节　建设认知障碍诊疗中心的要求

王　瑾　屈秋民

《2018年中国痴呆与认知障碍诊治指南（九）》提出"中国记忆障碍门诊建立规范"；2017年中国老年保健协会阿尔茨海默病分会（ADC）发布"中国记忆体检专家共识"；2021年国家卫生健康委能力建设和继续教育中心组织全国相关领域专家制定了我国《认知障碍诊疗中心建设标准》（征询意见稿），提出了各级认知障碍诊疗中心建设的具体标准和要求，简单归纳总结如下，各医疗机构可以结合本单位实际情况，建设规范的认知障碍诊疗中心。

一、硬件

（1）诊室：至少一间独立的诊室，保证患者就诊时一人一室。诊室应该比较安静，减少干扰。最好是一个固定的诊室，便于患者就诊和宣传。

（2）认知障碍专科病房：床位至少10张，能够满足认知障碍患者住院检查、特殊检查及治疗、康复训练等需要。

（3）神经心理测查室：记忆门诊和专科病房至少各有一间独立的神经心理测查室，能够规范开展常用的神经心理评估。

（4）辅助检查：医院可以进行头部MRI、常规的血液生化检验、甲状腺功能测定、血清维生素B_{12}测定、梅毒血清学等临床检查。需要时，可以安排患者进行腰椎穿刺，进行脑脊液检查，测定$A\beta$及tau蛋白。有条件的医院，可以开展PET检查，测定脑内$A\beta$沉积、tau沉积及脑葡萄糖代谢等。

（5）认知训练室：记忆门诊及专科病房各有一间认知训练室，配备认知训练常用工具、计算机辅助认知训练软件，居家认知训练手册等。

二、人员

（1）医师：认知障碍诊疗中心至少1名中级职称以上医师，热爱认知障碍诊疗工作，并具有丰富的认知障碍诊疗经验。可以是神经内科医师、精神科医师或老年科医师。每周至少 2 次固定时间参加记忆门诊。

（2）神经心理测查师：门诊及病房各有 1 名以上经过专业培训并获得相关证书的神经心理测查师，熟练掌握常用神经心理评估量表。

（3）认知康复治疗师：至少 1 名经过专业培训并获得相关证书的康复治疗师，能够熟练指导患者进行认知训练。

（4）认知障碍专科护士：至少 1 名经过专业培训并获得相关证书的认知障碍专科护士，熟练指导不同程度认知障碍患者及其照料者完成日常护理、居家照料、照料支持、健康教育等。

三、软件

认知障碍诊疗中心应制定合理的工作制度和工作流程，包括记忆门诊工作安排、医师出诊信息、认知障碍诊疗规范、数据录入及资料管理制度、患者随访制度、健康教育计划、患者就诊手册等，并能长期坚持。

第四节 认知障碍诊疗中心的工作内容

王　瑾　屈秋民

一、认知障碍诊治

（1）询问病史：详细询问认知障碍病史，包括"ABC"症状的起病形式、发生顺序、演变过程等。除了询问患者之外，一定要向知情者求证。

（2）体格检查：包括全身系统检查、神经系统检查和认知功能检查。

（3）认知障碍筛查：所有疑诊认知障碍患者，均应进行认知障碍筛查，常用MMSE、MoCA、画钟试验、Mini-cog等，尤其MMSE和MoCA最常用。AD8和IQCODE属于自查量表，也可作为筛查工具（表7-4-1）。

表 7-4-1　认知障碍诊疗中心应具备的评估量表

评估内容	首选	候选
自查	AD8	IQCODE
整体认知功能	MMSE	MoCA
记忆	霍普金斯词语学习	15单词回忆、FULD物体记忆测验
语言	语义流畅性	波士顿命名、语音流畅性
视空间功能	画钟试验	图形复制、积木测验
注意力	数字广度	敲击试验
执行功能	连线测验A和B	数字-符号转换、Stroop
精神行为症状	NPI	Hamilton抑郁量表
日常生活能力	ADL	
鉴别诊断	Hachinski缺血指数	

（4）认知功能评估：对于MMSE及MoCA得分低于分界值，或疑诊MCI及痴呆者，均应进行细查。细查的目的是评估有哪些认知域损害及其严重程度，帮助认

知障碍的临床诊断。各医院可以根据实际需要选择合适的量表，但是要求涵盖痴呆等"ABC"三大类症状，以及所有的认知域，包括：记忆、执行功能、视空间功能、复杂注意、语言、社会认知6个方面。

（5）辅助检查：根据患者病情，合理选择辅助检查。初诊患者，应完成颅脑磁共振、血常规、血液生化、甲状腺功能、维生素 B_{12}、梅毒血清学等常规检查；特殊患者，根据病情进一步选择特殊检查，如磁共振增强扫描、脑电图、脑脊液检查等。有条件的单位，应建议患者进行腰椎穿刺，测定脑脊液 Aβ 及 tau 蛋白，甚至 PET 检查。

（6）制定治疗方案：根据患者病情，制定合理治疗方案，包括药物治疗、非药物治疗、认知训练等。

（7）提供照料指导：所有认知障碍患者，应由专科医师或专科护士为患者及照料者进行照料指导，包括照料安全、日常生活照料、服药及病情观察、居家认知训练等，提供认知障碍科普资料及照料者指导手册等。

（8）随访：一般认知障碍患者，建议最少3~6个月随访1次。特殊患者，可以根据病情，调整随访时间。

二、认知障碍体检

有条件的单位，应该积极开展认知障碍健康检查。适用于年龄50岁以上；有痴呆家族史；自觉有1项或者多项认知功能减退症状；担心今后发生痴呆的人群。

三、健康教育

认知障碍诊疗中心应制定认知障碍健康教育计划，定期开展认知障碍健康教育，包括照料者培训、痴呆防治知识宣传等。

四、照料者支持

可通过微信群、网络咨询、定期举办照料者联谊会等形式，解答照料者问题，提供照料指导等。

五、临床研究

收集记忆门诊患者资料，建立数据库，进行定期随访，开展认知障碍临床研究、药物临床试验等。

六、认知障碍病房

高级记忆障碍中心，应该设置专门的认知障碍病房或病区小组，收治疑难的认知障碍患者，进行全面的认知功能评估及相关辅助检查，尤其腰椎穿刺，测定脑脊液 Aβ42 水平及 tau 蛋白、磷酸化 tau 蛋白水平；有认知障碍家族史，以及青年起病的认知障碍患者，建议进行认知障碍相关基因检测。有条件的医院，可以进行 PET 检查，评估脑葡萄糖代谢、脑内 Aβ 沉积及 tau 蛋白沉积、DAT 显像等，确定认知障碍的病因，制定治疗方案。

第五节 认知障碍诊疗中心的工作流程

王 瑾 屈秋民

各医院可结合本单位实际情况，制定认知障碍诊疗工作流程。西安交通大学第一附属医院认知障碍诊疗中心工作流程如下，供大家参考。

一、普通门诊工作流程

门诊挂号→记忆门诊候诊处→扫描二维码完成痴呆自查问卷（AD8）→接诊医师询问病史→开具常规检查申请单（血常规、肝肾功、电解质、血清维生素 B_{12}、叶酸、甲状腺功能、梅毒血清学、头颅 MRI 平扫等）及认知障碍筛查（MMSE、MoCA、ADL 和老年抑郁量表）。检查结果回报后，建议患者去记忆障碍门诊就诊。

二、记忆障碍门诊工作流程

记忆障碍门诊患者，可能由普通门诊转诊而来，或者因认知障碍主诉直接来记忆障碍门诊。除了完成病史询问、体格检查及常规检查、神经心理粗查之外，可根据病情，加做其他辅助检查及成套神经心理测查（霍普金斯词语学习试验、积木试验、数字广度、波士顿命名、数字–符号转换、Stroop 试验、NPI 等），其诊治流程如图 7-5-1 所示。

三、认知障碍患者住院标准

绝大多数认知障碍患者，在记忆门诊即可完成诊治及随访，但是下列情况，建议患者入院进行检查和评估，明确认知障碍的病因，制定合理的治疗方案。

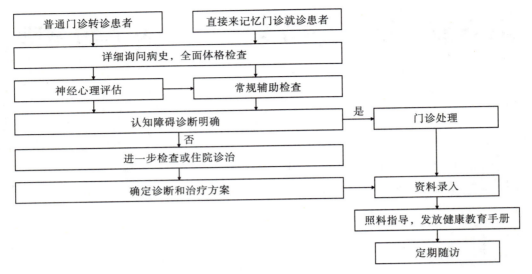

图 7-5-1　记忆障碍门诊工作流程

（1）快速进展性认知障碍，或青年起病的认知障碍，或提示继发性认知障碍，门诊难以明确诊断者。

（2）认知障碍临床表现不典型，或者病情复杂，门诊难以明确诊断。

（3）需要做腰椎穿刺、多导睡眠图、视频脑电图等特殊检查。

（4）症状较重，或合并其他系统性疾病，门诊处理困难。

第六节　我国认知障碍诊疗中心的申报流程

王　瑾　屈秋民

按照《认知障碍诊疗中心建设》规划，我国认知障碍诊疗中心分为核心高级认知中心、高级认知中心、记忆障碍防治中心。有意向申报认知障碍诊疗中心的单位，首先根据本单位实际情况，对照相应的认知障碍诊疗中心申报标准，准备相关资料。然后下载申报表并按照要求填写，资料完善后上传至国家卫生健康委能力建设和继续教育中心。中心收到申请资料后进行初审。通过初审后，组织专家进行评审和现场检查，通过评审后，向全国公布。

国家《认知障碍诊疗中心》实行动态管理，各中心需要每年进行自评，国家卫生健康委能力建设和继续教育中心组织专家现场检查。

参考文献

[1] 中国痴呆与认知障碍诊治指南写作组，中国医师协会神经内科医师分会认知障碍疾病专业委员会. 2018 中国痴呆与认知障碍诊治指南（九）：中国记忆障碍门诊建立规范 [J]. 中华医学杂志, 2018, 98(21): 1653-1657.

[2] 解恒革，田金洲，王鲁宁. 中国记忆体检专家共识 [J]. 中华内科杂志, 2014, 53(12): 1002-1006.

第八章

认知障碍典型病例

- 阿尔茨海默病 1 例
- 路易体痴呆 1 例
- 血管性痴呆 1 例
- 行为变异型额颞叶痴呆 1 例
- 语义性痴呆 1 例
- 克-雅病（CJD）1 例
- 自身免疫性脑炎 1 例
- Wernick 脑病 1 例

阿尔茨海默病 1 例

病例提供医师：王　瑾　屈秋民

一、病例资料

基本资料：陆××，女，59岁，大学文化，先后从事机器检修工、行政干部、会计等工作，55岁退休。

主诉：进行性记忆力下降两年半。

现病史：2009年10月开始，记忆力减退，说过的话容易忘，常反复问同一件事；爱忘事，放的东西找不到，出门忘记带包。2010年有一次吃饭中去干别的事，干了一会，忘了正在吃饭，直到别人叫她，才回来吃。同年5月，乘车去单位，忘了该从哪一站下车，经常坐过站。择菜、洗菜洗不干净，洗衣服漂洗不净。做家务拖地板时，把抹布不是横向而是纵向夹进拖把。2011年年初，毛衣前后穿反，叠衣服一卷就完；认不出曾同在一个车间里的人。5月初，老伴让她拿手机，临时改为让拿另一个物品，看不到（视而不见），忘手机号。擀面不像从前圆、薄。9月记不起结婚、生女儿的日期。10月，家住2号楼，到5号楼打针，找不到所住的楼，转了一圈才绕回去。2012年1月，在公园散步时，独自到北门不知道该出去，又返回，来来回回走。2月份，反复虚构说一个同事去世了。看到远处有一个方格，里面都是方块。地上都是老鼠，有水。2年来从不购物、理财、做饭，睡眠可。

追问病史2007—2008年开始，夜晚易做梦，害怕当出纳时把钱丢了，无法向人交代，曾梦见丢钱，反复惊醒，2009年年底辞职。2009年5月，女儿坐月子，主动性差，不太关心家人。

既往史：无高血压、心脏病、糖尿病、肝炎、结核等病史。2011年11月健康查体发现血脂高，口服银杏叶片和血脂康，控制可。

个人史：无特殊。

家族史：家族中无类似病史及遗传性疾病史。

体格检查

心、肺、腹及全身检查无异常。

专科检查

神经系统检查：神清，言语流利，右利手，四肢肌力、肌张力正常，腱反射对称活跃，双侧巴氏征（−）；深浅感觉无异常，四肢共济运动稳准，动作灵活，步态正常。

高级神经功能检查：问答切题，查体合作，接触正常，表情少，缺乏主动性，答错就诊日期，记错来医院坐车，说错早饭，说不清退休时间，100−7=93−7=？算错1元钱有几个5分，1分钟说出的水果3个。

表 8-1-1 神经心理测查

MMSE		MoCA		成套神经心理测查	
项目	得分/分	项目	得分/分	项目	得分/分
时间定向	0	连线测验	0	WISC-BD	0
地点定向	1	复制立方体	0	FOM	2
即刻记忆	2	画钟	0	数字广度	8
计算	0	命名	1	RVR	13
延迟回忆	1	注意力	1	HRSD	2
命名	2	计算	0	Hachinski	0
语言流畅性	0	语言复述	0		
语言理解	0	语言流畅性	0		
执行命令	1	相似性	0		
造句	0	延迟回忆	0		
画图	0	时间地点定向	1		
总分	7	总分	3	总分	25

辅助检查

血常规、肝肾功、电解质均正常；叶酸、B_{12}水平正常，梅毒抗体（−），甲状腺功能正常；磁共振显示轻度脑皮层萎缩。

影像检查

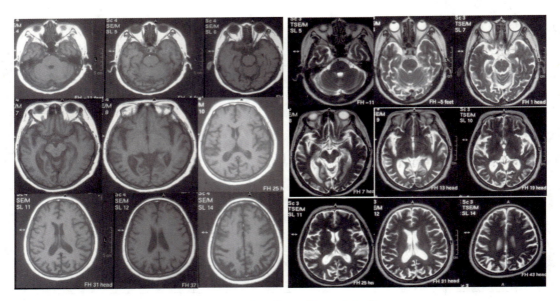

图 8-1-1　水平位 T1 及 T2 加权像

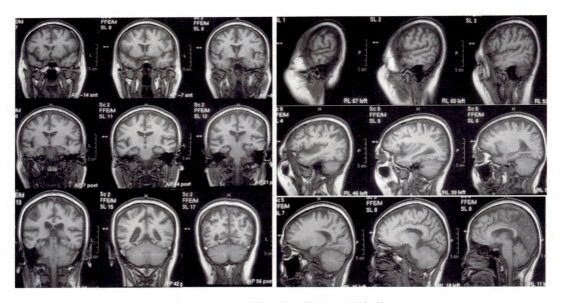

图 8-1-2　冠状位及矢状位 T1 加权像

二、诊断分析

病例特点

（1）中年女性。

（2）缓慢起病，进行性加重。

（3）近记忆力减退为首发症状，逐渐出现执行功能、视空间功能、语言表达等多项认知损害。

（4）无神经系统局灶体征及帕金森症。

（5）早期无明显精神病性症状，视幻觉出现在发病2年后。

（6）磁共振轻度皮层萎缩，双侧海马萎缩为主。

（7）化验检查无异常。

诊断思路

有无认知障碍：病史提示记忆、语言、视空间、执行功能等多项认知功能较前明显下降；神经心理测查显示总体认知功能较前下降，记忆、视空间、执行功能、语言等评分均低于正常分界值；认知障碍已经持续2年余；无谵妄、抑郁等。因此，可以诊断认知障碍。

认知障碍程度：认知功能较前明显下降，且导致日常生活能力下降，符合痴呆诊断标准。患者独立生活存在一定困难，需要一定帮助，达到中度痴呆标准。

认知障碍原因：该患者隐匿起病，缓慢进行性加重，无全身系统性疾病，磁共振脑实质无异常信号，故考虑神经系统退行性疾病；近记忆力障碍为首发症状和突出表现，后逐渐出现多项认知功能障碍，符合NIA-AA典型阿尔茨海默病诊断标准。

鉴别诊断：视幻觉出现在起病2年后，中重度痴呆，无帕金森综合征相关临床表现，认知障碍无明显波动，不符合路易体痴呆特点。无明显人格行为异常，言语障碍出现晚，且主要表现为找词困难，磁共振为全脑均匀萎缩，不符合额颞叶痴呆。

进一步检查：脑脊液生化、常规正常，AD标志物检测结果见下表。按照IW-3诊断标准，符合可能AD诊断。

表8-1-2 AD脑脊液标志物的检测结果

脑脊液标志物	结果/（pg/mL）	正常值范围/（pg/mL）	结果判定
Aβ42	283	502~1018	降低
总tau	714	116~370	增高
P-tau	63.86	35.84~66.26	正常

最终诊断：中度痴呆，阿尔茨海默病（老年前期型）。

三、处理

（1）一般处理：加强护理，防走失。

（2）加强认知训练。

（3）美金刚，每次 5mg，早饭后服用，每日 1 次。1 周后加至每次 10mg，2 周后加至每次 15mg，3 周后加至每次 20mg，长期维持。

1 个月后，如果认知障碍无明显改善，加用多奈哌齐，5mg，晚饭后 1 次，4 周后加至每次 10mg 维持。

（4）改善精神行为症状：目前有视幻觉，未给家人及照料者带来明显困扰，可以先不做特殊处理，继续服用美金刚观察。

（5）定期随访。

（6）建议基因检测：ApoE ε3/4 基因型，APP、PSEN1、PSEN2 均未见有意义突变。

四、经验教训

阿尔茨海默病是认知障碍最常见的原因，中老年患者，缓慢出现认知障碍，且进行性加重，以记忆减退和海马型遗忘为主要表现时，应首先考虑阿尔茨海默病。按照国内外指南，所有认知障碍患者，均应进行必要的辅助检查，以排除全身因素。磁共振检查主要是排除其他脑部疾病，虽然脑萎缩缺乏特异性，如果发现双侧大致对称的颞叶内侧及海马萎缩、广泛大脑皮层萎缩对于诊断具有重要帮助。脑脊液生物标志物检查对于临床确诊具有重要意义，有条件时，应积极推荐。

该患者临床表现符合典型 AD 表现，未发现可引起痴呆的其他原因，MRI 双侧颞叶及海马轻度萎缩，符合 AD 改变。按照 IWG-3 标准，有典型 AD 临床表现，脑脊液 Aβ42（+），p-tau（-），可诊断很可能 AD（probable）。但是该患者起病年龄较早（56~57 岁），应考虑家族型 AD，进行基因检测是必要的，尽管未发现 APP、PSEN1、PSEN2 存在有意义突变，也不能完全排除少见基因突变引起的家族型 AD。但是也可能为散发型 AD，因为携带 ApoE ε3/4 基因型，使发病年龄提前。

路易体痴呆 1 例

病例提供医师：谭　颖　屈秋民

一、病例资料

基本资料：寇××，男，57 岁，高中文化程度，个体公司老板。

主诉：动作迟缓、反应迟钝 1 年，幻觉 6 个月。

现病史：1 年前无明显诱因出现面部表情减少，主动活动减少，对周围人、事无兴趣，日常生活、工作能力明显减退，动作迟缓，写字明显变小，行走时身体前倾、步态不稳，梳头、解纽扣、脱上衣、洗脸、刷牙尚可自行完成。反应迟钝，家人发现有时脑子糊涂，思维反应慢，说一件事理解慢，但是工作尚可完成，有时重复诉说同一件事；曾经在家附近走错方向，傍晚及夜间明显，晨起及上午明显减轻。

6 个月前出现幻觉，经常看到已故朋友坐于家中，看到地上有小动物，尤其傍晚、夜间明显，白天较少发生。睡眠可，多梦，梦中多次大喊大叫，有踢打动作，甚至惊醒，无梦游行为。无大小便失禁、无出汗、无心慌等症状。无嗅觉减退。曾于外院住院诊断"帕金森综合征、抑郁状态"。

半年前开始口服奥氮平 2.5mg qd，西酞普兰 10mg qd，美多芭 0.125g bid，幻觉症状稍改善，余症状时轻、时重。10d 前自觉吞咽困难、流涎，反应迟钝进一步加重，主动活动少，与家人交流少，活动量明显减少，为进一步诊治入院。

既往史：否认高血压、糖尿病等慢性病史；2 年前因投资失败情绪低落，懒言少语，曾于外院诊断"抑郁状态"，口服西酞普兰后症状改善。

家族史：母亲及一兄既往有肢体抖动病史，均已故，具体死因不详。

体格检查

T 36.0℃，P 92 次 /min，R 18 次 /min，Bp 135/88 mmHg，身高 172cm，体重 82kg。心、肺、腹部及全身查体未见明显异常。

专科检查

神经系统检查：神志清楚，言语简慢、声音低沉，能基本正确应答，眼球各向活动正常，瞬目减少，表情少，面具脸，余颅神经检查正常。四肢肌力正常，双腕关节齿轮样肌张力增高，双上肢轮替、对指动作稍慢，双足跟蹬地、足尖拍地慢，行走双上肢连带摆臂少，身体前倾小步。双侧腱反射对称活跃，双侧巴氏征（+），双侧掌颏反射阴性。双侧布氏征及克氏征均阴性。闭目难立征（-），后拉试验阴性。

高级神经活动检查：右利手，问答切题，查体部分合作，接触被动，缺乏主动性，理解慢，时间、地点、人物定向正常，100 连续减 7 正常，记错早饭，1min 说出的水果 6 个。

辅助检查

血常规、尿常规、凝血、肝功、肾功、电解质、血脂、心肌酶谱、血同型半胱氨酸均未见明显异常。自身免疫性脑炎抗体谱、脑脊液常规、生化、感染系列均阴性。甲功 8 项：T4 甲状腺素 5.48μg/dL，铜蓝蛋白 0.23g/L，余正常。

头颅磁共振：①多发腔梗，脑白质脱髓鞘。②DWI 未见明显异常。③头颅 MRA 未见明显异常。④磁敏感成像（SWI）示未见明显异常。

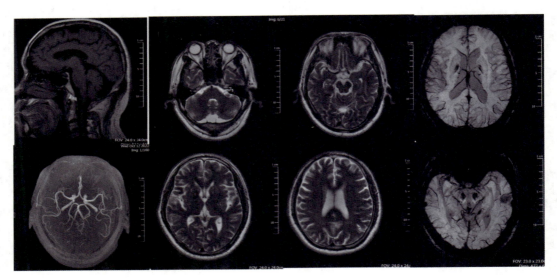

图 8-2-1　MRI 及 MRA 成像

颈部血管彩色多普勒超声：右侧锁骨下动脉、左侧颈动脉粥样斑块形成。
心动超声检查：左室舒缓功能减低。
泌尿系超声：前列腺体积大，膀胱残余尿量增加 60mL。
脑脊液检查：生化、常规正常，Aβ42、总 tau 蛋白、P-tau 蛋白均正常。
FDG-PET：双侧基底节、皮层葡萄糖代谢对称性轻度升高。
全外显基因检测：NIPA1 杂合变异（临床意义未明变异）。

表 8-2-1 神经心理测查

MMSE		MoCA	
项目	得分/分	项目	得分/分
时间定向	5	连线	0
地点定向	4	复制立方体	0
即刻记忆	3	画钟	1
计算	5	命名	3
延迟回忆	0	注意力	2
命名	2	计算	3
语言流畅性	1	语言复述	1
阅读理解	1	语言流畅性	1
执行命令	3	相似性	1
造句	1	延迟回忆	2
画图	0	时间地点	6
总分	25	总分	20

二、诊断分析

病例特点

（1）中年男性。
（2）缓慢起病，进行性加重。
（3）从情绪障碍开始，早期出现认知障碍及帕金森综合征。
（4）认知障碍以思维反应、视空间功能障碍为主，并有明显波动。
（5）早期出现视幻觉，有夜间睡眠行为紊乱。

诊断思路

有无认知障碍：病史提示认知功能较前下降，表现为思维反应迟钝，在熟悉地方辨别方向错误；神经心理测查显示总体认知功能低于正常分界值，以视空间功能及执行功能得分降低为主；认知障碍已经持续1年以上；无谵妄，不能用抑郁解释，认知障碍发生于服用奥氮平之前，可排除药物对认知功能的影响，提示患者存在认知障碍。

认知障碍程度：该患者认知功能较前下降，工作能力较前下降，有迷路，符合痴呆诊断标准，日常生活能够自理，不需要帮助，故诊断轻度痴呆。

认知障碍原因：该患者无全身系统性疾病，磁共振虽有血管周围间隙扩大及腔隙性脑梗死，但是非关键部位，且数目少，不能解释认知障碍；奥氮平虽可引起认知障碍及帕金森症，但是帕金森症及认知障碍发生于奥氮平使用之前，其认知障碍非药物所致，故考虑神经系统退行性疾病所致。情绪障碍为首发症状，早期出现执行功能障碍和视空间功能障碍，认知障碍有明显波动，且存在明显、反复的视幻觉和RBD，发病早期出现帕金森症，有3项支持路易体病的核心标准，故符合很可能路易体痴呆的诊断标准。

鉴别诊断：该患者早期出现视幻觉及帕金森症，记忆障碍并不明显，脑脊液Aβ42、tau、p-tau检查正常，不支持阿尔茨海默病诊断。该患者无明显人格行为异常及言语障碍，且早期表现为视幻觉、帕金森症，磁共振为全脑均匀萎缩，不符合额颞叶痴呆。

进一步检查：PET/CT行DAT显像，了解有无基底节区摄取率降低；多导睡眠图检查，明确有无快速眼动期肌肉失弛缓，寻找路易体痴呆的客观证据。

最终诊断：轻度痴呆，路易体痴呆，帕金森综合征，抑郁状态。

三、处理

（1）一般治疗：防止睡眠中 RBD 引起外伤；规律生活，减少白天睡眠等。

（2）加强步态训练及认知训练，调节情绪，心理治疗。

（3）改善认知：卡巴拉汀胶囊，每次 3mg，晚饭后口服，每日 1 次。无不良反应时，2 周后可加至每次 3mg，每日 2 次。

（4）改善帕金森症：多巴丝肼 1/4 片，饭前 1h 口服，每日 3 次；症状改善不明显时，1 周后加至每次 1/2 片，每日 3 次；必要时加至每次 3/4 片或每次 1 片，每日 3 次。

（5）改善精神行为症状：西酞普兰加至每次 15mg，早饭后口服，每日 1 次。奥氮平减为每次 2.5mg，每天晚上 1 次，2 周后可减为 1.25mg，每天晚上 1 次。根据幻觉及夜间症状可停用。夜间睡眠障碍可将右佐匹克隆加为每次 3mg，睡前口服。

四、经验教训

路易体痴呆是引起认知障碍的第二位神经系统退行性疾病，患者认知障碍有明显波动，以注意缺陷、执行功能障碍、视空间功能障碍等为主，记忆减退不一定明显，当早期出现帕金森症、视幻觉、明显的 RBD 时，应高度怀疑路易体痴呆。DAT 显像发现基底节区摄取率降低，多导睡眠图显示快速眼动期肌肉失弛缓是重要的生物标志物，有助于早期诊断。

路易体痴呆患者容易早期出现幻觉、抑郁等精神行为症状，且半数患者可能对神经阻断剂超敏，使用抗精神病药物应格外谨慎，以免诱发严重不良反应。本例患者出现幻觉后，首先应用奥氮平，存在较大风险，应首先使用胆碱酯酶抑制剂。如果精神症状仍然明显，可联合使用美金刚。只有胆碱酯酶抑制剂和美金刚治疗后精神症状仍然明显时，才可小剂量试用非典型抗精神病药物。

血管性痴呆 1 例

病例提供医师：张　萌

一、病例资料

基本资料：王××，男，75 岁，初中文化程度，退休工人。

主诉：进行性反应迟钝 2 年，右下肢无力 3d。

现病史：2 年前开始，家人发现患者逐渐出现反应较前迟钝，说一件事几秒钟才反应过来，理解力差，需要解释好几次才能明白，反复教也学不会使用微信，语言表达缺乏逻辑，记忆力减退，同时感双下肢乏力，行走较前减慢，尚可维持正常的日常生活，经常尿急，有时走不到厕所就尿裤子。3d 前晨起活动时无明显诱因突然出现右下肢活动不灵，行走向右侧倾斜，无言语不利，无头晕、头痛，无恶心、呕吐，无黑矇等。休息后症状无缓解，为求进一步诊治来院。

既往史：高血压病史 10 余年，2 型糖尿病史 1 年，未规律监测，控制情况不详。

个人史：吸烟 40 余年，每天 20 根左右。余无特殊。

家族史：家族中无类似病史。

体格检查

T 36℃，P 70 次/min，R 14 次/min，Bp 148/92mmHg。心、肺、腹及全身查体未见明显异常。

专科检查

神经系统检查：神清，右利手，言语流利，右侧鼻唇沟变浅，右侧口角低，伸舌偏右，无舌肌纤颤及萎缩。右下肢肌力 5- 级，余肢体肌力 5 级；四肢肌张力对称无增减；双侧共济运动稳准，走路起步、转身稍慢，步幅略小，上肢轮替、握拳、对指灵活，双足蹬地慢，右侧上下肢腱反射较左侧增高，右侧巴氏征（+），躯干及肢体深浅感觉正常。脑膜刺激征（-）。

高级神经功能检查：问答切题，查体合作，接触正常，表情自然，时间定向差，说错月份及日期,地点、人物定向正常。5 分钟单词回忆得 0/4,100-7=93-7=84-7=77-7=70-7=？可以计算 1 元钱有 10 个 1 角,但是算不出有几个 5 分钱,1min 说出的蔬菜 4 个,穿衣较乱。

辅助检查

血液生化检查：AST 95U/L,ALT 219U/L。血常规、肾功、电解质、血脂、血糖、同型半胱氨酸、传染指标、肿瘤标志物未见明显异常。糖化血红蛋白 6.2%。

头颅磁共振：双侧半卵圆中心、基底节区、丘脑多发腔隙性脑梗死,脑室周围广泛白质脱髓鞘,脑皮层萎缩,脑室扩大;DWI 显示左侧脑室旁急性期腔隙性梗死灶,SWI 显示右侧枕叶、左侧颞叶散在微出血灶,MRA 左侧大脑中动脉 M2 段局限性狭窄。

表 8-3-1 神经心理测查

MMSE		MoCA		成套神经心理测查	
项目	得分/分	项目	得分/分	项目	得分/分
时间定向	3	连线测验	0	WISC-BD	9
地点定向	4	复制立方体	0	ADAS-cog	15
即刻记忆	3	画钟	1	数字广度	10
计算	3	命名	2	HAMA	3
延迟回忆	2	注意	1	HAMD	2
命名	2	计算	2	NPI	3
语言流畅性	1	语言复述	1	Hachinski	8
语言理解	1	语言流畅性	1		
执行命令	3	相似性	0		
造句	1	延迟回忆	0		
画图	0	时间地点定向	4		
总分	23	总分	12	总分	50

影像检查

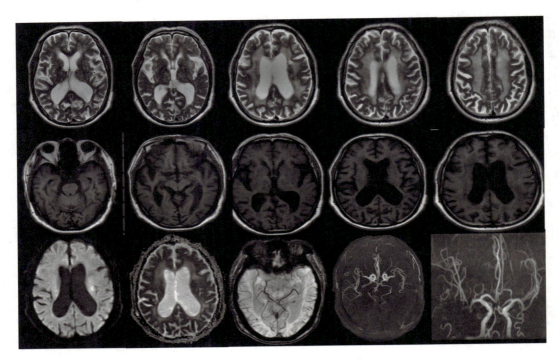

图 8-3-1　MRI 及 MRA 改变

二、诊断分析

病例特点

（1）老年男性，既往有高血压、糖尿病、吸烟等脑血管病危险因素，本次有明确脑梗死病史，治疗后肢体活动恢复正常。

（2）认知障碍缓慢起病，进行性加重。

（3）主要表现为思维反应迟钝，伴语言理解障碍、记忆减退，视空间功能障碍；

（4）早期出现步态障碍及锥体束征。

（5）磁共振显示：双侧基底节区、丘脑、皮层下多发腔隙性梗死，广泛脑白质脱髓鞘，大脑皮层萎缩，脑室扩大，左侧半球新发腔隙性梗死。

（6）化验检查无异常。

诊断思路

有无认知障碍：病史提示思维反应、语言理解、表达、计算、记忆等认知功能较前明显下降；神经心理测查显示认知功能评分低于正常分界值；认知障碍已经持续半年以上；无谵妄、抑郁等，证明存在认知障碍。

认知障碍程度：患者有执行功能、语言、记忆、视空间4项认知功能下降；认知障碍引起日常生活能力下降，符合痴呆诊断标准。患者可以维持独立生活，还不需要帮助，MMSE=23分，符合轻度痴呆标准。

认知障碍原因：该患者有多项脑血管病危险因素，本次以急性脑梗死入院；认知障碍缓慢起病，以执行功能障碍为主，伴步态障碍及尿急，磁共振显示广泛脑白质脱髓鞘、多发腔隙性脑梗死、脑萎缩，能够解释认知障碍，故考虑血管性认知障碍。

鉴别诊断：该患者以执行功能障碍为主，而记忆相对正常，磁共振血管性改变特别明显，能够解释患者临床表现，不符合AD诊断。该患者无幻觉及帕金森症，认知障碍无明显波动，不符合路易体痴呆。该患者无明显人格行为异常，言语障碍出现晚，且主要表现为找词困难，磁共振为全脑均匀萎缩，不符合额颞叶痴呆。

最终诊断：血管性痴呆（轻度），Binswanger病（脑白质脱髓鞘，多发腔隙性脑梗死），原发性高血压，2型糖尿病。

三、处理

（1）控制高血压、糖尿病，戒烟。
（2）阿司匹林、阿托伐他汀等预防脑梗死复发。
（3）改善脑循环代谢：丁苯酞 0.2g，每天 3 次。
（4）加强肢体功能锻炼及吞咽训练，加强认知功能训练。
（5）改善认知功能：多奈哌齐每次 5mg，晚饭后口服，每日 1 次。无不良反应时，2 周后可加至每次 10mg，每日 1 次。

四、经验教训

脑小血管病是认知障碍的常见原因，大多数缓慢起病，进行性加重，甚至没有卒中病史，有时与阿尔茨海默病等神经系统退行性疾病难以鉴别，磁共振检查是最主要的诊断依据。当磁共振检查发现广泛脑血管病性损伤，包括广泛脑白质损害、多发腔隙性脑梗死、关键部位脑梗死等，可以解释患者的认知障碍症状时，应首先考虑血管性认知障碍。病史及体格检查中，发现思维反应迟钝及执行功能障碍明显，而近事遗忘较轻，伴有明显情感失禁、假性球麻痹、尿失禁、步态障碍等时，应高度怀疑血管性认知障碍，及时进行磁共振检查，明确诊断。

行为变异型额颞叶痴呆1例

病例提供医师：张 萌

一、病例资料

基本资料：雷某，女性，73岁，小学文化。

主诉：精神行为异常4年余。

现病史：4年余前无明显诱因出现反复自言自语，重复说同一件事情，多为不愉快的事情，捡垃圾回家，情绪时好时坏，易哭，爱藏家里的东西，有时对刚发生的事情容易忘记，睡眠差，经常与老伴发生口角，严重时骂人、打人。1个月前与老伴再次发生口角后，离家去亲戚家，接回家后情绪波动大，易生气，严重时打老伴，连续数天不睡觉，穿衣服不讲究，尚可以独立做饭，无走失，可以独立生活，为求进一步诊治故来我院。

既往史：既往有"房颤、脑梗死"病史。否认糖尿病、脑外伤及癫痫病史。无食物及药物过敏史。

个人史：生于陕西，久居本地，无放射性物质、毒物接触史。无吸烟、饮酒史。

家族史：无痴呆家族史。

体格检查

T 36℃，P 107次/min，R 21次/min，Bp 131/79mmHg。心率117次/min，心律不齐，第一心音强弱不等。双肺呼吸音粗，未闻及干湿性啰音。腹部查体未见明显异常。双下肢无凹陷性水肿。

专科检查

神经系统检查：神清语利，右利手，查体稍欠合作，时间、地点和人物定向力均正常，记忆力基本正常，计算力差，判断力差，粗测智能正常。余神经系统查体未见明显阳性体征。

辅助检查

实验室检查：血、尿、粪常规，肝肾功、电解质，贫血因子3项，肿瘤系列，甲功，传染病及风湿免疫指标均未见明显异常。

脑脊液：常规、生化未见异常，Aβ1-42正常，总tau蛋白、磷酸化tau蛋白升高，具体见下表。

表 8-4-1　AD 脑脊液标志物的检测结果

标志物	结果/（pg/mL）	年龄/岁	正常参考值/（pg/mL）	结果判定
Aβ1-42	892	21~50 51~70 ＞70	61~974 562~1018 567~1027	正常
T-tau	770	21~50 51~70 ＞70	47~225 116~370 170~512	升高
P-tau（181p）	92.40	18~44 45~77	19.66~45.67 35.84~66.26	升高

头颅 MRI：广泛性大脑皮层萎缩，双侧额叶、颞叶为主，右侧额叶萎缩稍重。

表 8-4-2　神经心理测查

MMSE		MoCA		ADL	
项目	得分/分	项目	得分/分	项目	得分/分
时间定向	5	连线	0	基本生活能力	6
地点定向	2	复制立方体	0	工具性生活能力	15
即刻记忆	3	画钟	1		
计算	1	命名	1		
延迟回忆	1	注意力	1		
命名	2	计算	1		
语言流畅性	1	语言复述	0		
阅读理解	1	语言流畅性	0		
执行命令	1	相似性	0		
造句	1	延迟回忆	0		
画图	1	时间地点	6		
总分	19	总分	10	总分	21

影像检查

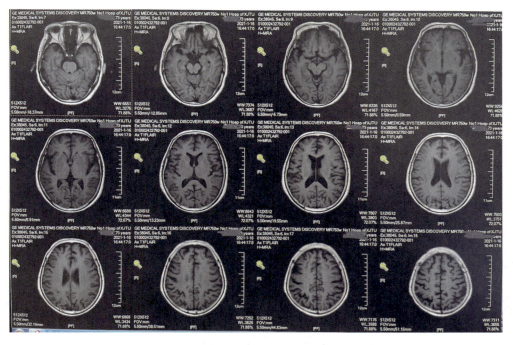

图 8-4-1 水平位 T1 加权像

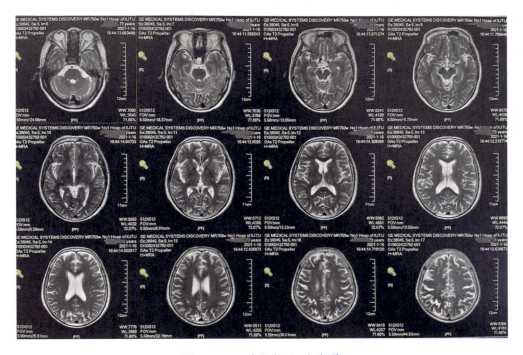

图 8-4-2 水平位 T2 加权像

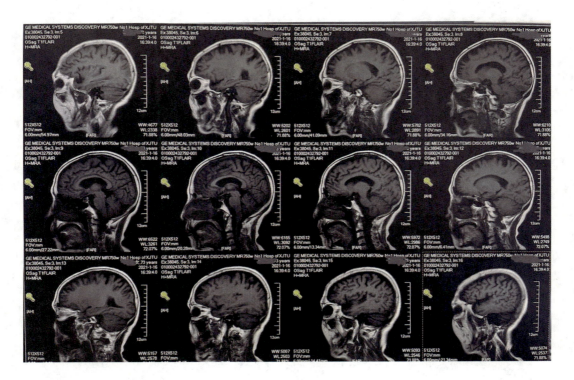

图 8-4-3　矢状位 T1 加权像

二、诊断分析

病例特点

（1）老年女性，隐匿起病，缓慢进展。
（2）主要症状为精神行为异常，脱抑制行为，缺乏个人情感，说刻板语言。
（3）记忆功能相对保留，生活或社会功能受损。
（4）头颅MRI双侧额叶萎缩，脑脊液总tau及磷酸化tau升高，Aβ正常。

诊断思路

有无认知障碍：患者主要表现为精神行为异常，说刻板语言，即社会认知明显受损，认知功能评分低于正常，符合认知障碍诊断标准。

认知障碍程度：该患者精神行为异常引起生活或社会功能受损，但是可以维持独立生活，符合轻度痴呆标准。

认知障碍原因：患者为老年女性，缓慢起病，进行性加重，无营养代谢及全身系统性疾病，磁共振表现为脑萎缩，故首先考虑神经系统退行性疾病。核心症状为精神行为异常，表现为脱抑制行为，缺乏个人情感，说刻板语言，而记忆功能相对保留，无明显幻觉及视空间功能障碍，头颅MRI双侧额叶萎缩为主，故诊断可能的行为变异型额颞叶痴呆（bvFTD）。

鉴别诊断：该患者记忆减退不明显，不考虑典型AD；无幻觉、视空间功能障碍及帕金森症等表现，不考虑路易体痴呆；以精神行为异常为主，需要与额叶变异型阿尔茨海默病鉴别。额叶变异型阿尔茨海默病是一种非典型阿尔茨海默病，与典型AD相比，额叶变异型AD的发病年龄较早，一般在65岁以前，患者早期记忆力及视空间功能相对保留，而以强迫行为、脱抑制、注意力及执行功能等额叶功能障碍为突出表现，但随着疾病进展患者会出现记忆、视空间等认知域损害。本例患者主要表现为精神行为异常，以脱抑制为主，脑脊液检查不符合AD改变，故可排除额叶变异型AD。

三、处理

（1）艾司西酞普兰 10 mg，每日 1 次。

（2）美金刚每次 5mg，每日 1 次，每周加量 1 次，每次增加 5mg，至每日 20mg 维持。

（3）奥氮平每次 5mg，每天 1 次。

（4）2 周后，患者精神症状较前明显改善，无打骂家人现象，刻板言语明显减少。

四、经验教训

行为变异型额颞叶痴呆（bvFTD）为额颞叶变性（FTLD）最常见的临床亚型，占 FTLD 患者总数的 50% 以上。在 bvFTD 中，情景记忆障碍并不像 AD 典型，患者主要表现为性格改变和行为异常，即早期表现为脱抑制、冷漠、刻板行为、饮食偏好和饮食行为改变、同理心下降及执行功能障碍等。其中一些早期症状，如同理心下降，有助于 bvFTD 诊断。冷漠可能表现为对工作、爱好、社交和个人卫生缺乏动机，可能被误诊为抑郁症。精神症状如幻觉和妄想，在 bvFTD 中少见。bvFTD 常因表现出上述误导性精神症状而易混淆为抑郁症、精神分裂症、双相情感障碍和边缘型人格障碍等原发性精神障碍性疾病。在 bvFTD 队列研究中，大约 50% 确诊为 bvFTD 的患者，最初被诊断为精神疾病。

早期食欲亢进和饮食行为改变是预测 bvFTD 潜在病理亚型的有用临床特征。80% 以上的 bvFTD 可出现饮食行为异常，主要表现为食物偏好领域（强烈偏好碳水化合物和蔗糖）、食欲和饮食习惯改变（刻板的饮食行为、暴饮暴食）以及突出的吞咽困难，这也是鉴别 bvFTD 和其他类型痴呆的标志之一。早期情景记忆受损仍被认为是 bvFTD 的排除标准。bvFTD 最常受累的解剖部位为前额叶、眶额叶和前颞叶皮质，可为非对称性。病理表现异质性很大，临床症状与病理亚型相关性不明确。

本例患者的临床诊断和鉴别诊断主要集中于 bvFTD 以及额叶变异型 AD 之间。bvFTD 的诊断首先要满足 possible bv-FTD 的临床诊断标准，即脱抑制、淡漠、缺乏同情心、持续或异常的刻板行为、过度口欲或进食行为改变、神经心理学特点（执行功能损害而记忆、视空间功能相对保留）6 项主要表现中需满足 3 项；符合 possible bv-FTD 标准的患者如果有家属证实的日常生活能力下降以及影像学上提示的额叶和/或前部颞叶萎缩或低代谢的表现，则可诊断 probable bv-FTD。对于本患者而言，其临床表现中有脱抑制行为，缺乏个人情感，说刻板语言，异常的刻板行为，符合 possible bv-FTD 标准，且影像上主要表现为额叶萎缩，有家属证实的日常生活或社会功能受损。符合 probable bv-FTD 诊断标准。

需要与额叶变异型 AD 鉴别。额叶变异型 AD 是以执行功能损害或异常行为为主要表现，而记忆损害相对较轻。有文献报道额叶变异型 AD 的首发表现中，有 60%~80% 的患者其首发的临床症状是认知损害（如记忆力下降）而不是行为改变，有 20%~40% 的患者满足可能的 bv-FTD 标准即出现 6 项 bv-FTD 临床主要症状中的 3 项及以上，淡漠、脱抑制、丧失同情心 3 项表现最常见，而口欲改变、异常刻板行为、执行功能改变等表现较少见。所以在临床表现上很难将两者区分。影像学上，额叶变异型 AD 患者除了对称性额叶、颞叶萎缩之外，常伴有颞叶内侧、顶叶、扣带回及枕叶萎缩——即类似于典型 AD 患者。而 bvFTD 患者额颞叶萎缩更明显，而很少累及顶叶、枕叶。本例患者以双额叶萎缩明显，颞叶、海马未见明显萎缩。且脑脊液生物标志物提示为 A-T+N+，故排除阿尔茨海默病，考虑诊断为 bvFTD。

临床上遇到行为改变明显，而记忆减退不明显的痴呆患者，应注意鉴别 bvFTD 与额叶变异型 AD，影像学检查及脑脊液生物标志物可提供重要帮助。

语义性痴呆 1 例

病例提供医师：王 瑾

一、病例资料

基本资料：杨某，男性，52 岁，大学文化。

主诉：进行性命名困难 1 年。

现病史：1 年前患者无明显诱因逐渐出现命名困难，表现为叫不出蔬菜的名称、叫不出熟人的名字，但是能说出以前干过的工作及其他食物的名称，与他人沟通交流较前困难，有时答非所问。记忆力减退，以近记忆力减退为著，刚发生的事情忘记，脾气较前暴躁，容易发怒，时间、地点定向尚可，不迷路，日常生活能力较前下降。自觉命名困难症状逐渐加重，为进一步诊治入院。

既往史：高血压病史 10 余年，血压最高 170/100mmHg，服用"苯磺酸氨氯地平、拜新同"降压治疗，血压控制不佳。否认糖尿病、脑卒中、脑外伤及癫痫病史。无食物及药物过敏史。

个人史：生于陕西，久居本地，无放射性物质、毒物接触史。无吸烟、饮酒史。

家族史：父亲已故，患有抑郁症，无痴呆家族史。

体格检查

T 36.5℃，P 62 次/min，R 18 次/min，Bp 123/76mmHg，心、肺、腹查体及全身查体未见明显异常。

专科检查

神经系统检查：神志清楚，问答不切题，近记忆力下降，粗测智能差。额纹对称，双眼闭目紧。双侧瞳孔等大等圆，直径约 3.0mm，直接、间接对光反射灵敏，眼球运动自如，无眼震。双侧鼻唇沟对称等深，口角无歪斜。悬雍垂居中，双侧软腭抬举良好，咽反射灵敏。伸舌居中，无舌肌纤颤及萎缩。双侧转颈、耸肩均一致有力。颈软，无抵抗。四肢肌力 5 级。四肢肌张力对称无增减。四肢腱反射对称活跃。四肢深浅感觉对称正常。共济运动对称正常。双侧巴氏征阴性。双侧布氏征及克氏征阴性。

辅助检查

实验室检查：

（1）梅毒螺旋体抗体及 HIV 均阴性。

（2）同型半胱氨酸 25.9μmol/L（升高）。

（3）甲功九项：TPO 过氧化物酶自身抗体 34.77U/mL（升高）；TMAB 甲状腺微粒体抗体 21.9%（升高）；抗甲状腺球蛋白抗体 316.98IU/mL（升高）。

（4）人类 APOE 基因多态性检测：ε3/ε4。

（5）结缔组织全套、抗中性粒细胞胞浆抗体、贫血因子 3 项、风湿 3 项、血沉、抗环瓜氨酸肽抗体、糖化血红蛋白，血、尿、粪常规，肝肾功电解质及尿神经丝轻链蛋白未见明显异常。

脑脊液检查： 常规大致正常，白细胞 $3×10^6$/L，潘氏试验（±）。生化蛋白略高，乳酸脱氢酶 60U/L，葡萄糖 3.0mmol/L（同步血葡萄糖 3.40mmol/L），氯 119.5mmol/L，蛋白 0.70g/L。阿尔茨海默病标志物检查，Aβ1-42 降低，总 tau 蛋白升高，磷酸化 tau 蛋白正常，具体见下表。

表 8-5-1　AD 脑脊液标志物的检测结果

名称	简写	结果	年龄/岁	正常参考值/（pg/mL）
β 淀粉样蛋白$^{1-42}$	Aβ1-42	561 ↓	21~50 51~70 ＞70	61~974 562~1018 567~1027
总 tau 蛋白	T-tau	373 ↑	21~50 51~70 ＞70	47~225 116~370 170~512
磷酸化 tau 蛋白	P-tau（181p）	42.83	18~44 45~77	19.66~45.67 35.84~66.26

表 8-5-2 神经心理测查

MMSE		MoCA		成套神经心理测查	
项目	得分/分	项目	得分/分	项目	得分/分
时间定向	1	连线	0	基本生活能力	6
地点定向	2	复制立方体	1	工具性生活能力	16
即刻记忆	3	画钟	1		
计算	0	命名	0		
延迟回忆	0	即刻回忆	不计		
命名	2	注意力	1		
语言流畅性	0	计算	0		
阅读理解	0	语言复述	0		
执行命令	1	语言流畅性	0		
造句	1	相似性	0		
画图	1	延迟回忆	0		
		时间地点	2		
总分	11	总分	5	总分	22

影像检查

头颅 MRA： 颅内动脉未见明显异常。

头颅 MRI： 双侧额叶、颞叶萎缩，以双侧颞叶为主，左侧更严重。

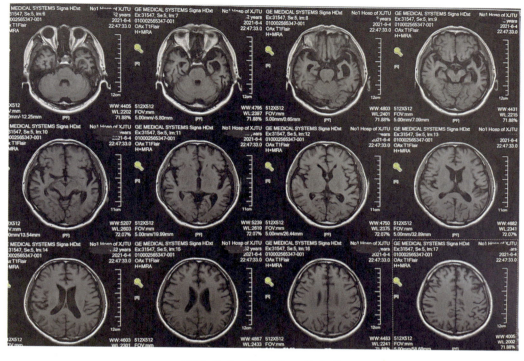

图 8-5-1　水平位 T1 加权像

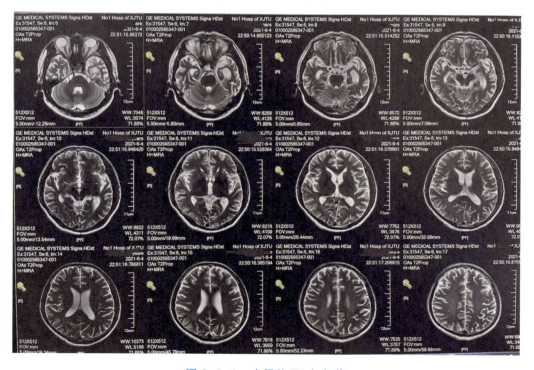

图 8-5-2　水平位 T2 加权像

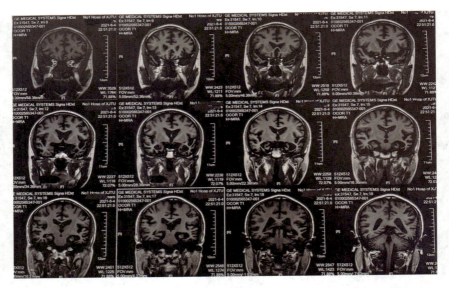

图 8-5-3　冠状位 T1 加权像

FDG-PET：双侧颞叶葡萄糖代谢降低，尤其左侧明显。

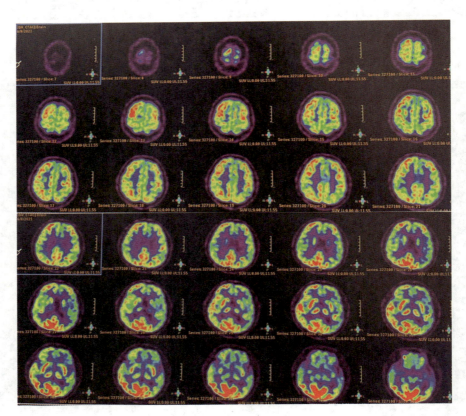

图 8-5-4　FDG-PET 成像

基因检测：MAPT 基因突变。

二、诊断分析

病例特点

（1）中年男性，隐匿起病，缓慢进展。

（2）以语言障碍为主要症状，同时具有轻度的精神行为症状。

（3）语言障碍的核心特征为命名障碍，词汇理解障碍，言语生成（语法和口语）功能保留。

（4）头颅 MRI 显示左侧颞叶明显萎缩，PET-CT 显示左侧颞叶葡萄糖代谢较对侧减低。脑脊液生物标志物表现为 A+T-N+，不符合阿尔茨海默病改变，基因检测提示 MAPT 基因突变。

诊断思路

有无认知障碍：患者主要表现为语言障碍，同时伴记忆力减退，神经心理测查得分低于分界值；可排除谵妄、抑郁等，故存在认知障碍。

认知障碍程度：该患者语言障碍及记忆减退引起日常生活能力下降，符合痴呆诊断标准。日常生活基本可以独立完成，故属于轻度痴呆。

认知障碍原因：该患者隐匿起病，缓慢进展，以语言障碍为主要症状，同时具有轻度的精神行为症状，头颅 MRI 显示左侧颞叶明显萎缩，而无脑血管病等其他改变，PET-CT 显示左侧颞叶葡萄糖代谢较对侧减低，故考虑神经系统退行性疾病。语言障碍的核心特征为命名障碍，词汇理解障碍，言语生成（语法和口语）功能保留，初步诊断：语义变异性进行性失语（svPPA）。

鉴别诊断：该患者主要表现为孤立的进行性语言障碍，需要与其他原发性进行性失语（primary progressive aphasia）鉴别：

（1）Logopenic 变异型进行性失语（lvPPA）：lvPPA 更倾向于是非典型阿尔茨海默病，其语言障碍的核心症状是单词提取困难和复述受损；语法正确，语言理解保留；其脑脊液生物标志物表现符合阿尔茨海默病改变。该患者主要表现为命名障碍，词汇理解障碍，脑脊液生物标志物表现为 A+T-N+，不符合阿尔茨海默病改变，基因检测提示 MAPT 基因突变，不支持 lvPPA。

（2）进行性非流利性失语（nfvPPA）：nfvPPA 是额颞叶变性的一个亚型，其语言障碍的核心症状是自发语言的流畅性障碍和语句中的语法缺失（词序、代词、介词等小语法词使用不当或省略）；复述受损小；左侧额下回和颞上回是关键脑区，与本例患者不符。

三、处理及转归

（1）氟西汀每次 20mg，每日 1 次。
（2）美金刚每次 5mg，每日 1 次，1 周后加至每次 10mg，2 周后加至每次 15mg，3 周后加至每次 20mg 维持。
（3）加强语言训练。
（4）随访：治疗 1 个月后门诊复查，患者情绪较前稳定，但语言及认知功能与前无明显变化。

四、经验教训

语义变异性进行性失语（svPPA），又称语义性痴呆（semantic dementia, SD）是额颞叶变性的一个亚型，以双侧不对称性前颞叶萎缩为主，其患病率约为 1.1 例/10 万，75% 的病理亚型为 FTLD-TDPC 型。

SD 是临床症状、神经病理和遗传学表现最为一致的 PPA 综合征，命名障碍及单词理解缺陷是其核心特征，为诊断必备条件。临床表现有：①难以理解口头或书面语言，尤其是单个单词，难以理解单词的含义。因此，患者可能在对话中答非所问。尽管患者通常口头表达的流利度和语法不受影响，也能复述别人的话。②命名障碍，即命名物体、面孔、动作等对象困难。因此，患者可能对特定事物使用更通用的名称命名。例如，当向患者展示一张"狗"的图片并让他们命名时，他们可能会说"动物"而不是"狗"。③可存在失读或失写。可存在事物相关的知识受损，例如患者不知道苹果长在树上，熊猫的主要食物是竹子等。本例患者以命名障碍为主要表现，无法命名蔬菜等物体，不理解单词含义，有答非所问现象，语言流利无语法错误；患者家属认为患者存在记忆力减退，问他什么都说不上来，所以不排除仍然是词语理解障碍所致。

根据目前的国际诊断标准，SD 可被分为 3 个互相独立的亚型：①双侧前颞叶萎缩型（最常见，左侧萎缩大于右侧）；②左侧前颞叶萎缩型；③右侧前颞叶萎缩型（罕见）。左侧前颞叶萎缩主要表现为单词理解和物体命名障碍，右侧前颞叶萎缩则表现出物体和面孔的非语言识别障碍，在双侧前颞叶损伤的情况下，单词、物体和人脸识别联合受损，产生语义性痴呆综合征。左侧梭状回可能是导致语义功能缺陷的关键脑区。svPPA 早期行为症状表现为易怒、情感淡漠或移情。

语言功能评估对于诊断 SD 尤为重要，语言功能评估量表包括波士顿命名测试（BNT）、词语流畅性测试（verbal fluency test），更为详细的测验包括 Token 测试、北京医科大学第一医院汉语失语成套测试（aphasia battery of Chinese,ABC）、北京医院汉语失语症检查方法（Chinese aphasia examination scale）及中国康复研究中心汉语标准失语症检查量表（China rehabilitation research center aphasia examination, CRRCAE）。BNT 联合 MMSE 能正确区别 84.6% 的 svPPA 患者和 98.6% 的 AD 患者，总正确率为 96.3%。本例患者我们使用 MMSE 和 MoCA 量表进行认知评估发现本例患者各个认知域均有受损，分析可能与患者语言理解力差有关。因此，对于 SD 患者量表评分会明显降低。还应结合患者的临床表现综合分析。

本例患者命名障碍，词汇理解障碍，言语生成（语法和口语）功能保留。头颅 MRI 显示左侧颞叶明显萎缩，PET-CT 显示左侧颞叶葡萄糖代谢较对侧减低。脑脊液生物标志物表现为 A+T-N+，不符合阿尔茨海默病病理改变，基因检测提示 MAPT 基因突变，可诊断为具有明确病理证据的 svPPA。

目前尚无任何一种药物被 FDA 批准应用于 SD 的治疗，但如下药物治疗及非药物治疗可能有助于改善症状：①药物治疗：选择性 5- 羟色胺再摄取抑制剂（SSRI）及 5- 羟色胺去甲肾上腺素再摄取抑制剂（SNRI）、非典型抗精神病类药物可能有助于控制行为症状。胆碱酯酶抑制剂无效。小样本研究证明美金刚可能有效；②非药物治疗：语言康复训练可能有助于改善语义性痴呆患者与他人之间的沟通，提高患者生活质量。同时保持健康的生活方式，例如良好的饮食习惯、良好的睡眠、适当的运动、社交与促进脑力锻炼的活动等。

克-雅病（CJD）1例

病例提供医师：陆文惠

一、病例资料

基本资料： 孟××，男，49岁，蜂农。

主诉： 右手僵硬6个月，反应迟钝20余天入院。

现病史： 半年前开始，患者无诱因感到右手僵硬，动作不灵活，持筷、系扣子笨拙，逐渐加重，4个月前开始，右下肢也感觉僵硬，走路拖步，当地医院检查头颅CT，诊断为"脑梗死"，给予输液治疗无效，症状仍缓慢加重。后于西安某三甲医院诊断为"帕金森综合征"，给予美多芭半片，每日3次，症状仍继续加重，右上肢持物困难，独自行走费力，需要搀扶。20余天前，家人发现患者反应明显迟钝，说一件事数分钟才能理解，语言表达欠流利，记忆力减退，忘记近期发生的事情，为求进一步诊治入院。病程中有发热、咳嗽等全身不适，饮食正常，二便正常，体重无增减，睡眠稍增多。

既往史： 无高血压、糖尿病及全身其他系统疾病史，养蜂20余年，反复被蜂蜇数十次，表现为局部皮肤红肿发痒，一般数日恢复正常。无全身过敏反应。

个人史： 吸烟20余年，平均每日1包，发病后已戒烟半年。

体格检查

T 36.3℃，P 78次/min，R 20次/min，Bp 125/75mmHg，心、肺、腹及全身查体未见明显异常。

专科检查

神经系统检查： 神志清楚，理解力下降，命名、阅读均正常。反应迟钝，不能准确、流利叙述病史，需要家人提醒或帮助补充。颅神经检查无异常，四肢肌力正常，右上肢轻微静止性震颤，持物不稳，颈项肌张力增高，右侧上下肢肌张力铅管样增高，四肢动作迟缓，右侧明显，轮替、握拳、足蹬地均缓慢，双下肢腱反射亢进,双侧巴氏征(-),起床困难,需要帮助,行走需要搀扶。双手指鼻不准,跟-膝-胫试验不准,闭目难立征(-),脑膜刺激征(-)。

辅助检查

血常规、尿常规、肝肾功、电解质、甲状腺功能、结缔组织全套、免疫8项、风湿3项、血沉、传染指标8项等均正常;脑脊液白细胞2个/mL,单个核细胞为主,潘氏试验(-),蛋白质0.4g/L,葡萄糖3.60mmol/L,氯化物126.1mmol/L;脑脊液自身免疫性抗体12项均阴性、肿瘤标志物及副肿瘤抗体阴性;胸部CT示左肺下叶条索影,考虑纤维化。

颅脑磁共振:广泛大脑皮层、基底节、丘脑异常信号,符合"克-雅病"改变。

24h脑电图:皮层弥漫性慢波,颞区、枕区明显,偶见散在尖波、尖慢复合波。无节律性三相波。

神经心理测查:MMSE=16分,MoCA=11分,ADL=23分。

影像检查

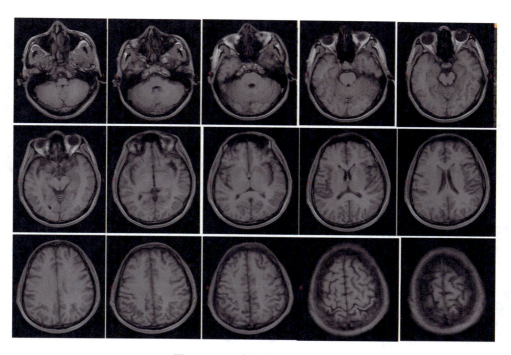

图8-6-1 水平位T1加权像

注:未见明显异常。

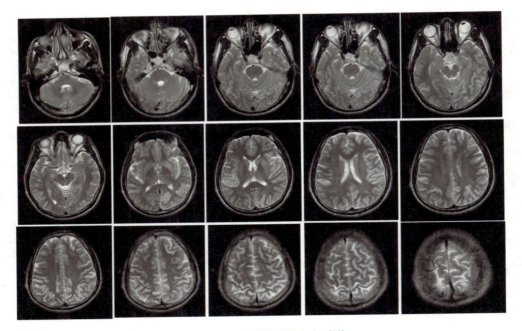

图 8-6-2 水平位 T2 加权成像

注:见双侧颞叶、顶叶及枕叶皮层肿胀高信号,左侧明显;左侧壳核信号增高。

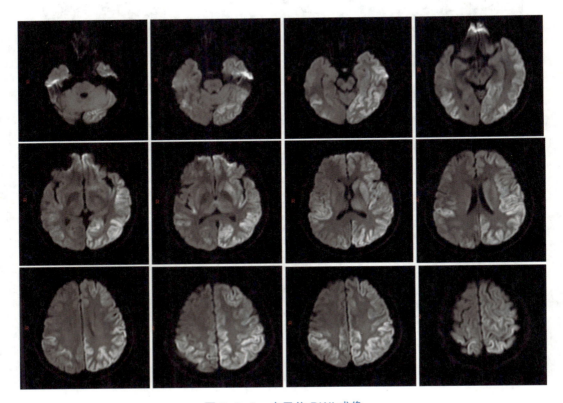

图 8-6-3 水平位 DWI 成像

注:双侧颞叶、顶枕叶皮层沿沟回分布高信号,左侧壳核高信号,双侧丘脑内侧稍高信号。

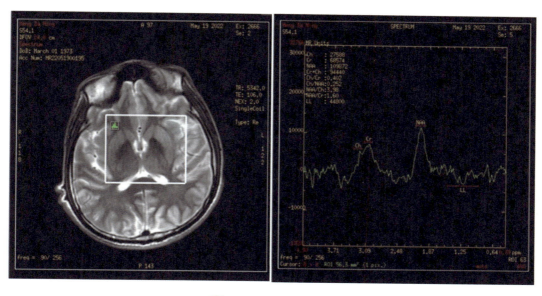

图 8-6-4　MRS 成像

注：左侧基底节、左侧颞叶高信号病灶处 NAA 增高，Cho 正常，提示神经元损伤。

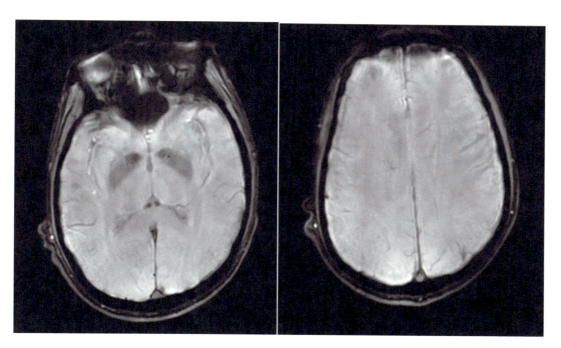

图 8-6-5　磁敏感成像

注：未见明显微出血及异常。

二、诊断分析

病例特点

（1）中年男性，多次被蜜蜂螫病史。

（2）缓慢起病，进行性加重。

（3）神经系统损害范围较广泛，包括基底节、大脑皮层、小脑系统。

（4）无发热等感染症状，无全身其他器官、系统损害证据。

（5）结缔组织全套、血管炎、免疫系列等检查未见异常，脑脊液检查正常，DWI 显示大脑皮层、基底节、丘脑高信号。

诊断思路

有无认知障碍：病史提示患者反应迟钝，理解力下降，语言表达欠流利，记忆力减退，有多项认知功能减退；神经心理测查得分低于分界值；可排除谵妄、抑郁等，故存在认知障碍。

认知障碍程度：该患者认知功能减退引起生活能力下降，使用手机、叙述病史存在一定困难，符合痴呆标准。日常生活需要一定帮助，故属于中度痴呆。

认知障碍原因：该患者中年男性，缓慢起病，广泛脑部损害，无感染、中毒及其他全身系统性疾病证据，认知障碍进展迅速，磁共振符合 CJD 特征性改变，故诊断：克-雅病（CJD）。

鉴别诊断：该患者较年轻，发病年龄 48 岁，有反复蜂螫病史，但是辅助检查未提示中毒、免疫反应等异常；尽管磁共振皮层"花边征"也见于线粒体脑病，但是患者发育正常，身高 173cm，血清乳酸正常，血糖正常，基本可以排除线粒体脑病。

进一步检查：脑脊液 14-3-3 蛋白。

三、处理及转归

（1）CJD 目前尚无有效治疗，以对症治疗为主。

（2）针对帕金森综合征，将美多芭加至每次 3/4 片，每天 3 次，同时加用苯海索，每次 2mg，每天 2 次。肢体僵硬、活动不灵稍微减轻，但仍影响生活，1 周后，美多芭加至每次 1 片，每天 3 次，苯海索维持不变。

（3）对于认知功能障碍，给予多奈哌齐 5mg，每天晚饭后 1 次。

1 个月后，外送检查结果显示，脑脊液 14-3-3 蛋白（+），CJD 诊断明确。

四、经验教训

CJD 是快速进展性认知障碍的重要原因，中老年患者，亚急性或缓慢起病，最早可表现为小脑性共济失调、步态障碍、帕金森综合征、癫痫等多种症状，认知障碍可以在早期出现或疾病进展中出现，常主要表现为思维反应迟钝、记忆减退等，认知障碍进展较快，常在数周至数月发展至重度痴呆。因此，遇到快速进展性痴呆患者，无全身系统性疾病、脑部感染中毒、代谢等明确证据时，应考虑 CJD，磁共振检查时，应加做 DWI 序列，发现皮层花边样高信号，则高度提示 CJD 诊断，可进一步检查脑脊液 14-3-3 蛋白等，明确诊断。

自身免疫性脑炎 1 例

病例提供医师：卫　萌

一、病例资料

基本资料：杜××，男，64 岁，农民，初中文化程度。

主诉：记忆减退、情绪低落、发作性头晕 1 月余。

现病史：1 个月前无明显诱因出现记忆力减退，主要表现为近期发生的事情无法回忆，近期见过的人毫无印象，刚说过的话很快忘记，伴有情绪低落，高兴不起来、少言寡语，曾经感兴趣的活动如今毫无兴致，同时出现发作性头晕，为天旋地转感，每次持续数秒钟，与体位变化无关，休息后可自行缓解，每日发作 1~3 次。自发病以来，神志清，精神较差，食纳较差，睡眠较差，夜间睡眠时长较前减少（5h 左右），白日睡眠增多，二便如常，体重减轻 5kg。

既往史：无高血压、糖尿病等病史，否认肝炎、结核病史，无外伤、手术、输血等病史。

个人史：生于陕西周至，无吸烟、饮酒嗜好。

家族史：家族中无类似病史及遗传性疾病史，父母已亡，死因不详。

体格检查

T 36.4℃，P 81 次 /min，R 20 次 /min，Bp 101/64 mmHg，心、肺、腹及全身查体无异常。

专科检查

神经系统检查：右利手，查体合作，问答部分切题，反应迟钝，深入沟通可，地点定向、时间定向力减退，近记忆力减退，理解力、计算力均尚可。颅神经无异常，四肢肌力、肌张力、深浅感觉正常，双下肢腱反射（+），病理征（-），共济运动正常，脑膜刺激征（-）。

辅助检查

血液学检查：血常规、尿常规、肝功、肾功、血脂、电解质、甲状腺功能、自身抗体谱（-）、免疫系列正常，肝炎系列（-），血清维生素 B_{12}、叶酸、血清同型半胱氨酸、传染性指标 8 项（-），空腹血糖 5.75mmol/L，餐后 2h 血糖 10.07mmol/L。骨代谢 5 项：25-羟基维生素总 D 317.8ng/mL；N-端骨钙素 7.7ng/mL；β 特殊胶原降解产物 1146.0pg/mL。

肿瘤标志物：甲胎蛋白 2.84ng/mL，癌胚抗原 1.69ng/mL，糖类抗原 125 4.6U/mL，糖类抗原 199 6.39U/mL，糖类抗原 724 2.49U/mL，细胞角蛋白 19 片段 1.68ng/mL，鳞状上皮细胞癌相关抗原 0.5ng/mL，总前列腺特异性抗原 0.61ng/mL，游离前列腺抗原 0.22ng/mL。

副肿瘤抗体：（-）。

脑脊液检查：压力正常，白细胞 8×10^6/L，单个核细胞 62.5%，多形核细胞 37.5%；蛋白质 0.66g/L，葡萄糖 4.23 mmol/L，氯化物 101.4 mmol/L。

自身免疫性脑炎抗体：血清抗 LGI1 抗体 1∶1000（+）；脑脊液抗 LGI1 抗体 1∶100（+）。

神经心理测查（2022 年 7 月 5 日）：MMSE=20 分，MoCA=12 分，ADL=22 分。

糖皮质激素相关基因检测（2022 年 7 月 12 日）：PAI-1（4G/5G）4G4G 纯合型；ABCB1（3435C>T）CT 突变杂合型。

颅脑磁共振（2022 年 7 月 5 日）：左侧颞叶内侧、海马 T1 加权像稍低信号，T2 加权像及 T2-FLAIR 高信号病灶，无占位效应，无增强效应。

磁共振波谱（MRS）（2022 年 7 月 8 日）：NAA 增高为主，NAA/Ch=1.47，NAA/Cr=1.69，符合炎症性改变。

磁共振血管成像（MRA）（2022 年 7 月 8 日）：颅内动脉未见明显异常及狭窄。

影像检查

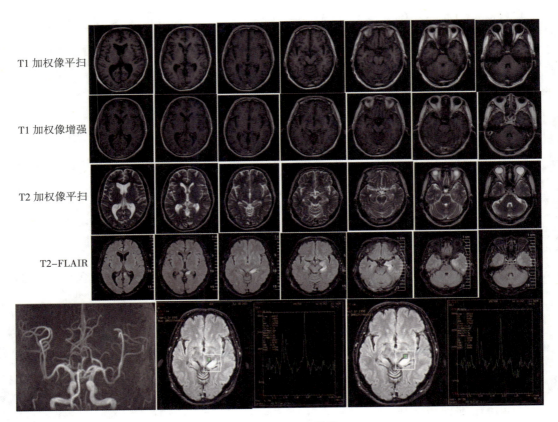

图 8-7-1　MRI 改变

二、诊断分析

病例特点

(1) 老年男性。

(2) 急性起病，进展较快的认知功能障碍，以近记忆力减退为主要症状。

(3) 发作性眩晕，与头位变化无关，不伴耳鸣、耳聋。

(4) 无发热等感染症状，无全身其他器官损害证据，无肿瘤证据。

(5) 脑脊液化验检查大致正常。

(6) 磁共振显示左侧颞叶内侧炎症性病灶。

诊断思路

有无认知障碍：该患者有明显近记忆力减退，已经持续1月余，认知功能评分低于正常分界值，可排除谵妄、抑郁等，故存在认知障碍。

认知障碍的程度：患者认知较前下降，但日常生活能力基本正常，不符合痴呆诊断标准，故诊断轻度认知障碍。

认知障碍的病因：该患者认知障碍起病较急，进行较快，为快速进展性痴呆。无发热、中毒及全身系统性疾病的证据，脑脊液检查正常，磁共振显示左侧颞叶内侧炎性病灶，自身免疫性脑炎抗NMDA受体抗体（+），故诊断自身免疫性脑炎。

鉴别诊断：病程中患者无发热等感染征象，脑脊液检查正常，可排除病毒性脑炎；颞叶病灶不符合血管分布，颅内动脉未见明显异常，可排除脑血管病；病灶主要位于颞叶内侧及颞极皮层，无明显强化及占位效应，可以排除脑转移瘤。颞叶内侧病灶，无明显感染中毒，患者胸腹部CT未见异常，肿瘤标志物正常，副肿瘤抗体（−），基本排除副肿瘤相关的边缘叶脑炎。

三、处理及转归

（1）肾上腺糖皮质激素治疗：边缘叶脑炎是自身免疫相关的炎症反应，应尽早使用甲基强的松龙 1000mg/d 冲击治疗，3d 后改为 500mg/d，连用 3d，改为 250mg/d，连用 3d，后改为口服甲泼尼龙 44mg/d，每 2 周减量 1 次，每次减量 10mg，直至停用。

（2）丙种球蛋白冲击治疗：丙种球蛋白联用糖皮质激素治疗 5d。同时补钾、补钙、皮下注射低分子肝素预防并发症。

（3）甲钴胺 1mg，肌肉注射，每天 1 次；叶酸 5mg，口服，每天 3 次；维生素 C 100mg，口服，每天 3 次；多糖铁复合物 150mg，口服，每天 3 次。

（4）抗骨质疏松治疗：患者用药指导基因检测糖皮质激素提示甲强龙冲击治疗股骨头坏死风险可能较高，超声骨密度示：T-score -2.2，结合骨代谢结果，应用骨化三醇口服，每次 0.25μg，每天 2 次，同时加用双膦酸盐唑来膦酸 5mg 静滴每年 1 次。免疫抑制治疗：吗替麦考酚酯每次 500mg，每日 2 次。

（5）改善认知功能：多奈哌齐每次 5mg，每天晚饭后 1 次；艾地苯醌每次 30mg，每天 3 次。

（6）2022 年 8 月 16 日复诊，记忆减退、情绪低落等症状已经明显好转，未再出现眩晕发作。复查磁共振显示，左侧颞叶病灶已经明显减小。

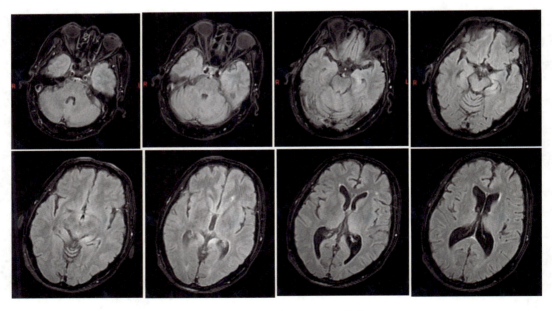

图 8-7-2　患者 T2-FLAIR 影像

四、经验教训

　　自身免疫性脑炎是快速进展性痴呆的重要原因,可见于各种年龄,常急性或亚急性起病,临床表现依据病变部位及范围而有较大差异,认知障碍表现形式多种多样。本例以颞叶内侧及海马病变为主,患者主要表现为近记忆力减退。对于急性或亚急性起病的认知障碍患者,尤其伴有精神行为异常、癫痫发作,而感染征象不明显,颅脑磁共振改变不明显或提示炎症性病灶时,应考虑自身免疫性脑炎,及早进行脑脊液检查,以及自身免疫性脑炎抗体检测,尽早明确诊断。必要时,可以应用肾上腺糖皮质激素试验性治疗,如果症状明显减轻,病灶明显缩小,则进一步支持自身免疫性脑炎。

Wernick 脑病 1 例

病例提供医师：谭　颖　屈秋民

一、病例资料

基本资料：田××，女，27 岁，大学文化程度，科技公司职工。

主诉：精神行为异常伴行走不稳 9 个月，加重 10d。

现病史：9 个月前患者因妊娠呕吐剧烈，至当地医院行人工流产，术中出现意识不清，被家人送至重庆某医院治疗，意识逐渐好转（具体情况不详）。清醒后出现精神行为异常，言语错乱，说话顺序颠倒，不认识家人，有时出现幻觉，看到不存在的人；在床上四肢活动正常，但是下床行走不能，伴视物成双，诊断"代谢性脑病？急性胰腺炎？"给予肾上腺糖皮质激素、改善循环、营养神经、抑酸、保护胃黏膜、维持水电解质等治疗后，症状稍好转，遗留智能减退、言语错乱、行走不稳及视物模糊，回家口服激素、营养神经治疗。

8 个月前，为进一步治疗，至兰州某医院，颅脑 MRI 示：双侧丘脑、尾状核头及右侧半卵圆中心、左侧侧脑室后角旁异常信号影，考虑"白质病变，代谢性脑病可能"；颅脑 MRA 及 MRV 未见明显异常。胸腹部 CT 示：①双肺间质改变；②胆囊结石，胆囊炎；③肝左叶低密度影，考虑镰旁假病灶。给予改善循环、营养神经（维生素 B_1）治疗后症状好转，言语较前清晰，行走较前平稳，视物重影消失，但仍反应迟钝，言语含混，可按照他人指令完成相应动作，家人搀扶下可行走。

10d 前感冒后咽痛，言语含糊加重，吐字无力，行走双下肢发软，四肢活动同前，无发热、咳嗽、咳痰，无恶心、呕吐，无饮水呛咳及吞咽困难，无意识障碍及四肢抽搐，西安某医院行颅脑 CT 未见明显异常，胸部 CT 双肺未见活动性病变，为进一步诊治来院。

既往史、个人史、家族史无特殊。

体格检查

T 36.5℃，P 75 次/min，R 20 次/min，Bp 106/66mmHg，心、肺、腹未见明显异常。

专科检查

神经系统检查：神志清，表情淡漠，主动性差，言语简慢，反应迟钝，时间定向减退，说错年月日，记忆减退，记错早饭、昨天晚饭，100−7=93−7=？答错 1 元钱有几个 5 分钱，答对 1 元钱有 10 个 1 角。双眼球运动正常，双眼双侧注视可见水平眼震；构音障碍，软腭居中，抬举无力，双侧咽反射迟钝，余颅神经（−）。四肢肌力 4+ 级，肌张力无增减，双上肢腱反射（++），双侧膝、跟腱反射（+）；走路不稳，步基宽，双侧跟−膝−胫试验欠稳准，闭目难立征（+），左侧巴氏征（+），深浅感觉正常，脑膜刺激征（−）。

辅助检查

血、尿、便常规（−），凝血 6 项、心肌酶、肝功、肾功、电解质钠 136mmol/L，钾 3.8mmol/L，HCO3 26.4mmol/L；传染病 8 项、肿瘤系列、自身抗体谱、糖化血红蛋白（−）；血清叶酸 2.1ng/mL，游离 T3 3.38pmol/L，游离 T4 21.7pmol/L，促甲状腺激素 <0.005mIU/L；淀粉酶 645U/L。

脑脊液：白细胞 $27×10^6$/L，单个核细胞为主，蛋白质、葡萄糖、氯化物正常，脑脊液细胞学（−），墨汁染色未找到隐球菌。

血清及脑脊液 AQP4 抗体（−）。

肌电图示：双下肢对称性周围神经损害，以感觉受累为主，以轴索损害为著。

脑电图：轻度异常。

神经心理测查：MMSE=17 分，MoCA=15 分，ADL=20 分。

影像检查

2019 年 8 月头颅 MRI：双侧丘脑对称性异常信号，代谢性疾病？双侧半卵圆中心缺血灶。

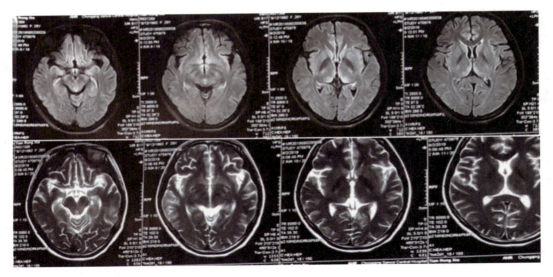

图 8-8-1　2019 年 8 月头颅 MRI

2019 年 9 月颅脑 MRI：双侧丘脑、尾状核头及右侧半卵圆中心、左侧侧脑室后角旁异常信号影，多考虑白质病变，代谢性脑病可能；颅脑 MRA 及 MRV 未见明显异常。

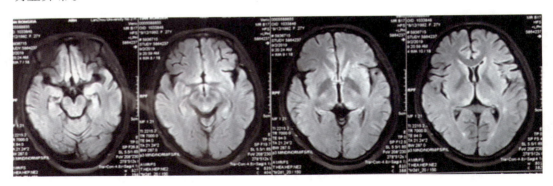

图 8-8-2　2019 年 9 月颅脑 MRI

2020 年 4 月 15 日头颅 MRI 平扫：双侧半卵圆区异常信号考虑脱髓鞘性改变；T2-FLAIR 示：双侧后放射冠、半卵圆区多个斑点状高信号，考虑点状脱髓鞘改变。头颅 MRA 未见明显异常，颅脑 MRV 未见明显异常。

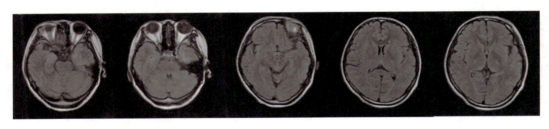

图 8-8-3　2020 年 4 月 15 日头颅 MRI T2-FLAIR

二、诊断分析

病例特点

（1）青年女性，急性起病。
（2）主要表现为精神行为异常、认知障碍、眼球震颤、共济失调。
（3）病程中无发热等感染症状。
（4）磁共振显示双侧丘脑内侧对称性高信号，中脑导水管周围高信号。
（5）补充维生素 B_1 治疗效果明显。

诊断思路

有无认知障碍：患者有言语表达慢，反应迟钝，时间定向减退，记忆减退，计算力减退等多项认知功能减退，认知功能评分低于正常分界值，认知功能减退已经持续 9 个月，可排除谵妄、抑郁、药物等，故符合认知障碍诊断标准。

认知障碍的程度：该患者认知功能损害引起日常生活能力下降，并需要一定帮助，MMSE=17 分，符合轻度痴呆诊断标准。

痴呆的原因：年轻患者，认知障碍急性起病，绝大多数为继发性认知障碍。脑部病变范围较广，双侧基本对称，多考虑全身中毒代谢性疾病。病前有剧烈呕吐，磁共振表现为中脑导水管周围及双侧丘脑对称性高信号，符合 Wernick 脑病改变，补充维生素 B_1 后症状明显好转，支持 Wernick 脑病诊断。

鉴别诊断：该患者急性起病，双侧丘脑对称性高信号，应注意和病毒性脑炎、大脑大静脉血栓形成等鉴别。病程中无发热等感染征象，脑脊液检查正常，基本可排除病毒性脑炎。病程中无头痛等颅内压增高表现，腰椎穿刺脑压正常，磁共振 MRV 正常，可排除颅内静脉窦血栓形成。

最终诊断：Wernick 脑病，轻度痴呆。

三、处理

（1）补充维生素 B_1：维生素 B_1 每次 100mg，肌肉注射，每日 1 次。
（2）改善认知功能：多奈哌齐 5mg，晚饭后口服，每日 1 次，注意恶心、呕吐等不良反应。
（3）改善脑代谢：奥拉西坦 0.8g，每日 2 次。
（4）改善精神行为症状：西酞普兰加至每次 10mg，早饭后口服，每日 1 次。
（5）加强步态训练及认知训练。

四、经验教训

营养代谢障碍是继发性痴呆的重要原因，常见有甲状腺功能减退、维生素 B_{12} 缺乏、维生素 B_1 缺乏、电解质紊乱（如低钠血症）等，大多数为急性或亚急性起病，除了认知障碍之外，常有明显神经系统局灶体征，如本例患者有眼球震颤、共济失调；维生素 B_{12} 缺乏常表现为双下肢深感觉减退等，常同时有全身代谢性异常及血液检查异常。该患者从妊娠剧烈呕吐起病，后快速出现意识障碍、认知功能障碍、共济失调等症状，磁共振显示大脑导水管周围、双侧丘脑内侧对称性高信号病灶，符合 Wernick 脑病改变。

附 录

附录1　认知障碍常用诊断标准
附录2　常用神经心理量表
附录3　西安交通大学第一附属医院认知障碍诊疗流程
附录4　西安交通大学第一附属医院记忆体检规范

附录1 认知障碍常用诊断标准

曹红梅　陆文惠　邓永宁

一、轻度认知障碍诊断标准

1. Petersen 遗忘型 MCI 诊断标准

（1）患者本人、家属或知情者提供的记忆较前减退的证据。
（2）记忆测验成绩低于相应年龄和文化程度正常对照 1.5 个标准差。
（3）总体衰退量表（GDS）轻度异常，即 GDS 2~3 级或临床痴呆量表（CDR）0.5 分。
（4）其他认知功能正常。
（5）日常生活能力正常。
（6）除外痴呆或其他可以导致脑功能紊乱的躯体疾病和精神疾病。

2. 美国老年医学学会–阿尔茨海默病分会（NIA-AA）MCI 诊断标准

（1）认知功能较前明显减退。
（2）1 项或 1 项以上认知功能减退。
（3）生活独立性保留。
（4）非痴呆。

3. DSM-5 轻度神经认知障碍诊断标准

（1）1 项或多项认知功能较前轻度下降（复杂注意、执行功能、学习记忆、语言、知觉-运动功能、社会认知），其证据包括：①知情者、照料者或临床医师提示，认知功能较前轻度下降；②标准神经心理学测验证实认知功能轻度减退。无神经心理测查时，需要其他定量临床评估。
（2）认知功能减退不影响独立的日常活动（复杂工具性日常生活能力，如支付账单或管理医药等保留，但是需要努力、代偿或适应）。
（3）认知功能减退并非发生于谵妄状态。
（4）认知功能减退不能用其他精神疾病解释（如重度抑郁或精神分裂症）。

二、痴呆诊断标准

1. DSM-Ⅲ-R 痴呆诊断标准

（1）有近记忆力和远记忆力障碍的证据：①近记忆力障碍（不能记住新事情）：例如记住 3 个物品，5min 后不能想起。②远记忆力障碍（不能回忆起过去知道的事情）：如昨天的事情、出生地、职业等，或者一般常识（过去的总理、重要节日）等不能想起。

（2）至少有下列之一：①抽象思维障碍：例如不能说出相关词语的相似点、不同点；不能说出单词的定义和概念。②判断障碍：不能制定合理计划来处理人际关系，处理与家庭、工作相关的问题。③其他高级皮层功能障碍：失语、失用、失认、构象障碍。④人格改变：与病前人格明显不同，或比病前人格改变更加突出。

（3）由于标准（1）和（2）导致工作、日常生活、社会交往明显损害，或明显不如以前。

（4）标准（1）、（2）、（3）状态不仅仅出现于谵妄期间。

（5）①或②：①根据病史、体格检查、辅助检查等，证明存在引起认知障碍的器质性疾病。②虽然无①的证据，但认知障碍难用非器质性精神障碍解释，推测有器质性病因。

2. DSM-5 重度神经认知障碍诊断标准

（1）1 项或多项认知功能较前明显下降（复杂注意、执行功能、学习记忆、语言、知觉-运动或社会认知），其证据包括：①知情者、照料者或临床医师提示认知功能较过去明显下降；②认知功能减退为持续性，并经标准的神经心理测验证实。无神经心理测查时，需要其他定量临床评估证实。

（2）认知障碍影响日常活动的独立性（至少复杂的工具性日常生活能力，如支付账单、自己吃药等需要帮助）。

（3）认知损害并非发生于谵妄状态时。

（4）认知损害不能用其他精神疾病解释。

三、阿尔茨海默病（AD）诊断标准

1. IWG-3 AD 临床诊断标准

诊断 AD 应具有特征性临床表现和生物标志物阳性，单纯生物标志物阳性不足以诊断 AD，只能诊断 AD 高危状态。

1）常见 AD 表型

包括海马型遗忘、后部皮层萎缩、Logopenic 型原发性进行性失语。

附表 1-1 常见 AD 表型的 IWG-3AD 临床诊断标准

生物标志物变化	诊断 AD 的可能性	进一步检查
Aβ（+），tau（+）	高度可能	不需要
Aβ（+），tau 不明	可能	测定 tau（PET 或 CSF）
Aβ（+），tau（-）	可能	另一种方法测定 tau（PET 或 CSF）
tau（+），Aβ 不明	可疑	测定 Aβ（PET 或 CSF）
tau（+），Aβ（-）	可疑	另一种方法测定 Aβ（PET 或 CSF）
Aβ（-），tau 不明	不可能	全面检查原因，测定 tau（PET 或 CSF）
Aβ 不明，tau（-）	不可能	全面检查原因，测定 Aβ（PET 或 CSF）
Aβ（-），tau（-）	高度不可能（排除）	全面检查原因
Aβ 不明，tau 不明	无法判定	测定 Aβ 和 tau（PET 或 CSF）

2）不常见的 AD 表型

包括行为变异、执行功能障碍、皮层基底节综合征、非流畅性原发性进行性失语、语义性痴呆。

附表 1-2 不常见 AD 表型的 IWG-3AD 临床诊断标准

生物标志物变化	诊断 AD 的可能性	进一步检查
Aβ（+），tau（+）	高度可能	不需要
Aβ（+），tau 不明	可能	测定 tau（PET 或 CSF）
Aβ（+），tau（-）	可能	另一种方法测定 tau（PET、CSF）
tau（+），Aβ 不明	可疑	测定 Aβ（PET、CSF）
tau（+），Aβ（-）	可疑	另一种方法测定 Aβ（PET 或 CSF）
Aβ（-），tau 不明	高度不可能 - 排除	全面检查原因
Aβ（-），tau（-）	高度不可能 - 排除	全面检查原因
Aβ 不明，tau（-）	高度不可能 - 排除	全面检查原因
Aβ 不明，tau 不明	无法判定	全面检查原因，测定 Aβ 和 tau（PET 或 CSF）

2. 其他表型

包括路易体痴呆、Richardson综合征、亨廷顿病和肌萎缩侧索硬化。

附表1-3 其他表型的IWG-3AD临床诊断标准

生物标志物变化	诊断AD的可能性	进一步检查
Aβ（+）或/和tau（+）	不排除可能	全面检查原因
Aβ（-），tau不明	高度不可能-排除	全面检查原因
Aβ不明，tau（-）	高度不可能-排除	全面检查原因
Aβ（-），tau不明	高度不可能-排除	全面检查原因
Aβ（-），tau（-）	高度不可能-排除	全面检查原因
Aβ不明，tau不明	无法判定	全面检查原因

3. IWG-2 AD诊断标准

1）典型AD诊断标准［任何阶段的（1）加（2）两方面］

（1）特异性临床表型：早期、显著的情景记忆障碍（单独出现，或伴有其他提示痴呆或轻度认知功能减退的认知、行为改变），包括下述特征：①患者或知情者提示逐步进展的记忆力下降，已经超过6个月；②海马型遗忘综合征的客观证据。基于AD特异检测方法——线索回忆测试等发现情景记忆显著下降（在中度及重度痴呆阶段海马型遗忘综合征可能难以鉴定）。

（2）在体AD病理改变的证据（下述之一）：①脑脊液Aβ1-42水平降低及T-tau或/和P-tau蛋白水平升高；②Aβ-PET显像，示踪剂滞留增加；③存在AD常染色体显性遗传突变（携带PSEN1、PSEN2或APP基因突变）。

典型AD排除标准（补充检查：如血、颅脑MRI，以排除其他导致认知障碍或痴呆的疾病，或伴发病症）。

①病史：a.突然发病；b.早期出现下述症状：步态障碍、癫痫、行为改变。②临床特征：a.局灶性神经系统体征；b.早期锥体外系体征；c.早期幻觉；d.认知波动。③其他足以引起记忆障碍及相关症状的严重疾病：a.非AD性痴呆；b.重度抑郁；c.脑血管疾病；d.中毒、炎症、代谢紊乱，这些均需要特异的检查；e.同感染或血管损伤一致的，内侧颞叶MRI-FLAIR或T2信号改变。

2）非典型AD诊断标准［任何时期的（1）加（2）两方面］

（1）特异性临床表型（下述之一）：①后部皮层萎缩，包括：a.颞枕叶异常：早期、明显的及进展性视理解功能或视觉辨认能力（目标、符号、单词、脸）异常；b.双顶叶异常：早期、明显的及进展性视空间能力障碍，Gerstmann综合征、Balint综合征、肢体失用或忽视的特点。②进行性失语：早期、明显及进展性的单词检索或句子重复能力受损。③额叶异常：早期、明显的及进展性行为改变，包括淡漠或行为失控，或认知测试时主要执行能力受损。④唐氏综合征：以痴呆为特征的，早期行为改变及执行能力障碍。

（2）存在AD病理生理改变的证据（下述之一）：①脑脊液Aβ1-42水平下降及T-tau或/和P-tau蛋白水平升高；②Aβ-PET成像，示踪剂滞留增加；③存在AD常染色体显性遗传突变（携带PSEN1、PSEN2、APP突变）。

非典型AD的排除标准：

（1）病史：a.发病突然；b.早期或明显的情景记忆障碍。

（2）其他足以引起记忆及相关症状的严重疾病：a.重度抑郁；b.脑血管疾病；c.中毒、炎症、代谢紊乱。

3）混合型AD诊断标准［（1）加（2）两方面］

（1）AD的临床及生物标志物证据（两者均要满足）：①海马型遗忘综合征或非典型AD的临床表型之一；②脑脊液Aβ1-42水平下降及T-tau或/和P-tau蛋白水平升高；或Aβ-PET显像，示踪剂滞留增加。

（2）混合病理的临床和生物学标志物证据（条件均需满足）：①卒中或局灶性神经学特征的病史记录；②下述1个或多个MRI证据：相应的血管病变、小血管病、腔隙性脑梗死、脑出血。

路易体病（条件均需满足）：

- 下述之一：锥体外系症状、早期幻觉或认知波动；
- 通过PET扫描显示多巴胺转运体异常。

4. IWG-2临床前AD诊断标准

（1）无症状AD高危状态诊断标准［（1）加（2）］：①无特异性AD临床表现（均要满足）：a.无海马型遗忘综合征；b.无任何非典型AD的临床表现。②在体AD病理改变证据（下述之一）：a.脑脊液Aβ1-42水平降低及T-tau和/或P-tau蛋白水平升高；b.Aβ-PET成像，示踪剂滞留增加。

（2）症状前AD诊断标准［（1）加（2）］：①缺少特异的临床表型（两者均需要满足）

a.无海马遗忘综合征；b.无任何非典型AD的临床表型。②存在经证实的AD常染色体显性遗传基因突变（PSEN1、PSEN2、APP或其他基因）。

5. NIA-AA AD诊断标准

1）临床前AD分为3个阶段

（1）无症状性脑淀粉样蛋白沉积：脑脊液Aβ42水平降低及PET显示淀粉样

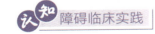

蛋白沉积增多，但无其他神经变性的脑内改变或轻微认知和/或行为症状的证据。

（2）淀粉样蛋白沉积+突触功能失调和/或早期神经变性的证据：同时可见 FDG-PET 脑葡萄糖低代谢、CSF 中 tau 水平增高及结构 MRI 中顶叶颞叶皮层变薄、海马萎缩。

（3）淀粉样蛋白沉积+神经元退化证据+轻微的认知功能下降。

2）AD 所致 MCI 诊断标准

MCI 是一个通过临床、认知以及功能性诊断标准所界定的综合征。

（1）AD 所致 MCI 核心临床诊断标准：①符合 MCI 标准：患者或家属发现有认知变化，客观检查有 1 项或多项认知功能损害，但还没有影响工作、生活。②符合 AD 认知损害的特点，排除其他疾病，如有客观认知下降的证据或者有基因突变（APP、PSEN1、PSEN2）就更支持。一般以情景记忆损害为主支持为 AD 源性 MCI，但也可以有其他认知域损害，还可以有一些非典型 AD 的表现，如视觉变异型或者语言变异型。

（2）AD 所致 MCI 研究性标准：①高度可能：Aβ（脑脊液 Aβ42 或淀粉样蛋白 PET）及神经元损伤（CSF tau/P-tau，MRI 海马或颞叶内侧萎缩，PET 或 SPECT 上葡萄糖低代谢）均阳性。②中度可能：Aβ（脑脊液 Aβ42 或淀粉样蛋白 PET）或神经元损伤（CSF tau/P-tau，MRI 海马或颞叶内侧萎缩，PET 或 SPECT 上葡萄糖低代谢）有 1 项阳性。③不太可能：Aβ（脑脊液 Aβ42 或淀粉样蛋白 PET）及神经元损伤（CSF tau/P-tau，MRI 海马或颞叶内侧萎缩，PET 或 SPECT 上葡萄糖低代谢）均阴性。

（3）根据临床标准和研究标准，将 AD 所致 MCI 诊断分为 4 类：①符合核心临床标准；②中度可能性：核心临床标准+Aβ 或神经元损伤标记物有 1 项阳性；③高度可能性：核心临床标准+Aβ 及神经元损伤标记物均阳性；④不太可能：Aβ 及神经元损伤标记物均阴性。

3）AD 痴呆诊断标准

（1）AD 痴呆的核心临床诊断标准：①先确定是否痴呆，认知功能下降到影响生活及工作的程度并且由客观认知功能检查证实，认知损害至少包括 2 个以上认知域。②根据病史采集、认知功能评估结果分析有多大程度可能性是 AD 痴呆。③很可能 AD 痴呆：认知损害有以下特点：a. 以遗忘为主，但同时至少有 1 个其他认知域损害；b. 非遗忘症状，符合 IWG 所描述的非典型 AD 的一些症状，排除其他疾病，如脑血管病、路易体痴呆、额颞叶痴呆等。如果存在客观的认知功能逐渐下降的证据，或者有基因突变（APP、PSEN1、PSEN2），则确定性更高。④可能 AD 痴呆：不典型的发病过程，如急性起病；存在可能影响认知功能的其他疾病。

（2）AD痴呆的研究性标准：很可能AD痴呆，伴有AD病理生理变化的证据。

（3）根据临床标准和研究标准，AD痴呆诊断分为：①很可能AD痴呆：a.只符合核心临床症状；b.中度可能：核心临床标准+Aβ或神经元损伤标记物有1项阳性；c.高度可能：核心临床标准+Aβ及神经元损伤标记物均阳性；d.不太可能：Aβ及神经元损伤标记物均阴性。②可能AD痴呆：a.符合核心临床标准；b.高度可能但不排除其他病因：核心临床标准+Aβ及神经元损伤标记物均阳性。

四、血管性认知障碍诊断标准

1. Vas-Cog 诊断标准

1）血管性认知障碍的临床证据

（1）认知障碍的发生至少与一次脑血管事件相关（认知障碍为与多次脑血管事件相关的突然的、阶梯样或波动性加重，且认知障碍在卒中后发生并持续3个月以上；但皮层下慢性缺血所导致的认知障碍为逐渐出现且缓慢加重的病程）。脑血管事件的定义为：①伴有短暂的认知功能减退的一次脑血管病史；②持续存在的神经系统阳性体征，如偏瘫、中枢性面瘫、巴氏征、感觉缺失、视野缺失、假性球麻痹等。

（2）有证据支持认知障碍在信息处理速度、注意力、额叶执行功能方面较突出。同时伴有下列1条：①早期出现步态异常（小碎步、失用性共济失调）、步态不稳或频繁、无诱因摔倒；②早期出现的、不能用泌尿外科疾病所解释的尿频、尿急等症状；③性格和情绪改变：意志消沉、抑郁、情绪不稳。

2）血管性认知障碍的影像学证据

（1）1个大血管性脑梗死即可引起轻度血管性认知功能障碍，而血管性痴呆或重度血管性认知功能障碍则需要2个及以上大血管性脑梗死。

（2）一次严重的或关键部位的脑梗死，尤其是丘脑或基底节梗死，即可引起血管性痴呆或重度血管性认知功能障碍。

（3）脑干外>2的多发性腔隙性脑梗死；或关键部位的1~2个腔隙性脑梗死；或伴有广泛脑白质病变的1~2个腔隙性脑梗死。

（4）广泛的融合成片的脑白质病变。

（5）关键部位的颅内出血或2次以上的颅内出血。

（6）以上影像学特征的混合存在。

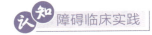

3）血管性认知功能障碍的诊断分层

（1）很可能血管性认知障碍：①血管性认知障碍符合临床诊断证据，并有影像学证据支持。②有脑血管病的临床和遗传学证据，包括伴皮质下梗死及白质脑病的常染色体显性遗传性脑动脉病（CADASIL）、伴皮质下梗死和白质脑病的常染色体隐性遗传性脑动脉病（CARASIL）、遗传性内皮细胞病伴视网膜病变、肾病和卒中（HERNS）、伴白质脑病的脑桥常染色体显性遗传性微动脉病（PADMAL）、脑白质营养不良相关性视网膜病变（RVCL）、Ⅳ型胶原α链相关性血管病等。③如果AD的生物标志物，如有tau蛋白和异常磷酸化的tau蛋白增高，Aβ42降低则应排除很可能血管性认知功能障碍的诊断。

（2）可能血管性认知障碍：血管性认知障碍符合临床证据，但没有获得影像学检查（如果有影像学检查，但不符合血管性认知障碍影像学证据，则不能诊断可能血管性认知障碍）。

4）血管性认知功能障碍的亚型

（1）出血性或缺血性血管性认知功能障碍。

（2）皮层-皮层下缺血性或皮层下缺血性血管认知功能障碍。

5）多原因的血管性认知功能障碍

（1）伴AD（轻度或重度）的血管性认知功能障碍，即混合型痴呆，既符合血管性认知功能障碍诊断标准，也符合可能AD的诊断标准，但应说明痴呆的哪种原因更占主导，血管性还是AD。

（2）伴有其他病理类型痴呆的血管性认知功能障碍，如路易体痴呆有抑郁成分参与的血管性认知功能障碍：应伴有精神行为症状、抑郁、激越、淡漠等。

2. NINDS-AIREN 血管性痴呆诊断标准

1）很可能的血管性痴呆

（1）痴呆：①记忆和至少另外2种认知域损害（定向、注意、语言、视空间、计算、执行、运动控制、运用、抽象及判断）；②记忆和认知功能损害妨碍患者的日常生活能力；③排除意识障碍、谵妄、精神病、严重失语及运动障碍等因素影响认知测查，排除全身性疾病或其他脑部病变（如AD）等引起的认知功能障碍；④最好由临床或神经心理学检查证实。

（2）有脑血管病的证据：①临床有脑血管病引起的局灶性体征，如偏瘫、中枢性、感觉障碍、病理征、偏身失认及构音障碍等（有或无卒中病史）；②神经影像学检查有脑血管病的证据，包括多发性脑梗死、重要部位单一的脑梗死、腔隙性脑梗死及广泛性脑室周围缺血性白质损害，或上述病变共存。

（3）上述2种损害有明显的因果关系，至少有下列1项：①痴呆发生在明确的卒中后3个月内；②突发的认知功能衰退；③呈波动样、阶梯样进展的认知功能缺损。

2）临床支持很可能的血管性痴呆

（1）早期的步态异常（小碎步、共济失调步态或帕金森综合征步态等）。

（2）不能用其他原因解释的多次跌倒史。

（3）早期出现尿频、尿急和其他尿路症状，且不能用泌尿系统疾病解释。

（4）假性延髓性麻痹。

（5）人格及精神改变：意志缺乏、抑郁、情感失禁及其他皮质下功能损害，如精神运动迟缓和执行功能异常。

3）不支持血管性痴呆的标准

（1）早期出现记忆缺损，进行性加重的记忆和其他认知功能损害，如语言（经皮质感觉性失语）、运动技巧（失用）、感知觉（失认），但神经影像学检查无相应局灶性损害。

（2）除认知功能损害外，没有局灶性神经系统体征。

（3）头颅CT或MRI上无血管病损害的表现。

4）可能的血管性痴呆的标准

（1）痴呆：①记忆和另外至少2种认知域损害（定向、注意、语言、视空间、计算、执行、运动控制、运用、抽象及判断）。②记忆和认知功能损害妨碍患者的日常生活能力。③排除意识障碍、谵妄、精神病、严重失语及运动障碍等影响认知功能评测等因素，排除全身性疾病或其他脑部病变（如AD）等引起的记忆和认知功能障碍。

（2）与脑血管病的关系不十分确定，具备以下之一：①临床有局灶性体征，但影像学无脑血管病的证据。②有脑血管病，但痴呆和脑血管病缺乏时间上的明确关系。③有痴呆相关脑血管病的证据，但是痴呆慢性起病，病程处于平台期或好转。

5）肯定的血管性痴呆

（1）临床符合很可能VD的标准。

（2）脑活检或尸检发现脑血管病的证据。

（3）神经炎性斑或神经原纤维缠结的数量与年龄相符。

（4）临床或病理无其他可能导致患者痴呆的疾病。

6）其他

（1）依据研究需要，可以根据临床、影像及病理等把VD进行分类，如皮质性血管性痴呆、皮质下性血管性痴呆、Binswanger脑病及丘脑性痴呆等。

（2）当患者符合可能AD的标准，但临床或神经影像有相关脑血管病的证据时，诊断为AD伴脑血管病，不提倡使用混合性痴呆。

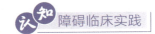

五、路易体痴呆诊断标准

1. 2017 年 DLB 联盟诊断标准

1）必要条件

存在痴呆，即有进行性认知功能减退，且其严重程度足以影响患者正常的社会和职业功能以及日常生活能力。在早期阶段并不一定出现显著或持续的记忆障碍，但随着疾病进展，记忆障碍会变得明显。注意力、执行功能和视觉功能损害可能早期出现。

2）核心临床特征（前3者可能早期出现且持续整个疾病病程）

（1）波动性认知功能障碍，伴有注意力和警觉性显著变化。
（2）反复出现的视幻觉，通常是十分详细且生动的。
（3）快速眼动期（REM）睡眠行为障碍，可在认知功能障碍之前出现。
（4）帕金森综合征核心症状的1种或多种，包括：运动迟缓、静止性震颤或肌强直。

3）支持性临床特征

（1）抗精神病药物高度敏感。
（2）姿势不稳。
（3）反复摔倒。
（4）晕厥或其他短暂性意识丧失。
（5）严重自主神经功能障碍（包括便秘、体位性低血压、尿失禁）。
（6）嗜睡。
（7）嗅觉减退。
（8）幻觉。
（9）妄想。
（10）淡漠。
（11）焦虑和抑郁。

4）提示性生物标志物

（1）SPECT/PET 显示基底节多巴胺转运体摄取下降。
（2）123I-MIBG 心肌成像异常（摄取减低）。
（3）多导睡眠图证实快速眼动期肌肉弛缓消失。

5）支持性生物标志物

（1）CT/MRI 扫描显示内侧颞叶结构相对保留。

（2）SPECT/PET灌注成像/代谢扫描显示普遍低灌注或低代谢；FDG-PET成像显示枕叶活性下降，伴或不伴有扣带回岛征（指后扣带回活性异常增高）。

（3）EEG出现显著的后部慢波，且出现前α波和θ波之间周期性波动。

6）很可能的DLB诊断标准

（1）有2项或2项以上DLB核心特征，伴或不伴提示性生物标志物阳性。

（2）仅有1项DLB核心临床特征，但伴有1项或1项以上提示性生物标志物阳性。

*仅仅基于生物标志物不能诊断为很可能DLB。

7）可能的DLB诊断标准

（1）仅有1项DLB核心临床特征，提示性生物标志物阴性。

（2）有1项或多项提示性生物标志物，但缺乏核心临床特征。

8）符合以下标准，则DLB可能性较小

（1）出现其他任何躯体疾病或脑部疾病，能够部分或全部解释患者的临床症状。在这种情况下，即使不能完全排除DLB，也需要考虑混合性或多发性病变的可能性。

（2）在严重的痴呆患者中，其核心临床特征仅有帕金森综合征表现，并且是首发症状。

注意：

（1）DLB是指痴呆在帕金森综合征之前或与之同时出现，而帕金森病痴呆（PDD）指在已有帕金森病的患者中出现的痴呆。

（2）在需要对DLB和PDD进行严格区分的临床研究中。痴呆和帕金森综合征出现的1年原则仍然推荐使用。但在实际临床中，也可采用路易体病这一术语来描述二者。

2. MDS-DLB诊断标准

1）必备特征（诊断可能或很可能DLB所必需）

痴呆，渐进性认知功能下降，影响到正常的社交和工作能力。认知障碍以注意力、执行功能和视空间缺陷最为突出，在疾病早期显著的或持续的记忆力下降并非必需的，但通常出现在疾病的进展过程中。

2）核心特征

（1）波动性认知功能障碍：主要表现为注意力和警觉性随时间显著变化。

（2）反复发作的形象生动的视幻觉。

（3）自发的帕金森综合征。

3）提示特征

（1）快速动眼期睡眠行为障碍。

（2）神经阻断剂药物高度敏感。

（3）SPECT 或 PET 显示基底节区多巴胺转运体摄取减少。

4）支持特征（通常存在，但并不提高诊断的特异性）

（1）反复跌倒或晕厥。

（2）短暂的、无法解释的意识丧失。

（3）严重的自主神经功能障碍，如体位性低血压、尿失禁。

（4）其他形式的幻觉。

（5）系统性妄想。

（6）抑郁。

（7）头颅 CT 或者 MRI 提示内侧颞叶结构相对正常。

（8）SPECT 或 PET 提示枕叶代谢普遍减低。

（9）心肌造影提示 MIBG 摄取减低。

（10）脑电图提示慢波，颞叶出现短暂尖波。

5）不支持 DLB 的特征

（1）出现脑血管病的局灶性神经系统体征或脑影像学证据。

（2）检查提示出现其他可导致类似临床症状的躯体疾病或脑部疾病。

（3）痴呆严重时才出现帕金森综合征样表现。

6）症状发生的时间顺序

DLB 的痴呆症状通常发生在帕金森综合征之前或同时发生，帕金森病痴呆应该是在帕金森病的基础上发生痴呆，在临床实践中，应选择最适合的术语，有时可以使用总称，如路易小体疾病，研究中区别 DLB 和 PDD 通常采用"1 年原则"，即帕金森综合征 1 年内出现痴呆为 DLB，1 年后为 PDD。也有一些研究采用其他时间间隔，但这会使研究间的比较困难，在一些临床病理研究或临床试验中，通常会纳入 2 种临床亚型，称为路易体病或 α-突触核蛋白病。

附表 1-4　MDS-DLB 诊断标准

诊断级别	必备条件	核心临床特征	提示性生物标志物
很可能 DLB	√ √	≥ 2 项 1 项	≥ 0 项 ≥ 1 项
可能 DLB	√ √	1 项 0 项	0 项 ≥ 1 项

六、痴呆前期路易体痴呆（prodromal DLB）诊断标准

1. MCI 起病的 DLB 诊断标准

1）必备条件

（1）患者、知情者或临床医师提示认知功能较前下降。
（2）有认知功能减退的客观证据。
（3）至少 1 个认知域受损，常见注意/执行功能和/或视空间功能障碍。
（4）日常生活能力保持正常，但未达到痴呆标准。

2）核心临床特征

（1）认知波动，常伴有注意和警觉性明显变化。
（2）反复的视幻觉。
（3）快速眼动期睡眠行为紊乱（RBD）。
（4）帕金森症运动特征：动作迟缓、肌张力增高、静止性震颤。

3）提示性生物标志物

（1）SPECT/PET 显示基底节 DAT 摄取率下降。
（2）123I-MIBG 显像心肌摄取率减低。
（3）多导睡眠图证实，REM 期睡眠不伴肌肉弛缓。

4）支持性临床特征（常见，但特异性低）

（1）神经阻断剂超敏。
（2）姿势不稳。
（3）反复摔倒。
（4）晕厥或其他短暂性意识丧失。
（5）严重自主神经障碍（直立性低血压、尿失禁或尿潴留）。
（6）嗜睡。
（7）嗅觉减退。
（8）其他类型幻觉。
（9）妄想。
（10）淡漠。
（11）焦虑。
（12）抑郁。

5）支持性生物标志物（常见，但特异性低）

（1）定量 EEG 显示，慢波或明显的频率变异。

（2）结构影像显示：内侧颞叶结构相对保留。

（3）MRI 显示岛叶厚度及灰质体积缩小。

（4）灌注 / 代谢成像显示：枕叶摄取率降低。

6）MCI 起病的 DLB 诊断分级

附表 1-5　MCI 起病的 DLB 诊断标准

诊断级别	必备条件	核心临床特征	提示性生物标志物
很可能的 DLB 所致 MCI	√ √	≥ 2 项 1 项	≥ 0 项 ≥ 1 项
可能的 DLB 所致 MCI	√ √	1 项 0 项	0 项 ≥ 1 项

2. 谵妄起病的 DLB

1）谵妄起病的痴呆前 DLB 具有下列特征

（1）谵妄无明显诱因。

（2）谵妄持续时间较长。

（3）谵妄反复发作。

（4）谵妄后认知功能持续下降或发展为痴呆。

2）DLB 核心特征意义有限

（1）认知波动和意识模糊缺乏特异性，也可见于非 DLB 谵妄。

（2）视幻觉也可见于非 DLB 谵妄，尤其药物诱发或酒精戒断引起。

（3）帕金森症运动症状也可由治疗谵妄的抗精神病药引起。

（4）RBD 对谵妄患者 DLB 的诊断价值不明确。

3）谵妄起病的痴呆前 DLB 诊断

（1）不符合 MCI 或痴呆标准。

（2）有前述临床特征时，应高度怀疑 DLB。

（3）生物标志物有重要价值。

（4）定期随访，观察病情变化。

3. 精神症状起病的 DLB

1）精神症状起病的痴呆期 DLB 具有下列特征

（1）晚发性重度抑郁。

（2）晚发性精神病，表现为视幻觉和其他形式幻觉、系统性妄想（包括 Capgras 综合征）。

（3）也可表现为淡漠、焦虑/抑郁。
（4）精神症状较严重，常需要住院。

2）DLB 核心特征意义有限

（1）少动可能是抑郁的精神运动迟缓。
（2）帕金森症也可由抗精神病药引起。
（3）RBD 可能由抗抑郁药物引起。
（4）神经心理测查可能受精神状态影响。
（5）认知波动的发生率及特征不明确。

3）精神症状起病的痴呆前期 DLB 诊断

（1）不符合 MCI 或痴呆标准。
（2）有前述临床特征时，应高度怀疑 DLB。
（3）生物标志物有重要价值。
（4）定期随访，观察病情变化。

七、帕金森病认知障碍诊断标准

1. 中国帕金森病痴呆诊断标准（第二版）

1）PD 痴呆临床诊断的必备条件

（1）按照中国帕金森病的诊断标准（2016 版）或 MDS 帕金森病临床诊断新标准或英国脑库标准确诊的原发性帕金森病。
（2）帕金森病发病后隐匿出现的缓慢进展的认知功能障碍，且此认知功能障碍足以影响患者的日常生活能力（如社交、家庭财务管理和药物服用等）。

以上 2 项必须兼具，缺一不可。

2）支持 PD 痴呆的诊断条件

（1）情绪或性格改变。
（2）视幻觉或妄想。
（3）日间过度睡眠。
（4）各种形式的谵妄及其他形式的幻觉。

可采用神经精神量表（NPI）进行评估，MDS 推荐每项 ≥ 3 分视为异常。

3）不支持 PDD 的诊断条件

（1）存在脑卒中的神经系统局灶体征及神经影像学证据，且符合临床可能的血管性痴呆（VaD）诊断。

（2）卒中后 3 个月内出现的认知功能障碍，或认知功能障碍急剧恶化或呈阶梯样进展。

（3）认知功能障碍可由明确的内科（系统性疾病、药物中毒、维生素缺乏等）、医源性因素（如服用抗胆碱能药物）或神经系统其他疾病解释。

4）在必备条件基础上，无不支持诊断条件存在，且具备以下 4 项认知障碍中的至少 2 项，可拟诊临床很可能 PD 痴呆

（1）注意力障碍，可有波动性。

（2）执行功能障碍。

（3）视空间能力障碍。

（4）自由回忆功能障碍，给予提示后可改善。

5）有必备条件，无不支持诊断条件，且具有下列 1 项或以上干扰因素可拟诊临床可能（clinical possible）PD 痴呆

（1）存在其他认知域功能障碍 [（非 4）中所列，如 AD 型记忆障碍（记忆储存困难，经过提示不能改善）]。

（2）不能明确锥体外系症状与痴呆症状发生的时间顺序。

（3）存在可导致认知损害的其他原因，虽然它并不能解释该患者的认知障碍。

2. MDS 帕金森病痴呆诊断标准

1）核心特征

（1）符合帕金森病诊断。

（2）帕金森病诊断之后出现痴呆，起病隐袭，缓慢进展，符合以下特点。① 2 项或 2 项以上认知功能损害；②与发病前相比明显下降；③认知损害影响日常生活（社会、职业功能和自我照料），不能用运动或自主神经症状解释。

2）相关临床特征

（1）认知特征：①注意力下降。自发注意力和集中注意力的损害，注意任务完成较差，不同时间（1d 的不同时间或不同日期）的表现可能波动较大。②执行功能受损。任务的开始、计划、形成概念、计划的转变或维持困难，精神速度下降（智力迟钝）。③视空间功能损害。表现为视空间定向、感知或构造障碍。④记忆损害。近事的自由回忆，或学习新知识困难，但通过线索、再认等方法可以有所改善，比自由回忆的结果要好。⑤语言。大部分功能保留完好，主要表现为找词困难和复杂句子的理解困难。

（2）行为特征：①淡漠：主动性下降，缺乏动机和兴趣。②人格和情绪改变：包括抑郁或焦虑。③幻觉：最多的是视幻觉，内容生动，立体视像的人、动物或物体。④妄想：偏执妄想，不信任或妄想屋内有不受欢迎者。⑤白天睡眠过多。

3）不能除外 PDD，但会增加诊断不确定性的特征

（1）同时存在可以导致认知损害的其他原因，但不是痴呆的原因，如影像学存在血管病相关的表现。

（2）运动症状与认知症状的发生时间间隔不清楚。

4）以下特征提示精神障碍可能是其他疾病或情形所致

·认知和行为症状只发生于下述情形：

急性精神错乱由于：①系统性疾病；②药物中毒；重度抑郁（DSM-Ⅳ）。

·NINDS-ARIEN 血管性痴呆标准一致的特征：痴呆同时伴有脑血管病，如神经检查发现的局灶性神经体征，如轻偏瘫、感觉障碍，或神经影像学发现存在脑血管病证据，且出现以下 1 个或多个情形支持二者之间的关系：脑卒中发生后 3 个月内出现的痴呆，认知功能迅速恶化或呈阶梯样进展。

很可能 PDD 标准：

（1）同时具备 2 个核心特征。

（2）相关临床特征：① 4 个核心认知领域中至少有 2 个出现典型表现（波动性注意力损害，执行功能障碍，视空间能力受损，线索或提示可改善的自由回忆功能受损）。②至少出现 1 项行为症状（淡漠，抑郁或焦虑情绪，幻觉，妄想，白天睡眠过多）支持很可能 PDD 诊断；无行为症状不能除外很可能 PDD 诊断。

（3）无第 3）组特征出现。

（4）无第 4）组特征出现。

可能 PDD 标准：

（1）同时具备 2 个核心特征。

（2）相关临床特征：①至少 1 项不典型的认知领域表现，显著的或是流利型失语，注意力保留完好的情况下出现线索或再认方法不能改善的单纯存储障碍型遗忘；②伴或不伴行为症状。

（3）出现 1 个或多个第 3）组特征。

（4）无第 4）组特征出现。

3. 2012 年国际运动障碍协会（MDS）PD 相关 MCI 诊断标准

1）符合标准

（1）符合英国脑库 PD 诊断标准。

（2）认知功能逐渐减退由患者或知情者报告，或医务人员观察到。

（3）正式神经心理测查或全面认知功能量表证实存在认知功能减退（详见第 3）条）。

（4）认知功能障碍不足以显著影响患者功能的独立性，尽管复杂功能任务可能有轻微困难。

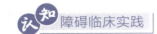

2）排除标准

（1）符合 MDS 工作组提出的 PD 痴呆诊断标准。

（2）其他原因导致的认知功能减退（如：谵妄、卒中、重症抑郁、代谢异常、药物副作用或头部外伤）。

（3）其他 PD 相关的共病（如：运动障碍或严重焦虑、抑郁、白天过度嗜睡或精神病），临床医师认为可能显著影响认知测验。

3）PD-MCI 一级和二级分类的特殊指南

（1）一级（简短评估）：①适用于 PD 的整体认知功能量表评分减低；②当进行有限的神经心理量表测试时，至少 2 个试验有损害（如：在 5 项认知域中，每个认知域的测试均少于 2 项，或评估的认知域少于 5 项）。

（2）二级（综合评估）：①对 5 个认知域（如：注意和工作记忆，执行功能，语言和视空间）的测试，每个认知域均包括 2 项神经心理测查。②至少 2 个神经心理测查受损，表现为 1 个认知域的 2 个测试均受损，或 2 个不同认知域测试中 1 个受损。③神经心理测查受损可以证实为：a 测试得分低于正常值 1~2 个标准差；b. 连续认知测试得分显著减低；c. 较病前水平明显降低。

4）PD-MCI 的亚型分类（任选，要求 5 个认知域测试中每个包括 2 项测试，强烈推荐用于研究目的）

（1）单一认知域损害：仅有 1 个认知域损害，而其他认知域正常。

（2）多认知域损害：有 2 项以上认知域损害。

八、额颞叶痴呆诊断标准

1. bvFTD 诊断标准

1）神经系统退行性病变

必须存在行为和/或认知功能进行性恶化才符合 bvFTD 的标准。

2）疑似 bvFTD

必须存在以下行为/认知表现（1）~（6）中至少 3 项，且为持续性或复发性，而非单一或罕见事件。

（1）早期去抑制行为（至少存在下列症状中的 1 个）：①不恰当的社会行为；②缺乏礼仪或社会尊严感缺失；③冲动鲁莽或粗心大意。

（2）早期出现冷漠和/或迟钝。

（3）早期出现缺乏同情/移情（至少存在下列症状中的 1 个）：①对他人的

需求和感觉缺乏反应；②缺乏兴趣、人际关系或个人情感。

（4）早期出现持续性/强迫性/刻板性行为（至少存在下列症状中的1个）：①简单重复的动作；②复杂强迫性/刻板性行为；③刻板语言。

（5）口欲亢进和饮食习惯改变（至少存在下列症状中的1个）：①饮食好恶改变；②饮食过量，烟酒摄入量增加；③异食癖。

（6）神经心理表现：执行障碍合并相对较轻的记忆及视觉功能障碍（至少存在下列症状中的1个）：①执行功能障碍；②相对较轻的情景记忆障碍；③相对较轻的视觉功能障碍。

3）可能为 bvFTD

必须存在下列所有症状（1）~（3）才符合标准：

（1）符合疑似 bvFTD 的标准。

（2）生活或社会功能受损（照料者证据或临床痴呆评定量表或功能性活动问卷评分的证据）。

（3）影像学表现符合 bvFTD[至少存在下列症状中的1个]：① C1 CT 或 MRI 显示额叶和/或前颞叶萎缩；② PET 或 SPECT 显示额叶和/或前颞叶低灌注或低代谢。

4）病理确诊为 bvFTD

必须存在下列（1）标准与（2）或（3）标准中的1项：

（1）符合疑似 bvFTD 或可能的 bvFTD。

（2）活体组织检查或尸体组织检查有额颞叶变性的组织病理学证据。

（3）存在已知的致病基因突变。

5）bvFTD 排除标准

诊断 bvFTD 时下列3项均必须为否定；疑似 bvFTD 诊断时，（3）可为肯定。

（1）症状更有可能由其他神经系统非退行性疾病或内科疾病引起。

（2）行为异常更符合精神病学诊断。

（3）生物标志物强烈提示阿尔茨海默病或其他神经退行性病变。

*"早期"指症状出现后的3年内；bvFTD：行为变异型额颞叶痴呆。

2. SD 诊断标准

1）SD 的临床诊断

必须同时具有下列核心特征：

（1）命名障碍。

（2）词汇理解障碍。

必须具有下列其他诊断特征中的至少3项：

（1）客体的语义知识障碍（低频率或低熟悉度的物品尤为明显）。

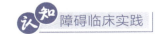

（2）表层失读或失写。

（3）复述功能保留。

（4）言语生成（语法或口语）功能保留。

2）有影像学结果支持的 SD 的诊断

必须同时具有下列核心特征：

（1）SD 的临床诊断。

（2）影像学检查显示以下结果中的至少 1 项：①显著的前颞叶萎缩；②SPECT 或 PET 显示有显著的前颞叶低灌注或代谢低下。

3）具有明确病理证据的 SD

应符合下列（1）以及（2）或（3）：

（1）SD 的临床诊断。

（2）特定的神经退行性病变的病理组织学证据（例如 FTLD-TAU、FTLD-TDP、阿尔茨海默病或其他相关的病理改变）。

（3）存在已知的致病基因突变。

注：SD：语义性痴呆；FTLD-TAU：额颞叶变性 - 微管相关蛋白 -tau 蛋白；FTLD-TDP：额颞叶变性 -TAR DNA 结合蛋白 43。

3. PNFA 的诊断标准

1）PNFA 的临床诊断

至少具有下列核心特征之一：

（1）语言生成中的语法缺失。

（2）说话费力、断断续续、带有不一致的语音错误和失真（言语失用）。

至少具有下列其他特征中的 2 个及以上：①对语法较复杂句子的理解障碍；②对词汇的理解保留；③对客体的语义知识保留。

2）有影像学检查支持的 PNFA 的诊断

应具有下列 2 项：

（1）符合 PNFA 的临床诊断。

（2）影像学检查必须至少具有以下 1 个及以上：①MRI 显示明显的左侧颞叶后部和岛叶萎缩；②SPECT 或 PET 显示明显的左侧颞叶后部和岛叶低灌注或代谢低下。

3）具有明确病理证据的 PNFA

应符合下列（1）以及（2）或（3）：

（1）符合 PNFA 的临床诊断。

（2）特定的神经退行性病变的病理组织学证据（例如 FTLD-TAU、FTLD-TDP、阿尔茨海默病或其他相关的病理改变）。

（3）存在已知的致病基因突变。

注：PNFA=进行性非流利性失语。

九、特发性正常压力脑积水诊断标准

2016年中华医学会神经外科学分会、中华医学会神经病学分会、中国神经外科重症管理协作组共同制定的iNPH中国诊断标准。

1. 临床疑诊 iNHP

（1）成人缓慢起病并逐渐加重，症状可波动性加重或缓解。

（2）临床上有典型步态障碍、认知障碍和尿失禁三联征中至少1种症状。

（3）影像学显示脑室增大（Evan's 指数 >0.3），且无其他引起脑室增大的病因存在；脑室周围可有（或）无低密度（CT）或高信号（MRI T2加权像）征象；冠状位影像显示"DESH"征。

（4）腰椎穿刺（侧卧位）或脑室内监测证实脑脊液压力 ≤ 200mmH$_2$O，脑脊液常规检查和生化检查正常。

（5）临床、影像学和生化学检查排除可引起上述临床表现的其他神经系统和非神经系统疾患。部分患者同时伴有帕金森病、阿尔茨海默病和缺血性脑血管病。

2. 临床诊断 iNPH

（1）符合临床可疑 iNPH 诊断标准。

（2）同时符合下列标准之一：①脑脊液放液试验后症状改善；②脑脊液持续引流后症状改善。

3. 临床确诊 iNPH

临床可疑或者临床诊断患者，脑脊液分流手术后症状明显改善。

十、CJD 诊断标准

1. 散发型 CJD（sCJD）

1）肯定 CJD 诊断

经标准的神经病理技术诊断，和/或免疫细胞化学，和/或蛋白质斑迹法确认为蛋白酶耐受性朊蛋白，和 / 或存在瘙痒病相关纤维。

2）很可能 CJD 诊断

（1）具有进行性痴呆，以及下列 4 种临床表现中的至少 2 种：①肌阵挛；②视觉或小脑障碍；③锥体 / 锥体外系功能障碍；④无运动型缄默症。

（2）并且以下检查至少 1 项阳性：①在病程中的任何时期出现的典型的脑电图改变；②脑脊液检查 14-3-3 蛋白阳性，以及临床病程短于 2 年；③ MRI DWI 像或 FLAIR 像上存在尾状核和 / 或壳核异常高信号。

（3）并且常规检查未提示其他诊断。

3）可能 CJD 诊断

（1）具有进行性痴呆，以及以下 4 种临床表现中的至少 2 种：①肌阵挛；②视觉或小脑障碍；③锥体 / 锥体外系功能障碍；④无运动型缄默症。

（2）无典型 EEG 表现支持。

（3）病程小于 2 年。

2. 遗传性 CJD（fCJD）

（1）肯定或很可能 CJD，同时一级亲属中有肯定或很可能 CJD。

（2）和 / 或神经心理学表现，同时具有朊蛋白基因突变。

3. 医源性 CJD（iCJD）

（1）接受人脑垂体激素治疗后出现的进行性小脑综合征。

（2）和 / 或符合散发型 CJD 诊断，有明确的暴露风险，如接受过硬脑膜移植。

4. 变异型 CJD（vCJD）

Ⅰ：

A. 进行性神经精神症状。

B. 病程大于 6 个月。

C. 常规检查不支持其他诊断。

E. 无医源性 CJD 暴露史。

F. 无传染性海绵状脑病的家族史。

Ⅱ：

A. 早期出现精神症状[1]。

B. 持续性疼痛[2]。

C. 共济失调。

D. 肌阵挛或舞蹈症或张力障碍。

E. 痴呆。

Ⅲ：

A. 无典型周期性 EEG 改变或未行 EEG 检查[3]。

B. MRI 显示双侧丘脑后结节的对称性高信号[4]。

Ⅳ：扁桃体活检结果阳性[5]

肯定的变异型 CJD：ⅠA 和 vCJD 的神经病理学表现[6]。

很可能变异型 CJD：Ⅰ和Ⅱ之 4 项和ⅢA 和ⅢB；或Ⅰ和Ⅳ。

可能变异型 CJD：Ⅰ和Ⅱ之 4 项和ⅢA。

说明：

[1] 包括抑郁、焦虑、淡漠、退缩或妄想。

[2] 包括疼痛和 / 或感觉迟钝。

[3] 广泛的周期性三相复合波，约 1 次 /s。

[4] 相对于其他深部灰质核团和皮层灰质信号。

[5] 不建议常规进行扁桃体活检。有 sCJD 典型 EEG 表现的病例也不建议进行此项检查，可疑 vCJD 病例且头颅 MRI 未显示丘脑后结节高信号时此项检查可能对诊断有帮助。

[6] 大脑及小脑海绵状改变及广泛朊蛋白堆积形成多样斑块。

附录2　常用神经心理量表

郭晓娟　曹红梅

一、痴呆评估8项问卷（assessment of dementia eight questions，AD8）

附表2-1　痴呆评估8项问卷

单位：分

在过去几年中，您下列认知能力是否出现问题？	是(1)	否(0)
（1）判断力出现问题（如做决定困难、错误的财务决定、思考障碍）		
（2）兴趣减退、爱好改变、活动减少		
（3）短时间重复同一件事（如问同一个问题，讲同一事情，说同一句话）		
（4）学习使用一些简单的日常工具、家用电器或器械有困难		
（5）记不清当前的月份或年份		
（6）处理复杂的个人事务有困难（忘了如何对账等）		
（7）忘记和别人的约定		
（8）记忆和思考出现问题		
总分		

AD8使用指南：

（1）AD8可用于自评，也可由他人读给受试者听，或通过电话询问受试者。

（2）如果可能，AD8问卷最好由了解受试者情况的知情者回答。如果没有合适的知情者，也可由患者自己回答。

（3）知情者回答问卷时，需要特别向他/她说明，是评价患者能力的改变，不要考虑原因。

（4）如果念给受试者听，医护人员要仔细地逐字逐句朗读，在每单项间需停顿1s以上，并强调变化是由于认知障碍引起，而非躯体障碍所致。

（5）对变化发生的时间范围没有要求。

（6）对以上问题的回答，自发更正都是允许的，且不记录为错误。

（7）最终的分数是回答"是"的项目总数。

AD8 结果解读：

（1）尽管 AD8 能非常敏感地检测出早期认知改变，包括阿尔茨海默病、血管性痴呆、路易体痴呆和额颞叶痴呆，但是不能单纯依据 AD8 诊断痴呆。

（2）对于 AD8 得分异常者，应进一步检查评估。AD8 得分正常，提示不太可能存在痴呆，但是不能排除疾病的极早期。如果存在认知障碍的其他客观证据，则需要进一步做其他检测。

（3）分界值标准：

0~1 分：认知功能正常。

≥2 分：可能存在认知障碍，应尽快到当地医院记忆门诊进一步诊治。

二、老年人认知减退知情者问卷（the informant questionnaire on cognitive decline in the elderly，IQCODE）

指导语：我想请您评价一下您（家人）的记忆力和生活能力下降的情况，主要比较现在和 10 年前的情况，看看有没有减退。如果功能减退是由非认知障碍引起的（例如眼睛看不见），请在最后一栏"没法比"画钩。

附表 2-2　老年人认知减退知情者问卷

单位：分

	与 10 年前相比					
	好多了	好一点	没变化	差一点	差多了	没法比
（1）记得家人和熟人的职业、生日和地址	1	2	3	4	5	9
（2）记得最近发生的事情	1	2	3	4	5	9
（3）回忆几天前的谈话	1	2	3	4	5	9
（4）记得自己的住址和电话号码	1	2	3	4	5	9
（5）记得今天是星期几、几月份	1	2	3	4	5	9
（6）记得东西经常放在什么地方	1	2	3	4	5	9
（7）东西未放回原位，仍能找得到	1	2	3	4	5	9
（8）使用日常用具的能力	1	2	3	4	5	9
（9）学习使用新家用工具和电器的能力	1	2	3	4	5	9
（10）学习新事物的能力	1	2	3	4	5	9
（11）看懂电视或书本中讲的故事	1	2	3	4	5	9
（12）对日常生活事务，自己会做决定	1	2	3	4	5	9

附表 2-2（续）

	与 10 年前相比					
	好多了	好一点	没变化	差一点	差多了	没法比
（13）会用钱买东西	1	2	3	4	5	9
（14）处理金融、理财	1	2	3	4	5	9
（15）处理日常生活中的计算问题（如知道要买多少食物，知道朋友或家人上次来访有多久了）	1	2	3	4	5	9
（16）了解正在发生的事件及其原因	1	2	3	4	5	9
总分 = 有效项目得分之和（没法比不计） 得分 = 总分 ÷ 有效项目数						

IQCODE 由澳大利亚学者约尔姆（Jorm）编制，通过询问熟悉患者情况的知情者来完成，评价患者认知功能与 10 年前相比下降的程度。IQCODE 共有 16 个问题，每一问题分为 5 级，最后计算总平均分。未回答的问题，不参加计分。采用简短问答的形式，无操作性内容，所以适合于电话筛查和信函筛查。优点：

（1）检查认知功能下降的幅度，而不是检查当时的认知功能状态。
（2）受文化背景、教育程度影响小。
（3）可用于电话筛查，简便易行，不需要特殊培训。
（4）通过询问知情者来完成，对患者自尊伤害小。

三、简易精神状态检查表（mini mental scale of examination，MMSE）

指导语：现在我要问你一些问题，多数都很简单，请您认真回答。

附表 2-3　简易精神状态检查表

单位：分

	正确	错误
1. 请您告诉我		
现在是哪一年	1	0
现在是什么季节	1	0
现在是几月份	1	0
今天是几号	1	0
今天是星期几	1	0

附表 2-3（续）

	正确	错误
这是什么城市（城市名）	1	0
这是什么区（城区名）	1	0
这是什么街道	1	0
这是第几层楼	1	0
这是什么地方	1	0
2. 现在我告诉您3种东西的名称，我说完后请您重复一遍，并记住，过一会儿还要问您。"皮球""国旗""树木"。请您重复（仔细说清楚，每样东西用1s。如果患者不能完全说出，可以重复，最多6次，但记第一遍得分）		
皮球	1	0
国旗	1	0
树木	1	0
3. 现在请您算一算，从100中减去7，所得的数再减7，一直算下去，将每减一个7后的答案告诉我，直到我说"停"为止（每一个正确答案1分，如果上一个错了，如100-7=90，下一个对，如90-7=83，第二个仍给分）		
100-7=93	1	0
93-7=86	1	0
86-7=79	1	0
79-7=72	1	0
72-7=65	1	0
4. 刚才我让您记住了3种东西，请您说出是什么东西		
皮球	1	0
国旗	1	0
树木	1	0
5. （检查者出示手表）请问这是什么	1	0
（检查者出示铅笔）请问这是什么	1	0
6. 请您跟我说"大家齐心协力拉紧绳"	1	0
7. "请您闭上眼睛"请您念一念这句话，并按这句话的意思去做	1	0

附表 2-3（续）

	正确	错误
8. 我给您一张纸，请您按照我说的去做："用右手拿起这张纸，双手把它对折起来，放在您的左腿上。"		
右手拿纸	1	0
双手对折	1	0
放在腿上	1	0
9. 请您写一个句子（由患者自己写，必须有主语、谓语，有一定的内容。语法、标点、拼写错误可以忽略）	1	0
10. 请您照着这个样子把它划下来	1	0
总分		

分界值：文盲≤17分，小学文化程度≤20分，初中及以上文化程度≤24分。
MMSE得分低于分界值，提示可能存在痴呆。

MMSE是国内外应用最广泛的痴呆筛查量表，包括时间与地点定向、语言、心算、即刻与短时听觉词语记忆、结构模仿等项目，满分30分，费时5~10min，具有短小、敏感性好的特点。筛查痴呆的敏感性为80%~90%，特异性为70%~80%。但是毕竟过于简单，对于筛查后的诊断、纵向评价病情、观察药物疗效等几个方面也存在明显缺点：

（1）容易受文化程度影响，对文化程度较高的老人可能出现假阴性，而对低文化者有可能出现假阳性。

（2）注意、记忆、结构模仿等项目不足以反映相应的认知功能，代表性较差。

（3）强调语言功能，夸大了左半球病变所致认知功能缺陷，而对右半球病变所引起的认知功能障碍不够敏感。

（4）记忆检查缺乏再认项目，命名项目过于简单；⑤对皮质功能障碍较皮质下功能障碍敏感。

（5）作为认知功能减退的随访工具不够敏感。

四、蒙特利尔认知评估（Montreal cognitive assessment，MoCA）

		POINTS
视空间/执行功能		

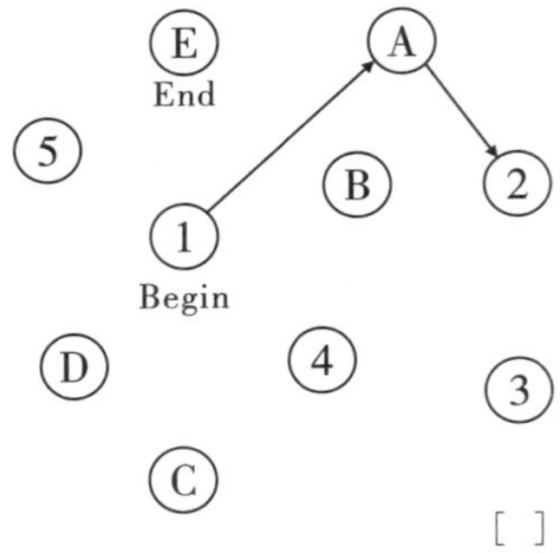

[ ]

复制立方体

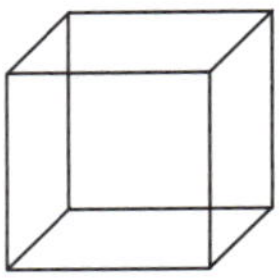

[ ]

画钟（11点10分）（3分）

[ ] 轮廓　[ ] 数字　[ ] 指针

__/5

命名

[ ]

[ ]

[ ]

__/3

记忆	阅读名词清单，必须重复阅读。读2次 在5分钟后回忆1次		面孔	天鹅绒	教堂	杜鹃	红色	No points
		第1次						
		第2次						

注意力	现在我阅读一组数字（1个/s）	顺背 [ ] 2 1 8 5 4 倒背 [ ] 7 4 2	__/2
	现在我阅读一组字母，每当读到A时请用手敲打一下。错2个或更多得0分 [ ] FBACMNAAJKLBAFAKDEAAAJAMOFAAB		__/1
现在请您从100减去7，然后从所得的数目再减去7，共计算五次	[ ] 93　[ ] 86　[ ] 79　[ ] 72　[ ] 65 连减：4或5个正确得3分，2或3个正确得2分，1个正确得1分，0个正确得0分		__/3
语言	现在我说一句话，请清楚地重复一遍，这句话是：“我只知道今天李明是帮过忙的人”。“当狗在房间里的时候，猫总是藏在沙发下”。		__/2
	流畅性/固定开头词语“请您尽量多地说出以‘发’字开头的词语或俗语，如‘发财’我给您1分钟时间，您说得越多越好，越快越好，尽量不要重复。” [ ] （N≥11Words）		__/1
抽象能力	请说出它们的相似性。　例如：香蕉–桔子　火车–自行车　手表–尺		__/2

	单词回忆测试	面孔	天鹅绒	教堂	杜鹃	红色	Potnts for UNCUED recall only	__/5
		[ ]	[ ]	[ ]	[ ]	[ ]		
选项	类别选项							
	多项选项							

定向力	[ ] 星期　[ ] 月份　[ ] 年　[ ] 日　[ ] 地方　[ ] 城市	__/6

Normal≥26/30　TOTAL __/30
Add 1 point if ≤ 12 yr edu

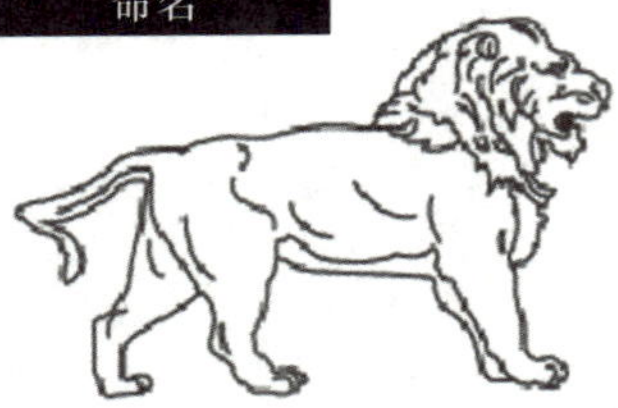

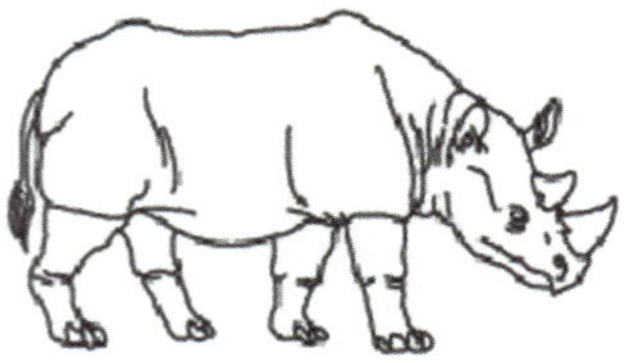

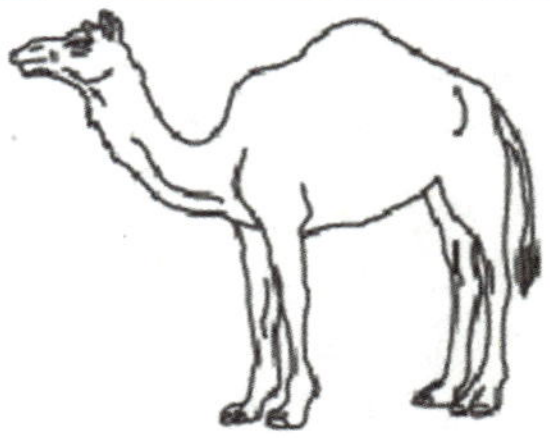

附图 2-1　蒙特利尔认知评估

MoCA 主要用于轻度认知功能障碍的快速筛查，评定的认知领域包括：注意与集中、执行功能、记忆、语言、视空间技能、抽象思维、计算和定向力。

完成 MoCA 检查大约需要 10min。

总分 30 分，适用于初中及以上文化程度受试者。受教育年限 ≤ 12 年时，应在总分中增加 1 分。

英文原版给出的正常值为 ≥ 26 分。我国推荐的分界值标准为：文盲 ≤ 13 分，受教育年限 1~6 年 ≤ 19 分，受教育年限 7 年及以上 ≤ 24 分。

五、画钟测验（clock CDT）

画钟试验目前有 2 种检测方法：第一种：要求受试者在空白纸上画一幅几点几分的钟表，主要反映执行功能和视空间功能；第二种：要求受试者模仿已画好的钟，反映结构能力。

研究表明，上述 2 种画钟得分与 MMSE 的相关性分别为 0.82 和 0.85。能区分 83% 的痴呆患者与正常老年人，并能区分 92% 的伴有和不伴有结构损害的痴呆患者。具有施测简单，受文化背景、教育程度影响小的特点，被越来越多的综合性测验所收录，但是单独作为痴呆筛查效度偏低。

也可作为结构性失用的单项检查，因为结构性失用是痴呆的常见临床表现之一。

六、Fuld 物体记忆测验（FOM）

附表 2-4 Fuld 物体记忆测验

左右顺序	物品名	实验顺序	触觉命名	视觉命名	第一次回忆	第二次回忆	第三次回忆
1 左	球						
2 右	瓶						
3 右	纽扣						
4 左	扑克牌						
5 左	杯子						
6 右	钥匙						
7 右	汤匙						
8 左	钉子						
9 右	戒指						
10 右	剪刀						
插入或重复							
呈现（本次回忆的正确数）							
储存（正确回忆物品累计数）							

附表 2-4（续）

左右顺序	物品名	实验顺序	触觉命名	视觉命名	第一次回忆	第二次回忆	第三次回忆
插入（本次回忆错构总数）							
即刻重复							
延迟重复							
FOM 得分 / 分							

FOM 分界值标准：≤ 11 分。

七、快数词汇测验（RVR）

请告诉我，您知道的动物（或蔬菜或水果）的名字，尽可能说得越多、越快。请记下受试者 1min 内说出的动物（或蔬菜或水果）的名称。

附表 2-5　快数词汇测验

	动物	蔬菜	水果
1			
2			
3			
4			
5			
6			
7			
8			
9			
10			
11			
12			
13			
14			
15			
16			
17			
18			
19			
20			
21			

附表 2-5（续）

	动物	蔬菜	水果
22			
23			
24			
25			
26			
27			
28			
29			
30			
正确			
错误			
重复			
得分/分			

RVR 分界值标准：文盲 ≤ 15 分，小学 ≤ 20 分，中学及以上 ≤ 25 分。

实际测查中，通常将 FOM 和 RVR 交替进行。

八、Stroop A

附表 2-6　Stroop A

第一部分：圆点 如果正确则在旁边的方框内打"√"，记录错误的类型							
绿色　　　正确		蓝色　　　正确		黄色　　　正确		红色　　　正确	
1 自我更正	2 测试者更正	1 自我更正	2 测试者更正	1 自我更正	2 测试者更正	1 自我更正	2 测试者更正
黄色　　　正确		红色　　　正确		绿色　　　正确		蓝色　　　正确	
1 自我更正	2 测试者更正	1 自我更正	2 测试者更正	1 自我更正	2 测试者更正	1 自我更正	2 测试者更正
蓝色　　　正确		绿色　　　正确		黄色　　　正确		红色　　　正确	
1 自我更正	2 测试者更正	1 自我更正	2 测试者更正	1 自我更正	2 测试者更正	1 自我更正	2 测试者更正
蓝色　　　正确		黄色　　　正确		红色　　　正确		绿色　　　正确	
1 自我更正	2 测试者更正	1 自我更正	2 测试者更正	1 自我更正	2 测试者更正	1 自我更正	2 测试者更正
红色　　　正确		绿色　　　正确		蓝色　　　正确		黄色　　　正确	
1 自我更正	2 测试者更正	1 自我更正	2 测试者更正	1 自我更正	2 测试者更正	1 自我更正	2 测试者更正
黄色　　　正确		绿色　　　正确		蓝色　　　正确		红色　　　正确	
1 自我更正	2 测试者更正	1 自我更正	2 测试者更正	1 自我更正	2 测试者更正	1 自我更正	2 测试者更正
正确数_____　　测试者更正数_____　　自我更正数_____　　总数：24　　总计时间___:___min							

九、日常生活能力量表（activity of daily living scale, ADL）

评分标准：自己可以做 =1 分；有些困难 =2 分；需要帮助 =3 分；根本无法做 =4 分

被调查者：□家属；□本人　　（优先询问家属）

附表 2-7　日常生活能力量表

编号	问题	得分 / 分
A1	自己坐公共汽车	1--------2--------3--------4
A2	到家附近的地方去	1--------2--------3--------4
A3	自己做饭	1--------2--------3--------4
A4	做家务	1--------2--------3--------4
A5	吃药	1--------2--------3--------4
A6	吃饭	1--------2--------3--------4
A7	穿衣服，脱衣服	1--------2--------3--------4
A8	梳头，刷牙等	1--------2--------3--------4
A9	洗自己的衣服	1--------2--------3--------4
A10	洗澡	1--------2--------3--------4
A11	逛街、购物	1--------2--------3--------4
A12	定时去厕所	1--------2--------3--------4
A13	打电话	1--------2--------3--------4
A14	处理自己的钱财	1--------2--------3--------4
总分		

十、霍普金斯词语学习测验（HVLT-R）

附表 2-8　霍普金斯词语学习测验（1）

	1 试	2 试	3 试
1. 狮子			
2. 绿宝石			
3. 马			
4. 帐篷			
5. 蓝宝石			
6. 旅馆			

附表 2-8（续）

	1试	2试	3试
7. 山洞			
8. 玉石			
9. 老虎			
10. 珍珠			
11. 奶牛			
12. 小屋			

正确　　（　　　）　　　（　　　）　　　（　　　）

再认测验

附表 2-9　霍普金斯词语学习测验（2）

问题	是/否		问题	是/否	
1. 马	是		13. 气球	否	
2. 房子	否		14. 船	否	
3. 小屋	是		15. 狗	否	
4. 帐篷	是		16. 旅馆	是	
5. 红宝石	否		17. 咖啡	否	
6. 玉石	是		18. 围巾	否	
7. 绿宝石	是		19. 公寓	否	
8. 山脉	否		20. 奶牛	是	
9. 山洞	是		21. 狮子	是	
10. 老虎	是		22. 珍珠	是	
11. 蓝宝石	是		23. 硬币	否	
12. 猫	否		24. 钻石	否	

再认正确　（　　　　）

测试 1：_____　　　　　　　测试 2：_____　　　测试 3：_____

学习：_____　　　　　　　　测试 1~3 总和：_____

延迟回忆：_____　　　　　　延迟线索回忆：_____

再认真阳性：_____　　　　　再认假阳性：_____

Discrimination 指数：_____　保留百分比：_____

附表 2-10　霍普金斯词语学习测验（3）

	延迟（20min）	线索提示
1. 狮子		
2. 绿宝石		
3. 马		
4. 帐篷		
5. 蓝宝石		
6. 旅馆		
7. 山洞		
8. 玉石		
9. 老虎		
10. 珍珠		
11. 奶牛		
12. 小屋		

正确（　　　　　）（　　　　　）

十一、老年抑郁量表（GDS 量表）

对于每一个问题，针对您在过去 7d 里的感受选择最恰当的回答。

附表 2-11　老年抑郁量表

单位：分

	是	否
1）您对您的生活基本满意吗	0	1
2）您放弃了许多活动和爱好吗	1	0
3）您觉得生活空虚吗	1	0
4）您经常觉得无聊吗	1	0
5）您在大多数时候心情都很好吗	0	1
6）您担心不好的事情将发生在您身上吗	1	0
7）您在大多数时候觉得快乐吗	0	1
8）您经常感到无助吗	1	0
9）您更喜欢待在家里，而不是外出以及做新鲜的事情吗	1	0
10）您感觉您比大多数人的记忆力差吗	1	0
11）您认为现在活着很好吗	0	1
12）您是否觉得像现在这样活着很没有意义	1	0
13）您觉得充满了活力吗	0	1

附表 2-11（续）

	是	否
14）您觉得您处在绝望之中吗	1	0
15）您觉得大多数人都比您过得好吗	1	0
GDS 总分		

十二、WISC 积木测验

附表 2-12　WISC 积木测验

图案及时限 /s	时间	成功（√）	失败（×）	评分 / 分			
1. 45		1		2			
		2	0	1			
2. 45		1		2			
		2	0	1			
3. 45		1		2			
		2	0	1			
4. 45				21~45	16~20	11~15	1~10
			0	4	5	6	7
5. 75				21~75	16~20	11~15	1~10
			0	4	5	6	7
6. 75				21~75	16~20	11~15	1~10
			0	4	5	6	7
7. 75				21~75	16~20	11~15	1~10
			0	4	5	6	7
8. 75				26~75	21~25	16~20	1~15
			0	4	5	6	7
9. 120				56~120	36~55	26~35	1~25
			0	4	5	6	7
10. 120				76~120	56~75	41~55	1~40
			0	4	5	6	7
11. 120				81~120	56~80	41~5	1~40
			0	4	5	6	7

合计：

图案 1~3 可以做 2 次。

分界值标准：文盲 ≤ 10 分，小学 ≤ 15 分，中学及以上 ≤ 20 分。

十三、WAIS 数字广度测验

顺背

3. 5 – 8 – 2
   6 – 9 – 4
4. 6 – 4 – 3 – 9
   7 – 2 – 8 – 6
5. 4 – 2 – 7 – 3 – 1
   7 – 5 – 8 – 3 – 6
6. 6 – 1 – 9 – 4 – 7 – 3
   3 – 9 – 2 – 4 – 8 – 7
7. 5 – 9 – 1 – 7 – 4 – 2 – 8
   4 – 1 – 7 – 9 – 3 – 8 – 6
8. 5 – 8 – 1 – 9 – 4 – 6 – 2 – 7
   3 – 8 – 2 – 9 – 5 – 1 – 7 – 4
9. 2 – 7 – 5 – 8 – 6 – 2 – 5 – 8 – 4
   7 – 1 – 3 – 9 – 4 – 2 – 5 – 6 – 8
10. 5 – 2 – 7 – 4 – 9 – 1 – 3 – 7 – 4 – 6
    4 – 7 – 2 – 5 – 9 – 1 – 6 – 2 – 5 – 3
11. 4 – 1 – 6 – 3 – 8 – 2 – 4 – 6 – 3 – 5 – 9
    3 – 6 – 1 – 4 – 9 – 7 – 5 – 1 – 4 – 2 – 7
12. 7 – 4 – 9 – 6 – 1 – 3 – 5 – 9 – 6 – 8 – 2 – 5
    6 – 9 – 4 – 7 – 1 – 9 – 7 – 4 – 2 – 5 – 9 – 2

倒背

2. 2 – 4
   5 – 8
3. 6 – 2 – 9
   4 – 1 – 5
4. 3 – 2 – 7 – 9
   4 – 9 – 6 – 8
5. 1 – 5 – 2 – 8 – 6
   6 – 1 – 8 – 4 – 3
6. 5 – 3 – 9 – 4 – 1 – 8
   7 – 2 – 4 – 8 – 5 – 6

7. 8 - 1 - 2 - 9 - 3 - 6 - 5
   4 - 7 - 3 - 9 - 1 - 2 - 8
8. 9 - 4 - 3 - 7 - 6 - 2 - 5 - 8
   7 - 2 - 8 - 1 - 9 - 6 - 5 - 3
9. 6 - 3 - 1 - 9 - 4 - 3 - 6 - 5 - 8
   9 - 4 - 1 - 5 - 3 - 8 - 5 - 7 - 2
10. 6 - 4 - 5 - 2 - 6 - 7 - 9 - 3 - 8 - 6
    5 - 1 - 6 - 2 - 7 - 4 - 3 - 8 - 5 - 9

WAIS 数字广度测验得分 =　　+　　=

分界值标准：文盲 < 5 分，小学 ≤ 6 分，中学及以上 ≤ 7 分。

十四、数字符号试验

请把每个数字对应的符号写在数字下面的方格中。

附图 2-2　数字符号试验

（1）前9个符号为示范练习，不计分。

（2）在90s内，以最快的速度，在数字下方填写相应的符号，时间到停止。

（3）每填写一个正确符号得1分，倒转的符号计0.5分，最高90分。

十五、哈金斯基缺血指数量表修订版（MHIS）

附表2-13 哈金斯基缺血指数量表修订版

单位：分

项目	是	否
1）急性起病	2	0
2）阶梯性恶化	1	0
3）波动性病程	2	0
4）夜间意识模糊	1	0
5）人格相对保持完整	1	0
6）情绪低落	1	0
7）躯体诉述	1	0
8）情感失禁	1	0
9）有高血压或高血压史	1	0
10）中风史	2	0
11）动脉硬化	1	0
12）局灶神经系症状	2	0
13）局灶神经系体征	2	0
Hachinski缺血指数		

＞7分：血管性痴呆；4~7分：混合性痴呆；＜4分：变性疾病痴呆（阿尔茨海默病等）。

十六、Hamilton 抑郁量表

附表 2-14　Hamilton 抑郁量表

单位：分

		得分				
1	抑郁情绪	0	1	2	3	4
2	有罪感	0	1	2	3	4
3	自杀	0	1	2	3	4
4	入睡困难	0	1	2		
5	睡眠不深	0	1	2		
6	早醒	0	1	2		
7	工作和兴趣	0	1	2	3	4
8	迟缓	0	1	2	3	4
9	激越	0	1	2	3	4
10	精神焦虑	0	1	2	3	4
11	躯体性焦虑	0	1	2	3	4
12	胃肠道症状	0	1	2		
13	全身症状	0	1	2		
14	性症状	0	1	2		
15	疑病	0	1	2	3	4
16	体重减轻	0	1	2		
17	自知力	0	1	2	3	4
总分						

总分 < 7 分正常；7~17 分可能抑郁；17~24 分肯定有抑郁；> 24 分严重抑郁症。

十七、总体衰退量表（global deterioration scale, GDS）

附表 2-15　总体衰退量表

第一级 无认知功能减退	主观叙述无记忆减退，临床检查无记忆缺陷的证据
第二级 非常轻微的认知功能减退	自己抱怨记忆不好，通常表现为以下几个方面： 1）忘记熟悉的东西放在什么地方； 2）忘记熟人的名字，但临床检查无记忆缺陷的客观证据。在工作和社交场合无客观的功能缺陷，对症状的关心恰当
第三级 轻度认知功能减退	最早而明确的认知缺陷，至少有下列 2 项表现： 1）病人在不熟悉的地方会迷路； 2）同事注意到病人的工作能力较前减退； 3）家人发现病人回忆词汇困难； 4）阅读一篇文章或一本书后记住的东西很少； 5）记住新认识的人名能力减退； 6）可能遗失贵重物品或放错地方； 7）临床检查有注意力减退的证据。 只有深入检查才有可能获得记忆减退的客观证据。可有所从事工作社交能力的减退。病人开始出现否认，伴有轻、中度焦虑
第四级 中度认知功能减退	明显的认知缺陷表现在以下几个方面： 1）对目前和最近事件的知识减少； 2）对个人经历的记忆缺陷； 3）从做连续减法过程中可以发现注意力不集中； 4）旅行、管理钱财等能力减退。 但常常没有以下 3 方面的损害： 1）常常没有时间和人物定向方面的损害； 2）常常没有识别熟人和熟悉面孔方面的损害； 3）常常没有到熟悉的地方旅行的能力方面的损害。 不能完成复杂工作；心理防御机制中的否认显得突出，情感平淡，回避竞争

附表 2-15（续）

第五级 重度认知功能减退	病人的生活需要照顾,检查时半天不能回忆与目前生活密切相关的事情,如住址、使用多年的电话号码、亲属的名字（如孙子的名字）、本人毕业的高中或大学名称,或地点定向障碍。受过教育的人,做 40 连续减 4 或 20 连续减 2 也有困难。 在此阶段,病人尚保留一些与自己或他人有关的重要事件的知识。知道自己的名字,通常也知道配偶和子女的名字。进食及大小便无须帮助,但不少病人不知道挑选合适的衣服穿
第六级 严重认知功能减退	忘记配偶的名字、最近的经历和事件大部分忘记。保留一些过去经历的知识,但为数甚少。通常不能认识周围环境,不知道年份、季节等。做 10 以内的加减法可能有困难。日常生活需要照顾,可有大小便失禁,外出需要帮助,偶尔能到熟悉地方去。昼夜节律紊乱。自己的名字几乎总能记起。常常能区分周围的熟人与生人。出现人格和情绪改变,这些变化颇不稳定,包括： 1) 妄想性行为,如责备配偶是骗子,与想象中的人物谈话,可与镜子中的自我谈话； 2) 强迫症状,如：可能不断重复简单的清洗动作； 3) 焦虑、激越,甚至出现以往从未有过的暴力行为； 4) 认知性意志减退,如：因不能长久保持一种想法以决定该有的行为,致使意志能力丧失
第七级 极严重认知功能减退	丧失言语功能。常常不能说话,只有咕哝声。小便失禁,饮食以及大、小便需帮助料理。丧失基本的精神性运动技能。如不能走路,大脑似乎再也不能指挥躯体。常出现广泛的皮层神经系统症状和体征

十八、神经精神问卷-临床医师评定量表（NPI）

附表 2-16 神经精神问卷-临床医师评定量表

	症状	频率				得分/分	严重程度			得分/分	心理压力				
		很少	有时	经常	非常频繁		轻度	中度	严重		完全没有	轻微	轻度	中度	严重	非常严重
A	妄想															
B	幻觉															
C	激越/攻击															
D	抑郁															
E	焦虑															
F	情绪高涨/欣快															
G	淡漠/冷淡															
H	脱抑制															
I	易怒															
J	异常动作行为															
K	睡眠和夜间行为紊乱															
L	食欲和进食紊乱															

频率：
①很少——每周少于1次。②有时——大约每周1次。③经常——每周几次但不是每天。④非常频繁——每天1次或更多。
严重程度：
①轻度——症状明显可见，但几乎未影响到日常生活。②中度——症状非常明显，但可被照料者克服。③严重——症状非常明显，照料者的任何干涉都无济于事，成为心理压力的主要根源。
得分＝频率×严重程度
心理压力：症状对照料者在情绪上造成多大压力？
0. 完全没有；1. 轻微；2. 轻度；3. 中度；4. 严重；5. 非常严重或极端严重。

附录3　西安交通大学第一附属医院认知障碍诊疗流程

王　瑾　屈秋民

一、登记一般信息

（1）姓名、性别、年龄、出生日期、民族、职业或退休前职业、退休时间、目前工作状态、居住及生活状态、文化程度、受教育年限。

（2）联系方式：家庭住址、联系电话。

（3）照料者情况：与患者关系、性别、年龄、教育程度、照料时间。

（4）病史提供者信息，包括与患者接触时间、病情了解程度。

二、询问病史

（1）起病情况：起病形式、发病时间、首发症状、伴随症状。

（2）病情经过：症状演变过程、发生顺序、加重或减轻的因素、有无其他伴随症状。

（3）认知情况。①近记忆力：是否反复问同一问题？是否忘记几小时前发生的事情？是否忘记最近谈话？是否总放错物品？②远记忆力：个人情况（生日、工作情况、退休时间）、家庭情况（结婚时间、几个子女、子女生日）；常识（如现在主席是谁？国庆节是哪天？是否忘记熟人或家人名字？）。③语言：和人交谈是否流畅？能否叫出东西的名字？表达？理解？④定向：有无搞错时间、地点、人物？出门是否迷路？⑤理解：能否看懂电视？听懂别人说话？⑥执行功能：做家务的顺序，使用电话、电视。⑦情绪行为人格：脾气和以前有无变化？兴趣爱好有无变化？与人交流？⑧思维判断：根据天气增减衣物？⑨计算：购物能否算账？能否算清自己或家里钱？

（4）日常生活能力：①工具性生活能力：管理钱财、购物、打电话、使用手机、乘车、做饭、看电视、整理家务；②基本生活能力：吃饭、穿衣、睡觉、如厕、洗漱。
（5）精神行为症状：焦虑/抑郁、睡眠、幻觉、妄想、异常行为、易激惹。
（6）既往诊治情况及疗效。
（7）既往疾病史：高血压、糖尿病、高脂血症、卒中、全身系统性疾病。
（8）个人史：烟酒嗜好、冶游史、毒物接触史。
（9）家族史：家族中有无类似病史。

三、体格检查

（1）全身检查：面容、心、肺、腹部、测量脉搏、血压、卧立位血压。
（2）神经系统检查：全面神经系统检查，尤其包括局灶定位体征、球麻痹、构音障碍、帕金森症、共济失调、下肢音叉振动觉、步态、额叶释放体征等。
（3）认知功能检查：观察患者表情、接触情况、配合程度、问答是否切题、主动性；简单询问六大认知域损害情况；有无幻觉、妄想、焦虑、抑郁等精神行为异常；日常生活能力是否减退。

四、神经心理测验

（1）筛查：所有初诊患者，均应完成 MMSE、MoCA、ADL 和老年抑郁量表。
（2）成套神经心理评估：下列情况应进行成套神经心理评估：①粗查得分低于分界值；②病史提示认知障碍，但是粗查得分正常；③病情提示特殊类型认知障碍，需要评估单项认知功能。④临床研究。
我院成套神经心理量表包括：Hopkins 词语学习测验、连线测验 A 和 B、Stroop 测验、数字广度、积木测验、波士顿命名、NPI 和 ADL。

五、辅助检查

（1）常规检查：所有初诊患者，均应完成下列常规检查：血常规、肝功、肾功、电解质、甲功全套、梅毒血清学、血清叶酸及 B_{12}、头部 MRI 平扫（加做冠状位）。

（2）根据患者病情及常规检查结果，选择进一步检查：

附表 3-1 辅助检查

检查内容	适用患者
基因检测	50 岁以前起病；有痴呆家族史，或家族中有类似疾病史
脑脊液检查	继发性痴呆；快速进展性痴呆；头颅磁共振平扫发现异常病灶，性质未定者；疑诊 AD 或变性病痴呆
特殊序列 MRI	
MRI 增强	脑实质病灶性质难以确定，或怀疑脑膜病变
MRS	脑实质病灶性质难以确定
SWI	疑诊脑微出血
脑电图	CJD、自免脑、癫痫发作
多导睡眠图	DLB、PD 认知障碍
K-F 环及铜蓝蛋白	肝豆状核变性
自身抗体	结缔组织疾病、自免脑、副肿瘤综合征等

六、处理

1. 改善认知功能药物

附表 3-2 改善认知功能药物

轻中度 AD	多奈哌齐或卡巴拉汀，或甘露特钠
精神症状明显	首选美金刚
中重度 AD	美金刚单用，或与多奈哌齐或卡巴拉汀联用
VaD	多奈哌齐或卡巴拉汀
DLB、PDD	多奈哌齐或卡巴拉汀
FTD	舍曲林、西酞普兰、文拉法辛 或美金刚 或抗精神病药

2. 控制精神行为症状

附表 3-3　控制精神行为症状

靶症状	药物选择顺序
睡眠障碍	佐匹克隆→阿普唑仑→氯硝西泮
精神病症状及行为异常	喹硫平→利培酮→奥氮平→氯氮平
焦虑抑郁	舍曲林→西酞普兰→文拉法辛→度洛西汀

3. 治疗伴随疾病

治疗心脑血管伴随疾病，如糖尿病、高血压、冠心病等，重度痴呆患者晚期因长期卧床、大小便失禁，容易引起许多并发症，如泌尿系感染、肺炎、褥疮等，需要对症治疗。

4. 完成健康教育

介绍病情，指导日常生活及照料注意事项，指导认知训练，发放《认知障碍患者就诊手册》，强调定期复诊。

5. 下列情况，建议住院诊治

（1）快速进展性痴呆、青年起病认知障碍、疑诊继发性认知障碍。

（2）认知障碍表现不典型或者病情复杂，门诊诊断困难者。

（3）需要做腰椎穿刺、多导睡眠图、视频脑电图等特殊检查。

（4）症状较重，或合并其他系统性疾病，门诊处理困难。

（5）认知障碍患者病情突然加重，需要明确原因者。

七、定期随访

（1）初诊患者，建议 1 个月后随访，其他患者，每 3 个月随访 1 次，特殊情况随时复诊。

（2）随访内容：询问病情变化、治疗情况、不良反应；认知评估（MMSE、MoCA、ADL）。

八、记忆门诊诊疗流程

记忆门诊诊疗流程如图所示。

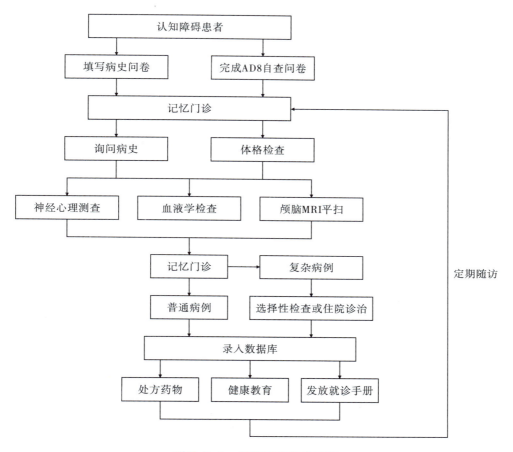

附图3-1 记忆门诊诊疗流程

附录4　西安交通大学第一附属医院记忆体检规范

郭晓娟　王　瑾

一、记忆体检流程

1. 记忆体检适应人群

（1）年龄50岁以上。

（2）有痴呆家族史。

（3）担心发生痴呆。

（4）自觉有下列1项或者多项症状：①记忆较前下降，经常忘记刚发生的事情。②思维反应较前减慢。③计算能力较前下降。④经常说话找不到词，想不起下一句要说的内容。⑤有时在熟悉的地方分不清方向。⑥经常搞错时间。⑦性格与前明显不同。⑧原来熟悉的工作，现在感到困难。

2. 记忆体检内容

（1）受检者完成一般信息、认知病史等问卷。

（2）完成AD8量表——痴呆评估8项问卷。

（3）完成认知评估：MMSE、MoCA、ADL、老年抑郁量表。

（4）抽血检查：常规检验（血常规、肝肾功、电解质、血脂）、ApoE基因型、血清维生素B_{12}、血清叶酸、血清梅毒抗体、甲功5项。

（5）头颅MRI扫描平扫（包括冠状位）+T2-FLAIR+SWI，测量内侧颞叶萎缩评分（MTA）、Fazekas白质评分、腔隙性梗死数目、微出血数目。

（6）基因检测（备选）：有痴呆家族史，或50岁前起病的认知障碍患者，可以选择阿尔茨海默病、额颞叶痴呆等基因检测。

3. 记忆体检结果解读及建议

（1）结论：由记忆中心认知障碍专科医师判断有无认知障碍，认知障碍的程度，认知障碍的可能原因及危险因素等；无认知障碍者，给出认知障碍的风险及危险因素。

（2）根据受检者体检结论，给出认知障碍防治建议。

我院记忆体检流程如下：

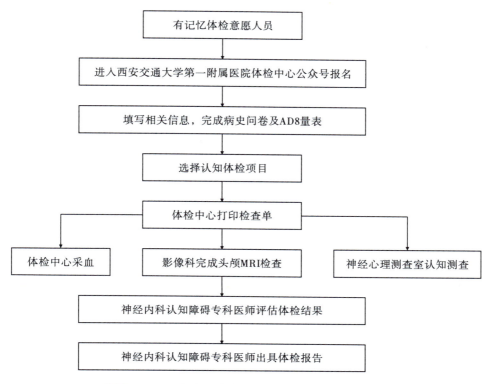

附图 4-1　西安交通大学第一附属医院记忆体检流程

二、记忆体检问卷

1. 基本信息

1. 姓名：_____　性别：　1 男　2 女　年龄：____ 岁

出生日期：_____　出生地：_____　电话：_____

2. 文化程度：①文盲 ②小学 ③初中 ④高中/中专 ⑤大专/本科 ⑥硕士及以上

受教育年限：① < 7 年 ② 7~9 年 ③ 10~12 年 ④ > 12 年

3. 职业（如退休，填写退休前职业）：①农民 ②工人/服务员 ③干部管理人员 ④公务员 ⑤公司职员 ⑥教师/科研人员/医务工作者 ⑦学生 ⑧军人 ⑨商人 ⑩其他_____

4. 工作状况： ①全职 ②兼职 ③在家
5. 婚姻状况： ①已婚 ②离异 ③丧偶 ④单身 ⑤再婚
6. 与谁生活在一起？①独自 ②配偶 ③子女 ④集体 ⑤其他_____
7. 医疗保险：①城镇职工医保 ②城镇居民医保 ③公费医疗 ④合作医疗 ⑤其他_____
8. 身高_____ cm; 体重_____ kg; BMI_____ kg/m^2

2. 认知障碍相关病史

1）认知症状

（1）您是否出现以下认知能力的下降：

记忆力	0 否	1 是	如果"是"，出现_____年
判断力或解决问题能力	0 否	1 是	如果"是"，出现_____年
语言能力	0 否	1 是	如果"是"，出现_____年
时间、地点定向能力	0 否	1 是	如果"是"，出现_____年
视空间能力	0 否	1 是	如果"是"，出现_____年
计算力/注意力	0 否	1 是	如果"是"，出现_____年

其他_____

（2）出现形式：①逐渐（>6个月） ②亚急性（<6个月） ③急性（几天之内） ④其他

2）精神行为症状

（1）您是否出现以下精神行为症状：

情感淡漠/退缩	0 否	1 是	如果"是"，出现_____年
抑郁	0 否	1 是	如果"是"，出现_____年
幻觉	0 否	1 是	如果"是"，出现_____年
妄想	0 否	1 是	如果"是"，出现_____年
易激惹	0 否	1 是	如果"是"，出现_____年
人格改变	0 否	1 是	如果"是"，出现_____年

其他_____

（2）出现形式：①逐渐（>6个月） ②亚急性（<6个月） ③急性（几天之内） ④其他

3）运动症状

（1）您是否出现以下运动功能的下降：

步态障碍(与关节炎或外伤无关的)　　0 否　　1 是　　如果"是",出现_____年

摔跤(摔倒次数比平时多)　　　　　　0 否　　1 是　　如果"是",出现_____年

震颤　　　　　　　　　　　　　　　0 否　　1 是　　如果"是",出现_____年

迟缓(运动、行走、书写或表述)　　　0 否　　1 是　　如果"是",出现_____年

(2)出现形式:①逐渐(>6个月)　②亚急性(<6个月)　③急性(几天之内)　④其他_____

4)独立程度

您目前日常生活的独立程度:

(1)能够独立

(2)某些复杂的日常活动需要协助

(3)基本日常活动需要协助

(4)完全依赖于人

5)家族史

(1)您有没有任何家庭成员(父母、同胞、子女、姑姑/姨妈、舅舅/叔叔/伯父等)被诊断(或高度怀疑)罹患阿尔茨海默病、痴呆或"老糊涂"(如年老后因精神功能或行为变化而需要别人照顾生活,或因此送到养老院)?　0 无　　1 有

若有,请列出亲属与您的关系,诊断或症状的描述,发病年龄以及死亡年龄(如果适用)

_____

_____

(2)其他需说明的:_____

6)生活方式及既往史

(1)吸烟

0 否　　1 已戒烟　　2 ≤10 支/d　　3 11~21 支/d　　4 ≥21 支/d

若选 1,曾经吸_____年,已戒_____年

若选 2 或 3 或 4,吸烟_____年

(2)饮酒

0 否　　1 已戒酒　　2 少量　　3 大量(每天酒精量≥50g)

若选 1,曾经喝_____年,已戒_____年

若选 2 或 3,喝酒_____年

(3)体育锻炼

0 运动缺乏或轻体力劳动者(锻炼次数<3 次/周且<30min/次)

1 经常运动或重体力劳动(含工农业劳动者)

（4）社会交往

0 缺乏社会交往或很少参加社会活动

1 经常参加社会活动

（5）糖尿病史

0 无　1 有　时间_____年，控制情况_____

（6）高血压病史

0 无　1 有　时间_____年，最高___/___mmHg，控制情况_____

（7）冠心病史　0 无　1 有　时间_____年

（8）高脂血症史　0 无　1 有　时间_____年

（9）短暂性脑缺血发作（TIA）史　0 无　1 有　时间_____年

（10）脑卒中史　0 无　1 有　时间_____年

（11）头部外伤史　0 无　1 有　时间_____年

（12）甲状腺机能低下史　0 无　1 有　时间_____年

（13）抑郁史　0 无　1 有　时间_____年

（14）其他疾病史　0 无　1 有　请注明_____

3. AD8 自评量表

附表 4-1　AD8 自评量表

	是/有改变	无/没变化	不知道
1. 判断力出现问题（例如做决定存在困难，错误的财务决定，思考障碍等）			
2. 兴趣减退，爱好改变，活动减少			
3. 不断重复同一件事（例如总是问同一个问题，重复讲同一个故事或同一句话等）			
4. 学习使用某些简单的日常工具或家用电器、器械存在困难（例如电脑、微信、洗衣机、遥控器等）			
5. 记不清当前的月份或年份等			
6. 处理复杂的个人经济事务有困难（例如忘了如何对账，交水、电、煤气账单等）			
7. 记不住和别人的约定等			
8. 日常记忆和思考能力出现问题			
总分			

三、记忆体检报告

姓名_____；性别____；年龄____；出生年月____年____月；文化程度_____

1. 体检阳性发现

附表 4-2　体检阳性发现

	体检结果	正常值
AD8		<2 分
MMSE 得分		文盲≥20 分，小学≥23 分，初中以上≥27 分
MoCA 得分		≥26 分
ApoE 基因型		ApoE ε4（-）
MTA 评分		<75 岁：≤1 分；≥75 岁：≤2 分
Fazekas 评分		0
腔隙性脑梗死		无
脑微出血		无
其他		

2. 体检结论

1）认知障碍

□无；

□主观认知功能下降；

□轻度认知功能障碍（MCI）；

□痴呆（□轻度　□中度　□重度）

2）认知障碍类型

□阿尔茨海默病；

□血管性；

□路易体病；

□额颞叶变性；

□其他（　　　　　）

3）认知障碍危险因素

重要危险因素：□年龄≥75 岁；　□痴呆家族史；　□受教育年限<7 年；□ApoE ε4（+）；□认知评分降低；□脑萎缩；□脑梗死；□脑白质脱髓鞘

一般危险因素：□高血压；□糖尿病；□高脂血症；□肥胖；□吸烟；□饮酒；□缺乏体育锻炼；□缺乏社会交往

3. 干预建议

□有认知障碍，建议到神经内科记忆门诊进一步检查、治疗。

□认知正常，建议动态随访，每6个月进行认知量表测查1次。

□有认知障碍风险，建议积极预防。

（1）保持健康生活方式：

①规律体育锻炼：每周不少于3次，每次不少于30min。②保持正常体重。③戒烟。④戒酒。⑤参加社会交往。⑥均衡饮食。⑦科学用脑。⑧保持心情愉快。⑨保持良好睡眠。

（2）控制心脑血管病危险因素：

①维持血压正常。②控制血糖。③控制血脂。

（3）治疗相关疾病。

（4）预防痴呆药物：

目前没有广泛证实的药物。

参考文献

[1] Bruno Dubois, Nicolas Villain, Giovanni B Frisoni, et al. Clinical diagnosis of Alzheimer's disease: recommendations of the International Working Group[J]. Lancet Neurol, 2021, 20: 484-296.

[2] Bruno Dubois, Howard H Feldman, Claudia Jacova, et al. Advancing research diagnostic criteria for Alzheimer's disease: the IWG-2 criteria[J]. Lancet Neurol, 2014, 13: 614-629.

[3] Jack C R Jr, Albert M S, Knopman D S, et al. Introduction to the recommendations from the National Institute on Aging-Alzheimer's Association workgroups on diagnostic guidelines for Alzheimer's disease[J]. Alzheimers Dement, 2011, 7(3): 257-262.

[4] McKhann G M, Knopman D S, Chertkow H, et al. The diagnosis of dementia due to Alzheimer's disease: recommendations from the National Institute on Aging-Alzheimer's Association workgroups on diagnostic guidelines for Alzheimer's disease[J]. Alzheimers Dement, 2011, 7(3): 263-269.

[5] Albert M S, DeKosky S T, Dickson D, et al. The diagnosis of mild cognitive impairment due to Alzheimer's disease: recommendations from the National Institute on Aging-Alzheimer's Association workgroups on diagnostic guidelines for Alzheimer's disease[J]. Alzheimers Dement, 2011, 7(3): 270-279.

[6] Jack C R Jr, Bennett D A, Blennow K, et al. NIA-AA Research Framework: Toward a biological definition of Alzheimer's disease[J]. Alzheimers Dement, 2018, 14(4): 535-562.

[7] Sachdev P, Kalaria R, O'Brien J, et al. Diagnostic criteria for vascular cognitive disorders: a VASCOG statement[J]. Alzheimer Dis Assoc Disord, 2014, 28: 206-218.

[8] Ian G McKeith, Bradley F Boeve, Dennis W Dickson, et al. Diagnosis and management of dementia with Lewy bodies: Fourth consensus report of the DLB Consortium[J]. Neurology, 2017, 89: 88-100.

[9] Ian G McKeith, Tanis J Ferman, Alan J Thomas, et al. Research criteria for the diagnosis of prodromal dementia with Lewy bodies[J]. Neurology 2020, 94: 743-755.

[10] 中华医学会神经病学分会帕金森及运动障碍学组，中国医师协会神经内科医师分会帕金森病及认知障碍学组，中华医学会神经病学分会神经心理与行为神经病学组. 帕金森病痴呆的诊断标准与治疗指南(第二版)[J]. 中华神经科杂志, 2021, 54(8):762-771.

[11] Murat Emre, Dag Aarsland, Richard Brown, et al. Clinical Diagnostic Criteria for Dementia Associated with Parkinson's Disease[J]. Movement Disorders, 2007, 22(12): 1689-1707.

[12] Irene Litvan, Jennifer G Goldman, Alexander I Tröster, et al. Diagnostic Criteria for Mild Cognitive Impairment in Parkinson's Disease: Movement Disorder Society Task Force Guidelines[J]. Movement Disorders, 2012, 27(3): 349-356.

[13] Barker M S, Gottesman R T, Manoochehri M, et al. Proposed research criteria for prodromal

behavioural variant frontotemporal dementia[J]. Brain, 2022, 145(3): 1079-1097.
[14] Sachdev P S, Blacker D, Blazer D G, et al. Classifying neurocognitive disorders: the DSM-5 approach[J]. Nat Rev Neurol, 2014, 10(11): 634-642.
[15] Zhuang L, Yang Y, Gao J. Cognitive assessment tools for mild cognitive impairment screening[J]. J Neurol, 2021, 268(5): 1615-1622.

缩略词表

简写	英文名称	中文名称
Aβ	Amyloid β	β淀粉样蛋白
AD	Alzheimer's Disease	阿尔茨海默病
AD8	Assessment of Dementia eight questions	痴呆评估8项问卷
ADL	Activities of Daily Living	日常生活能力
BBB	Blood-Brain Barrier	血脑屏障
BPSD	Behavioral and Psychological Symptoms of Dementia	痴呆的精神行为症状
CAA	Cerebral Amyloid Angiopathy	脑淀粉样血管病
CBD	Corticobasal Degeneration	皮层基底节变性
CBS	Corticobasal Syndrome	皮层基底节综合征
CDR	Clinical Dementia Rating	临床痴呆分级量表
CIND	Cognitive Impairment Non Dementia	非痴呆认知障碍
CJD	Creutzfeldt-Jakob Disease	克-雅病
CSF	Cerebrospinal Fluid	脑脊液
CT	Computer Tomography	计算机断层显像
CTE	Chronic traumatic encephalopathy	慢性创伤性脑病
DLB	Dementia with Lewy bodies	路易体痴呆
DSM	Diagnostic and Statistical Manual of Mental Disorders	精神疾病诊断统计手册
FTD	Frontotemporal Lobar Degeneration	额颞叶变性
GDS	Global Deterioration Scale	总体衰退量表

续表

简写	英文名称	中文名称
HIS	Hachinski Ischemic Score	哈金斯基缺血评分
ICD-10	International Classification of Disease -10	国际疾病分类第十版
MCI	Mild Cognitive Impairment	轻度认知障碍
MMSE	Mini Mental State Examination	简易精神状态测查
MoCA	Montreal Cognitive Assessment	蒙特利尔认知评估量表
MRI	Magnetic Resonance Imaging	磁共振成像
MSA	Multiple System Atrophy	多系统萎缩
NCD	Neurocognitive Disorder	神经认知障碍
NPH	Normal Pressure Hydrocephalus	正常压力脑积水
NPI	Neuropsychiatric Inventory	神经精神病学调查表
PCA	Post Cortical Atrophy	后部皮层萎缩
PD	Parkinson's Disease	帕金森病
PDD	Parkinson's Disease with Dementia	帕金森病痴呆
PET	Positron Emission Computerized Tomography	正电子发射计算机断层显像
PIB	Pittsburgh Compound B	匹兹堡复合物B
PNFA	Progressive Non-Fluent Aphasia	进行性非流畅性失语
PSP	Progressive Supranuclear Palsy	进行性核上性麻痹
PSCI	Post Stroke Cognitive Impairment	卒中后认知减退
SBI	Mild Behavioral impairment	轻度行为障碍
SCD	Subjective Cognitive Impairment	主观认知减退
SD	Semantic Dementia	语义性痴呆
SPECT	Single Photon Emission Computed Tomography	单光子发射计算机断层显像
SVCI	Subcortical Vascular Cognitive Impairment	皮质下血管性认知障碍
VaD	Vascular Dementia	血管性痴呆
VCI	Vascular Cognitive Impairment	血管性认知障碍
VCIND	Vascular Cognitive Impairment Non Dementia	血管性认知障碍非痴呆
WML	White Matter Lesion	脑白质病变